U0142325

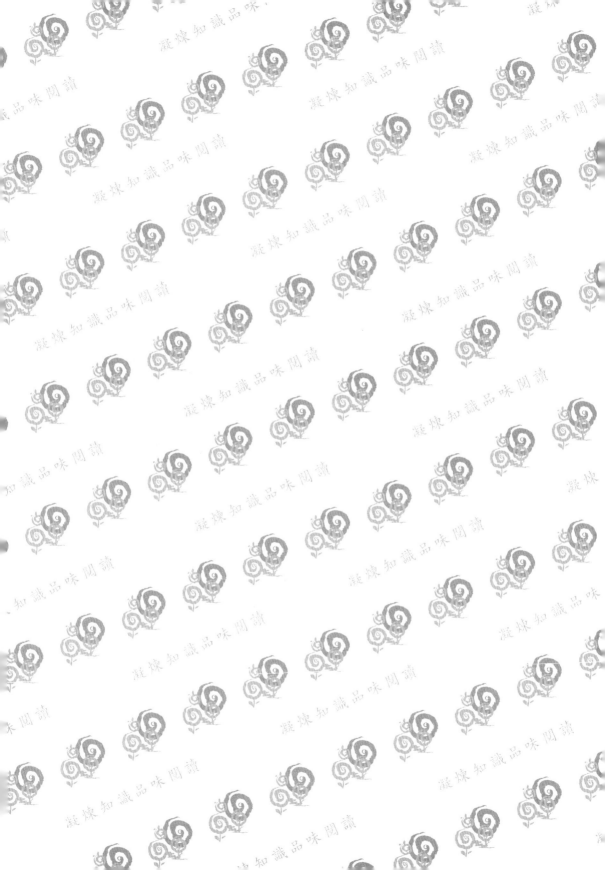

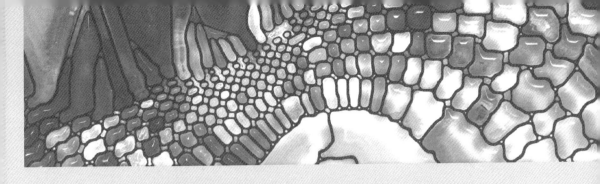

生病與健康的
文化差異性

Cultural Diversity in Health & Illness 9e

五南圖書出版公司 印行

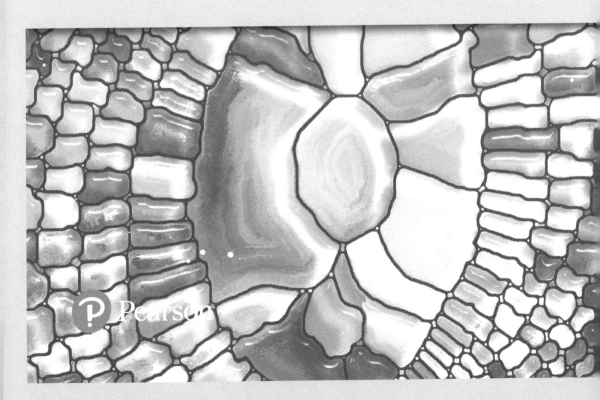

前言

你在這裡看到的每一本書，每一卷，都有一個靈魂。寫它的人和讀它的人的靈魂，和它一起生活和夢想。

——卡洛斯·魯伊斯·扎豐（Carlos Ruiz Zafon），
《風之影》，2001 年

1977 年將近 40 年前，我編寫了第一版《生病與健康的文化差異性》。現在，當我開始本書的第九版（第八次修訂）時，我意識到這是一個反思過去 39 年來我生命中大部分時間所做的努力的機會。我相信這本書有一個靈魂，反過來說，這本書已成爲我靈魂中不可或缺的一部分。自 1974 年以來，我一直在實踐、教學、諮詢和研究中生活，並開發了許多呈現此內容的方法。另外，我追蹤了無數年：

1. 美國人口普查。
2. 移民——人數和政策。
3. 貧困——數字和政策。
4. 醫療——費用和政策。
5. 發病率和死亡率。
6. 護理和其他醫療保健人力問題。
7. 有關健康差異在文化和語言能力概念的緊迫性和發展。

我的概念是健康，定義爲「人的平衡，包括身體、心理和精神以及外部世界——自然、公共和形而上學」。疾病的定義爲「人的不平衡，包括一個人的內部存在（身體、心理和精神），及外部世界（自然、公共和形而上學）」，以及「治癒」的定義，「就是在一個人的存在（身體、心理和精神），以及外部世界（自然、公共和形而上學的）恢復平衡」。這些年來我了解到，在許多傳統遺產（定義爲「古老的」，而不是當代或現代的）中，人們傾向於以上述這種方式定義健康、疾病和康復。想像一個萬花筒——可代表健康、疾病和治

癒。萬花筒內的物體反映了用於照顧人的傳統方法。如果你喜歡萬花筒，你就會知道我在描述什麼，並且了解萬花筒出現的圖案是具無限變化的。

此外，我有特別的機會去美國還有其他海外國家的很多地方旅行，我習慣了拜訪傳統市場、藥房和寺廟，並與在這些地方工作或光顧的人們進行對話，我也蒐集了許多寶貴的知識和獨特的物品和圖像。我花了很多錢在蒐集護身符和藥品上，我的收藏量很大。數位相機改變了我的眼光視野，我也許是「數位移民」，而不是「數位原住民」，但相機確實是我最珍貴的伴侶，我已經能夠利用這些物品及圖像來創造**健康傳統圖像**。每章節的開場圖像照片和章節中的許多圖像照片呈現我探索的結果。當我們沒有完全理解某些概念或圖像時，呈現這些奇蹟的圖像就會略為模糊或變暗。

這本書的第一版來自於 promesa（我曾經做出的承諾）。1973 年，我在醫學社會學課程中教過一群亞洲、黑人和西班牙裔學生。在這門課程中，學生們竟然成為了我的老師，他們教會我透過他們這些醫療保健消費者的眼睛，而不是僅通過我自己善意的視野。對我而言，我一直相信我已經知道很多，並沒有意識到我對於疾病和治療還有許多不清楚之處，我向學生們保證，我會接受他們教給我的有關健康的知識，並將其教給學生和同事。我堅持了這個承諾，多年來我遇到相關的人事物的經歷令人難以置信。每個時刻，我都堅持試圖幫助護士、醫療保健提供者，甚至是外行人，意識敏感到必須從不同人種的背景中去理解疾病和治療信念和需求的差異。

我知道閉門造車是有風險的，人們都願意承認我們的社會是一個「文化大熔爐」，傳統的信仰和做法已經隨著文化融入北美現代生活的主流而消失了，然而，仍有許多人繼續從其祖國的土地和遺產繼承傳統習俗和文化，包括了健康、疾病和康復的信念，這些信念已深植在人心，我們必須且有必要看到每個人在他或她獨特的社會文化世界中的健康、疾病和康復的信念。為編寫本書而發展的理論知識是累積性的，並且許多「舊信念」在今天仍然適用，因為許多健康、疾病和康復的信念沒有改變。然而，也有信仰和實踐確實進入了過去式。

再版的目的，都是為了提高對照顧來自不同文化背景的人所涉及的面向和複雜性的認識。我想分享一下我個人關於將文化概念引入醫療保健專業人員教育的經驗和想法。這些書代表了我對以下問題的回答：

- 如何有效地讓學生接觸文化多樣性？
- 如何從廣泛的社會觀點審視醫療保健問題和觀念？

正如我多年來在課堂上所做的那樣，我試圖直接呈現給讀者北美醫療保健系統內的醫療保健提供者與醫療保健消費者之間的互動。對醫療保健服務中讓人震驚的問題進行了探討，以及比較了人們在試圖處理這些醫療保健問題時所作出的種種選擇。

當我開始這一趟護理之旅，可用於回答我的問題的資源和支持有限，熱情也不足，這狀況正有戲劇性的改變，目前都有很多的資訊湧入，來不及分析，不僅僅護理需要這些資訊，醫療保健行業的所有投資者也在為這個概念而苦苦掙扎，美國和世界的人口統計數據已經發生了變化，在許多學科中提供機會建立不同文化團體的橋梁是不容易的。確實以下這些內容隨手可得：

- 在過去的 40 年裡，在護理、醫學、公共衛生和大眾媒體上出版了無數書籍和文章，其中包含與文化相關的寶貴資訊。
- 無數的工作坊和會議已經展示和討論相關文化內容。
- 互聯網上的「自學」計畫，為護士、醫生和其他提供者提供繼續教育學分。

然而，文化上的能力（Culturally Competent）是一個演變的過程。問題仍然存在，例如：

- 醫療保健提供者的情況及健康狀況存在人口差異。
- 患者的需求不是普遍被滿足，例如：謙虛心、空間和特定性別的照顧。
- 在膳食計畫、程序計畫、會議計畫等方面，沒有滿足宗教特定需求。
- 存在著溝通和語言障礙。

當你建立知識和經驗的基礎時，你開始走向文化能力，隨著你的知識和經驗基礎的成熟和成長，你將成為文化關懷的倡導者，這將在第 1 章中描述。

概述

第一單元側重於背景知識，醫療保健提供者必須將其視為培養文化能力的基礎

- 第一章概述了正在發展改變的文化發展概念及語言能力，在幾個不同團體呈現的狀態。

- 第二章探討了文化遺產和歷史的概念，以及它們對健康和疾病的認知中所扮演的角色。這個探索概括的提問：什麼是文化？它是如何傳播的？什麼是臨床性？什麼是宗教？它們如何影響一個人的健康？在一個人的生活軌跡中發生了哪些可能影響他或她的個人健康信念和實踐的重大文化事件？
- 第三章討論了多樣性，包括人口、移民和貧困對提供和和的醫療保健的影響。美國人口普查局提供了每個人口類別的背景、移民概述，以及貧困相關的問題
- 第四章回顧了提供者對其自身感知的了解、對健康和疾病的認識、需求和理解。

第二單元探索健康領域，將它們與個人傳統相結合，並將它們與對抗治療的哲學進行比較：

- 第五章介紹了健康的概念並發展健康廣義和籠統的概念。介紹了健康傳統模式，以及健康維護和保護的自然方法。
- 第六章探討了健康恢復治療的概念，以及信仰在治療或魔法宗教傳統背景下所起的作用。這是一個越來越重要的問題，醫療保健提供者必須對這種現象有所了解。
- 第七章討論家庭傳統並探討個人和家庭的健康傳統。它包括一系列家庭健康／健康信仰和做法是來自許多不同世代人共同傳承建立的。
- 第八章重點介紹醫療保健提供者文化和拒絕治療醫療保健系統。

一旦完成對每個組成部分的研究，第三單元（第九章至第十三章）將繼續更詳細地探索選定的人群，描繪傳統健康和疾病信仰和實踐的全景，並提出相關的醫療保健問題

第十四章專門對本書的內容，針對患者和醫療保健專業人員提供醫療保健提、健康規劃和健康教育的知識。

正文中的每一章都有一張與該章主題相關的圖像（照片）開頭，可以在隨附網頁的文化照護博物館中查看，文化照護博物館是累積性的，圖像來自包括此文本的早期版本。

這些頁面不能完全公正地評價任何一種文化或任何一種健康／健康信仰體系的豐富性。然而，透過一些不同信念和實踐背景，讀者這可以了解特定人群

的需求。它也可提供本文中未包括的人群文化知識的模型發展。第 9-13 章使用的模式介紹了社區的背景、健康和疾病的傳統定義，以及當前的健康問題，因此，這些研究人群的模式，在其他國家也很實用。

有很多東西需要學習，現在有無數的書籍和文章可以解決這些問題。改變一個人的態度、信念、刻板印象和偏見並不容易。一些社會心理學家指出，幾乎不可能消除所有偏見；但可以做出改變，我相信醫療保健提供者必須培養提供文化關懷和知識的能力，了解有關健康／健康和疾病／疾病的個人基本心理價值觀，隨著接受自己的價值觀，就會形成接受不同信仰存在的框架、勇氣和價值觀。這種認識和接受的過程，可以使醫療保健提供者能夠以合作、安全和專業的方式，來滿足消費者的需求。

本書主要是為專職醫療專業項目、護理、醫學、社會工作和其他醫療保健提供者學科的學生編寫的，我相信它對所有實踐領域的提供者也有幫助，尤其是社區健康、長照腫瘤學、慢性病護理機構、老年病學和臨終關懷中心。我試圖以直接的方式寫作，並使用所有人都能理解的語言。素材是敏感的，但我相信它以敏感的方式呈現，我無意為刻板印象創造一種媒介物。我知道一個人會讀這本書並點頭說：「是的，這就是我所見到的。」也許在同樣背景的其他人會說：「不，這不正確。」這就是這本書的原意，它並不完整，它秉持公開探究的精神詢問，在我們提供醫療保健前，必須澄清提供患者必要的回答。

我越深入這個文化多樣性的世界，我就越對多樣性感到驚奇。這是非常令人興奮的。透過深入了解人們對健康和醫療保健的傳統態度，我發現自己的護理實踐得到了加強，並且能夠更好地了解患者及其家人的需求，能夠結識、認識並為來自世界各地和各行各業的人們提供關懷，真是令人激動。這樣的護理令人興奮，我希望這些話能幫助你，培養文化護理技能，並幫助你為所有人提供最好的護理。

　　你不需要巨作也能領會其意涵。

　　　　　　　　　　　　　　　　　　——巴勃‧羅畢加索。

特徵

- **文化遺產鍊**。將章節和概念相互聯繫起來（見第 1、73 和 163 頁）。
- **文化與健康研究**。實證能力越發重要，期待能應用於醫療保健的各方面，聚焦於現今研究形式和文化察覺和能力。
- **單元和章節目標**。當讀者學習時，每個單元和章節都有清楚的目標引導。
- **單元練習和活動**。每個單元的開頭都提供了與主題相關的練習和活動。問題激發了讀者對自己的家庭和文化歷史的反思和思考，並培養了對自己偏見的認識。反思性問題可見特殊設計的符號識別（⌘）。
- **數字、表格和框**。整本書章節中引用照片，如我舉例說明的插圖、表格和框。
- **健康傳統圖片**。這些符號圖像用於鏈接章節，選擇這些圖像是為了喚醒你對特定遺產的豐富知識，和對現代和傳統文化中固有習俗的認識，以及圍繞健康和健康的信念（此處的健康，被定義為每個人，無論是在一個人身體的、心理的、精神的，以及在外部世界 —— 自然的、家庭的和公共的、形而上學）的平衡。
- **持續探索**。及時發布的消息，隨著事實和數據的變化，讓你及時了解有關貧困、收入、移民等主題的最新數據，這是文本的持續功能。

補充資源

- **線上學生資源**。可從 pearsonhighered.com/nursingresources 下載的學生資源包括章節配套的大量補充材料。這些資源提供了與章節相關的複習問題、案例研究和練習。
- **文化關懷博物館**（網址同上）。這個博物館包含作者的照片和具有文化意義的圖像的集合參考書目，提供了廣泛的參考書目，以建議進一步閱讀和研究。

致謝

　　我花了 45 年的時間研究文化、種族和宗教的力量，及其對健康、疾病和治療信念和實踐的深遠影響，許多人為我在這段時間獲得的知識做出了慷慨的貢獻，我試圖為傳統人民以及源自他們特定遺產的健康、疾病和治癒信仰和實踐發聲。一直在努力確保這些訊息不僅包含在護理教育中，而且包含在包括醫學、相關衛生專業和社會工作在內的所有幫助專業的教育內容中。

　　在過去的 15 年裡，我一直在教授這一門課程，整體的生活面向不是照護關心的主軸，這課程嘗試在靈性的涵養下探索健康。我從學生那裡學到了很多東西，他們不僅對了解健康／保健感興趣，而且還透過了解他們的文化遺產而變得更有能力，詢問「你是誰？」和「你為什麼在這裡？」是本課程的基本主題。這些問題讓學生有機會探索他們的世代傳承，和非物質文化遺產，他們打開了通往他們從未預料到的知識和經歷的大門，與我開始成年生活的那個時代相比，鑑於他們將在一個更加複雜和多元文化的社會中生活和工作，他們衷心地接受了這本書和課程的文化內涵。

　　特別感謝以下人士 40 年來的指導、專業支持和鼓勵。這本書現已出版第九版，已成為我生活中不可或缺的一部分。他們來自各行各業，在很多方面都觸動了我。Appleton Century-Crofts 的人，後來變成了 Appleton & Lange，然後變成了 Prentice Hall，現在是 Pearson 他們包括 Katrin Beacom、Erin Rafferty，以及無數參與製作這個版本的人，我第一次接觸出版是和 Leslie Boyer，來自 Appleton Century Crofts 的收購編輯，她在 1976 年只是簡單地說「寫一本書」。我不知道她在說什麼或她真正的意思是什麼，這會引發什麼！1976 年，當這本書的第一版構思出來時，我做夢也想不到 2016 年會是這樣。準備這本書的第 9 版的經歷非常艱鉅，大部分新內容都是透過 World Wide Web 蒐集的。另外，對於這個版本與開發編輯 Addy McCulloch 緊密合作，沒有她的出色幫助和指導，這本書今天就不會出現。不可能感謝完她所做的一切。

多年來，為資源諮詢和指導提供幫助的許多人包括 Gaurdia E 博士、Bannister、Billye Brown 博士、Jenny Chan、P. K. Chan 博士、科羅拉多州洛克、Miriam Cook、Elizabeth Cuccharo、Narine Dresser 和 Jose Siles 博士。Gonzalez、Orlando Isaza、Henry 和 Pandora Law、S Dale McLemore 博士、Anita Noble 博士、Carl Rutberg 博士、Mary Nicholas Vincelli 修女、David Warner 博士、Deborah Washington 博士以及已故的 Elsie Basque、Louise Buchanan、Julian Castillo，萊昂內爾·J·卡斯蒂略。Marjory Gordon 博士、Hawk Littlejohn、Richard McCabe 神父、Carmen Chamizo Vega 博士和 Irving K. Zola。

在我教過的這些年裡，我的學生們慷慨地分享了他們的經驗和見解。2015 年秋季學期結束時，Elizabeth G. Arone、Alice I. Chus、Sydcy L. Hoffman 和 Jennifer M. Taylor 幫助審閱了這一版的新章節。最有用的是看到他們對新章節的評論，我深深感謝他們的努力。

手稿的審稿人提供了寶貴的幫助，我希望他們在閱讀完本書後會感到非常高興。我感謝他們的勤奮和對細節的關注。

我要感謝我的朋友和家人，他們容忍了我在無數社交活動中分心和缺席，以及為完成這樣的事業提供了許多必要的支持服務的許多人。我的丈夫，曼尼，這些年來一直支持我——最重要的是，我永遠感謝他。

自從這本書的第一版於 1979 年出版以來，我的生活中發生了很多事情。我的家庭因父母和姻親的去世而減小，但又大大地擴大，有了一個新女兒—希拉里，還有一個新兒子佩里，還有五個孫女——富拉、艾瑪、娜奧米、羅斯和米麗亞姆。

審稿人

Teresa S. Burckhalter, MSN, RN, BC 南卡羅來納大學博福特分校，SC
Margherite Matteis, PhD, RN, PMHCNS-BC Regis College Weston, MA
Kate Lewis Nulr, MPH，動機干預，費城，賓夕法尼亞州
Linda Sweigart, MSN, APRN Ball 州立大學芒西，IN

目　錄

第一單元

文化基礎

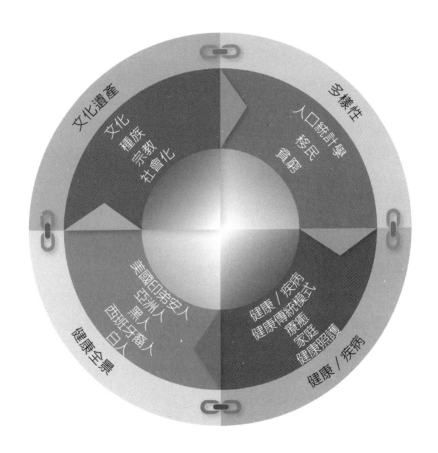

文化遺產　多樣性

文化遺產
　文化
　種族
　宗教
　社會化

多樣性
　人口統計學
　移民
　貧窮

美國印弟安人
亞洲人
西班牙裔人
黑人
白人

健康/疾病
　健康/疾病
　健康傳統模式
　療癒
　家庭
　健康照護

健康全景

健康/疾病

　　遺產鍊（圖 U1-1）是這本書必要的、獨特的和統一主題。假設我們每個人都由一條代代相傳的遺傳鏈組成，我們還擁有一個無形的文化遺產（聯合國教育，科學及文化組織）或社會文化。遺產鍊其中包括傳統的健康觀念和做

法，這些部分也代代相傳，但在這個現代時代也可能已經被丟失或淹沒了。這本書的重點是遺產鍊對我們的健康、疾病、康復的信念與等長生不老的做法。這些章節代表主要概念；爲遺產鍊鏈接概念的銜接。這些概念包括文化基礎、健康基礎知識以及健康和疾病全景圖。理論聯繫將在本書的每一章中討論。

第一單元爲本書奠定了基礎，旨在幫助你意識到在以下領域中發展知識的重要性：(1) 文化和語言能力；(2) 文化遺產和歷史—你和其他人；(3) 多樣性—人口、移民和經濟；(4) 健康和疾病的習慣概念。

第一章將概述相關的歷史和當代理論內容。你將：

1. 了解文化和語言能力發展的迫切需求。

2. 確定並討論促進遺產一致性的因素 —— 文化、種族、宗教、文化和社會化。

3. 識別並討論可能影響特定人的生活軌跡的社會文化事件。

4. 通過觀察以下內容了解美國人口的多樣性：
   - 2015 年人口普查估計數
   - 移民方式和問題
   - 經濟問題

5. 了解健康和疾病以及影響他們的社會文化和歷史現象。

6. 重新審查並重新定義健康和疾病的概念。

7. 了解健康與疾病之間的多重關係。

在閱讀第一單元之前，請回答以下問題：

1. 你是否說英語以外的語言？

2. 你的社會文化遺產是什麼？

3. 你一生中發生了哪些重大的社會文化事件？

4. 你長大的社區的人口統計學特徵是什麼？它改變了嗎？如果是這樣，它有什麼變化？

5. 如有必要，你將如何獲得經濟幫助？

6. 你如何定義健康？

7. 你如何定義疾病？

8. 你如何維護和保護自己的健康？

9. 當你的健康狀況發生明顯變化時，你會怎麼做？

10. 你是否診斷出自己的健康問題？如果是，你該怎麼做？如果沒有，為什麼不呢？

11. 你從誰那裡尋求醫療保健？

12. 你如何恢復健康？舉個例子。

第一章 建立文化和語言能力

張愼儀 譯

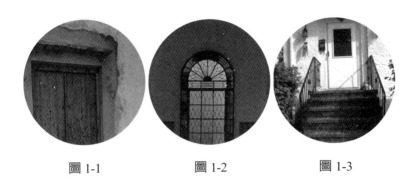

圖 1-1   圖 1-2   圖 1-3

當非常密集的文化障礙存在時,你已經盡了全力,儘管對事情你只有一點的滿意,而不是完全成功。你必須放棄全然的控制權……。

——安妮·法迪曼(Anne Fadiman,2001 年)

目標

1. 討論對文化和語言能力的迫切需求。
2. 描述衛生保健中文化和語言適當服務的國家標準。
3. 描述有關文化和語言能力的機構要求。
4. 闡明文化能力的屬性[1]和文化關懷。

本章的開頭圖片描述了文化能力建設的基本原理。圖 1-1 是西班牙 Vejer de la Frontera 的一扇「假螺栓門」。這提醒人們不要將所有其他論點和理解

---

1 當用諸如術語術語時 Heritage Chain 大寫字母寫出,Cultural Competency 和 Cultural Care 之類的以及諸如健康,疾病和康復之類的其他,這意味著它們是在指整體哲學,而不是指二元哲學。

人的方式拒之門外圖 1-2 是西班牙阿維拉的半透明門，在這裡可以觀察到不同的現實，因為這門未上鎖，你可以打開它並確認其他人的觀點。圖 1-3 代表了實用的一面——**提升文化能力的步驟**。在接下來的文字中，將對每個圖像進行更詳細的討論。

1988 年 5 月，（編輯安妮·法迪曼（Anne Fadiman）《美國學者》*The American Scholar*）遇到了加利福尼亞默塞德市的李氏家族。她的後續著作《精神抓住了你而你跌倒了》於 1997 年出版，講述了李氏夫婦及其女兒莉亞的引人入勝的故事，以及他們與美國醫療保健系統的悲慘遭遇。本書現已成為經典著作，在試圖證明需要發展文化能力的情況下，許多保健教育者和提供者都可以使用這本書。

莉亞（Lia）3 個月大時，因癲癇發作被送往縣醫院的急診室。這家人無法用英語溝通，醫院工作人員中沒有稱職的苗語口譯員。從父母的角度來看，莉亞正在經歷「她的靈魂從她的身體中逃離，而靈魂已經迷失了。」他們知道這些症狀**有點像** *quag dab peg*——「精神抓住了你，而你跌倒了。」苗族人對這種經歷是矛盾模糊的，但他們知道這是嚴重的，並且有潛在危險，因為它是癲癇病。這也是一種引起關注和自豪感的疾病。

父母和醫療保健提供者都希望 Lia 擁有最好的生活，然而，一個複雜而密集的誤解和誤導過程已經啟動。悲劇性的文化衝突持續了數年，給每個當事人帶來了極大的痛苦（Fadiman，2001 年）。當兩個對立的文化信仰系統，在醫療保健服務系統的整個環境中相撞時，每個當事人帶著固有的概念及期待來到健康照護單位，並且，除非雙方都能理解對方的觀點，否則可能會出現複雜的困難。

2001 年 9 月 11 日的災難性事件；伊拉克，阿富汗和利比亞的戰爭；伊斯蘭國和全球恐怖主義事件的增加，例如 2015 年法國巴黎襲擊案；卡特里娜颶風等無數自然災害，以及海地和日本的地震；我們持續關注國內加利福尼亞州聖貝納迪諾恐怖威脅的狀態，已經刺穿了所有美國人的意識，尤其是醫療保健提供者。現在，提供者比以往任何時候都更必須知道敏感在文化多樣性之下，對健康／保健、患病／疾病以及身體治癒／身心治癒方法的主觀意義。文化多樣性和多元化是推動國家發展的社會和經濟的核心部分，它們的影響對整個美國的醫療保健提供和決策具有重要意義。

　　在所有臨床實踐領域中——從機構環境（例如急性和長期護理環境）到社區環境（例如護士執業醫師、醫師助理以及醫生的辦公室和診所，學校和大學、公共場所）健康和職業環境—每天觀察多樣性。不可否認的是，爲不同人群提供具有文化和語言能力的醫療保健服務，已引起了醫療保健提供者以及多年來對其質量和效率進行判斷的人們越來越多的關注。

　　個人的文化背景，傳承和語言在對患者獲取和應對醫療保健服務，以及提供者在醫療系統內的做法都有相當大的影響。醫療保健提供者和醫療保健組織具有能力，去理解和有效響應醫療保健所帶來的不同文化和語言需求經驗。這是一種認識到患者、醫生、護士和護理人員之間存在差異的現象。這種現象不僅限於患者數量的變化，因爲它還包括勞動力成員，包括其他國家的勞動者。勞動力中的許多人是新移民，他們來自於和主導文化不同的民族文化背景。此外，可以根據個人經驗和期望來解釋健康和疾病。我們可以定義自己的健康或疾病，並確定這些狀態對我們的日常生活意味著什麼。我們從自己的文化和種族背景中學習如何健康，如何認識疾病以及如何生病。此外，透過我們對健康和疾病概念的涵義，往往來自我們在文化的基本價值觀，以及我們文化中的經驗和看法。

　　現在最最重要的，根據醫院鑑定聯合委員會和醫療保險與醫療補助服務中心的最新政策，醫療服務提供者必須有「文化能力」。在這種情況下，文化能力意味著在提供護理的過程中，醫療保健提供者應了解並關注患者情況的總體情況；它是知識、態度和技能的複雜組合，但是：

- 你如何**真實**激發人們去聽這些內涵？
- 你如何**激勵**服務提供者去了解患者的世界觀和生活經歷？
- 你如何協助醫療提供者**真實**見證來自於患者狀況和生活方式？
- 如何讓醫療提供者從偏見、仇外心理、種族歧視、民族優越感，以及各種反應中如反猶太主義、反天主教、反伊斯蘭主義、反移民等中釋放出來？
- 你如何激發從二元思維到整體思維的哲學變革？

可以說，**文化能力**的提高並不是只在與文化多樣項目中與其短暫的接觸中發生的，而是要花一些時間來發展技能、知識和態度，以安全令人滿意地成爲具「文化能力」並提供文化關懷。確實，成爲「強大文化能力」是一個複雜的

過程─它既費時、困難、令人沮喪，同時也引起極大的興趣。這是一種哲學上的改變，其中具有文化能力的人能夠聽到、理解和尊重，特定患者的非語言和／或非明確需求和觀點。

文化能力包含所有事物都相互連接的前提。查看圖 1-1，「假螺栓門」。本書中討論的每個概念，包括遺產、文化、種族、宗教、社會化和身分認同，都是與多樣性、人口變化、人口、移民和貧困聯繫在一起。這些鏈接與健康／保健、患病／疾病、身體治癒／身心治癒，信仰和實踐，現代和傳統聯繫在一起。所有這些鏈接都與醫療保健提供系統相關聯、醫療保健的文化、成本和政治、內部和外部政治問題、公共衛生問題以及住房和其他基礎設施問題。為了完全理解一個人的健康／健康觀念和實踐，這些主題中的每一項都必須在健康提供者的腦海中。通過本文中描述的理論鏈接開發了三種評估工具（請參閱附錄 B）：

1. 遺產評估
2. 民族家庭健康訪談／評估
3. 民族文化社區評估

將在接下來的章節中進一步討論。

我有機會在西班牙許多地區生活和教學，包括加的斯（Cadiz）和周圍的小村莊。在一個小村莊，Vejer de la Frontera（圖 1-1）的牆壁內，有一扇假螺栓門，14 世紀初這看起來是關上的門是為了愚弄巴巴里海盜，當海盜試圖撬開門時，人民能夠有機會擊敗他們，它提醒我想起了我們常將其他人和想法拒之門外，也不接受嘗試新想法。在西班牙阿維拉發現的另一扇門（圖 1-2）是由半透明玻璃製成的。在這裡，這個人可以選擇─穿過門，看看門後的花園，或者打開門，然後實際上進入花園走走看看，這提醒我人們能夠在工作完成後，理解他人需求，並恢復自己原有生活和遺產的人們。這是具備「文化能力」的極性挑戰。

提高文化能力的方法很複雜，但是多年來我了解到，要實現此目標，你需要掌握五個步驟（圖 1-3）：

1. **個人遺產**：你是誰？什麼是你的遺產？你的健康／保健信念是什麼？
2. **他人的遺產──人口統計學**：其他人是誰？家庭？社區？
3. **健康信念與實踐**：相互競爭的哲學是什麼？

4. **衛生保健文化和系統**：所有問題和困難是什麼？

5. **傳統醫療體系**：健康是對大多數人而言的概念，保健是較少人的想法

一旦達到第六步，即是文化能力（Cultural Competency），你就可以打開文化照護（Cultural Care）的大門了。

文化遺產鏈中的每個鏈接都代表一個各別的研究單元。鏈結代表基本術語或語言。表 1-1 列出許多例子，這些術語在之後的各章均已適當定義，並在附錄 A 的「關鍵術語」列表中進行了定義。這些選定的術語以及更多術語文化照護不斷發展的語言或專業術語。

表 1-1　選定的文化照護術語

訪問	針灸	年齡歧視	外國人
對抗療法哲學	護身符	服飾穿著	同化
銀行	國界	日曆	照護
人口普查	公民	CLAS	社區
成本	文化衝突	文化照護	文化能力
文化合適性	文化能力	文化敏感性	**文化**
Curandera / o	關稅	循環性貧困	人口差距
人口均等	**人口**	診斷	**多樣性**
文檔	教育	積食症	嫉妒
道德	**種族**	種族	種族中心主義
邪惡的眼睛	**家庭**	融資	食品
服飾	性別特定照護	綠卡	好護身符
習慣	清真	**療癒**	**健康**
健康	**保健系統**	健康差異	健康傳統
健康人民 2020	採藥	遺產	遺產一致性
遺產不一致	異性戀	施魔	國土安全
順勢哲學	恐同症	醫源性	**疾病**
患病	**移民**	猶太	語言

法律	合法永久居民（LPR）	生活軌道	潔淨
語言能力	素養	壞眼	人力
經絡	農民勞動	奇蹟	現代
謙虛	發病率	死亡率	入籍
少數民族健康辦公室	Orisha	骨病	接生婆
麻痺	政治	**貧困**	貧困準則
祈禱儀式	程序	承諾	頻繁發作
種族主義	反射學	難民	**宗教**
救濟	聖物	聖地	神聖的儀式
神聖空間	神聖時刻	Santera / o	桑特利亞教
性別歧視	沉默	沉默	歌手
社會化	拼寫	靈魂	靈性的
靈性	標題六	傳統的	無證件人士
訪客	巫毒	脆弱性	福利
世界觀	仇外心理	陰陽	約魯巴語

　　文化能力不是能夠迅速達到的「狀態」，與普遍的信念和實踐相反。相反，這是一個不斷發展的過程，它是知識的發展過程，需要花費大量時間來攝取、消化、吸收、流傳和掌握。對許多人來說，這是一種哲學上的改變，因為他們發展出理解來自不同文化背景的人的技能。

　　現在，因概述文化和語言能力概念的不斷發展，與該內容有關的資源激增，本章末尾的方框 1-2 列出了大量資源。

在衛生保健中文化和語言適切服務的國家標準

　　1997 年，少數民族健康辦公室制定了國家標準，以提供在文化多樣性領域下所急需的拼湊替代方案，它開發了國家文化和語言上適當的服務（CLAS）。隨時間不斷改進的 15 個標準（Box1-1）必須由大多數與醫療保健相關的機構來滿足。這些標準基於對聯邦和州以及其他國家組織當前正在使用的關鍵法律、法規、合約和標準的分析性審查。這些標準是根據決策者、

醫療保健提供者和研究人員的國家諮詢委員會的意見而製定的，主要針對醫療保健組織。當前的 15 個增強行標準是一系列全面的指南。它們指導有關文化和語言上適當的衛生服務做法。目標是在醫療保健連續性中促進健康公平。CLAS 的原則和活動，是必須在所服務的社區中整合並實施（https://www.thinkculturalhealth.hhs.gov/）。

文化能力

　　文化能力意味著必須發展專業醫療保健，使其具有文化敏感性、文化適應性和文化能力。具有文化背景的護理對於滿足特定人員，家庭和社區的複雜文化約束醫療保健需求至關重要。它是跨文化邊界提供醫療保健的服務，並考慮到了患者的生活環境以及患者健康問題的發生情況。

Box 1-1

提供文化及語言合適性健康照護的國家標準（國家 CLAS 標準）

主要標準

1. 提供有效、公平、可理解和尊重的優質護理和服務，以響應多種文化健康信念和做法、首選語言、健康素養和其他溝通需求。

治理、領導力和勞動力

2. 推進和維持組織治理和領導，促進通過政策、實踐和分配的資源實現 CLAS 和健康公平。

3. 在招募，促進和支持文化和語言多元化的管理者，在資金、領導力和勞動力開展，針對特定人口的服務做出必要的回應

4. 持續對文化及語言上做合適政策和實踐，不斷地提供治理、領導力和勞動力的教育和訓練。

溝通和語言協助

5. 向英語能力有限個人免費提供交流需求的翻譯，以幫助他們及時獲得所有醫療保健和服務。

---

6. 清楚地告知所有人，以他們首選的語言使用口頭和書面形式，清楚的翻譯。

7. 確保提供翻譯的人員的能力，避免使用未經培訓的個人和／或未成年人作為口譯員。

8. 提供服務區域居民常用語言且易於理解的印刷品、多媒體及標牌

參與、持續改進和有義務說明

9. 建立文化和語言適切的目標，政策並有義務說明，並將其註入組織的整個計畫和運營中。

10. 對組織的 CLAS 相關活動進行持續評估，並將 CLAS 相關措施納入評估評估和持續的質量改進活動。

11. 收集並維護準確可靠的人口統計數據，以監視和評估 CLAS 對健康公平和成果的影響，並為服務提供信息。

12. 對社區衛生資產和需求進行定期評估，並使用結果來計畫和實施服務，以回應的文化和服務地區人口語言多樣性。

13. 與社區合作、設計、實施和評估政策，同時實踐和服務，以確保文化和語言的適當性。

14. 建立衝突和申訴解決流程，專門針對在文化及語言上有關定義、預防、和解決衝突或抱怨。

15. 溝通組織過程，以維持 CLAS 給所有利益相關者、選民和公眾。

　　CLAS 標準是非法規性的，因此不具有法律效力。該標準不是強制性的，但它們可以充分地幫助醫療保健提供者和組織，有效地回應患者的文化和語言需求。遵守 1964 年《民權法案》第六章，並獲得聯邦財政資助，要求健康提供者及組織必須確保英語能力有限（LEP）的人能夠獲得有意義的服務。

　　CLAS 標準使用病人／消費者一詞來指代「個人，包括陪同的家庭成員，監護人或同伴，尋求身體或精神保健服務或其他與健康相關的服務」（第 5 頁綜合最終報告；請參見 http://minorityhealth.hhs.gov/templates/browse.aspx?lvl=2&lvlID=15）。

資料來源：國家標準對文化和衛生保健語言相應的服務，由美國衛生部和人類服務部，少數族裔健康，Think Health 的辦公室。檢索從 https://www.thinkculturalhealth.hhs.gov/Content/clas.asp

文化能力　在所提供的護理中，服務提供者會照顧並站在患者情況來了解整體情況，這是知識，態度和技能的複雜結合。

文化合適性　提供者應用必須具備的基礎背景知識，為患者提供最佳的健康／保健服務。

文化敏感性　提供者俱有一些基本的知識，並對觀察到的不同文化群體中對健康／健康傳統持有建設性的態度。

語言能力

1964 年《民權法案》第六章指出：「在美國，任何人不得因種族、膚色或國籍而被排除在參與範圍之外，不得被剝奪其利益或遭受其折磨。受到因接受聯邦財政援助的任何計畫或活動的歧視。」為避免因國籍而產生歧視，第六章及實施條例要求中接受聯邦財政援助的人採取合理步驟，為有限英語能力（Limited English Proficiency, LEP）人員提供有意義的使用權。因此，根據 1964 年《民權法》第六章的規定，在醫院、療養院、診所、日托中心和精神保健中心等醫療機構中尋求醫療保健，不能拒絕他們提供服務。據說「語言障礙對醫療保健產生有害影響，患者不太可能擁有普遍的醫療資源，因此如果患者不遵守藥物治療方案，患病風險也會增加」（Flores, 2006, p. 230）。

美國擁有來自許多國家的數百萬人。當前，由於人們越來越關注健康和醫療保健中的種族、族裔和語言差異，以及對醫療系統適應日益增長的患者人群的需求，因此語言獲取服務（language access services, LAS）越來越占有國家重要性。鑑於美國語言多樣性的持續增長，這種需求變得越來越重要。英語是美國的官方語言，根據 2011 年美國社區調查的估計，超過 5 歲的居民中 79.2% 的人在家中使用英語。然而，同年，5 歲以上人口中有 9% 的人「完全不說英語」。在 5 歲以上的 3750 萬說西班牙語的人中，有 62.9% 的人「完全不說英語」。在 5 歲以上的人口中，他們會說其他印歐語言，其中大多數人的英語說得很好。但是，來自許多印度歐洲國家的人，例如俄羅斯和亞美尼亞，都不會說英語。在講亞洲及太平洋島嶼語言的人中，大多數人英語說得非常好或很好，但是有許多人英語說得不好或根本不懂（Ryan, 2013, p. 1）。

對於英語講、讀、寫和明白的能力受到限制的人會遇到無數的語言障礙，這些障礙可能會導致他們無法獲得他們有權獲得的緊要關頭的公共衛生、醫院

以及其他醫療和社會服務。許多曾經僅以英語提供有關其服務的信息的衛生和社會服務計畫，現在正在使用其服務區域中的人群的語言進行口譯服務。必須仔細評估每個患者以他或她的語言需求，並且必須以患者可以理解的方式提供信息。如果患者不懂英語，則必須有能勝任的口譯員或語言資源。

機構授權

自 2003 年以來，聯合委員會一直在積極推行，確保文化和語言能力標準成爲其認證要求的一部分的課程。此後，他們發表了與該主題相關的幾篇文章，並於 2010 年出版了專著《提高有效溝通，文化能力以及以病人和家庭爲中心的護理：醫院路線圖》。提供檢查清單，以改善入院、評估和治療至壽命終止期間的有效溝通，提供患者出院和轉院的路徑。他們強烈指出：

> 每個進入醫院的患者都有獨特的需求—臨床症狀需要被醫療關注及特別的個別護理需求。
>
> （聯合委員會，2010 年，第 1 頁）。

他們隱約地認識到，當一個人在連續住院時，他不僅需要醫療和護理照護措施，還需要針對每個人的人口統計因素和個人特徵的護理。聯合委員會做出了許多努力來了解個人需求，然後爲組織提供指導以解決這些需求。他們最初專注於研究語言、文化和健康素養需求，現在（截至 2011 年），他們專注於有效溝通、文化能力以及以患者和家庭爲中心的護理。

聯合委員會將文化能力定義爲：

> 醫療保健提供者和醫療保健有效地回應，不同的病人帶著文化和語言到醫療保健面臨的需求。
>
> （聯合委員會，2010 年，第 91 頁）

他們進一步認識到：

　　文化能力要求組織及其人員：(1) 重視多樣性；(2) 自我評估；(3)
管理的動態差異；(4) 文化知識的獲取和制度化；(5) 適應所服務的個
人和社區的文化背景的多樣性

（聯合委員會，2010 年，第 91 頁）

　　這些原則適用於從入學到出院，或生命終結的機構經驗的每個部分，並
且對於每個方面，都必須採取具體行動。這些行動包括告知患者他們的權利、
評估溝通需求以及讓患者和家人參與護理計畫。每個部分都附有活動清單；例
如，在入院期間有一個改善有效溝通、文化能力以及以患者和家庭為中心的護
理的清單（聯合委員會，2010 年，第 9 頁）。

文化關懷

　　文化關懷這個詞表達了所有發展醫療保健服務，以滿足 CLAS 標準的要
求和其他文化能力要求。文化關懷是整體關懷，在醫療保健領域，以文化誤解
為基礎的衝突少之又少。儘管其中許多誤解與常見普遍情況有關 —— 例如語言
和非語言的誤解、禮貌和舉止的慣例、對話發生的順序、互動的措辭以及患者
如何看待提供者 —— 許多文化誤解是醫療保健服務所特有的。提供文化關懷的
需要是必須不可少的，提供者必須是能夠評估和解釋患者的健康信念和做法，
以及文化和語言需求。文化關懷改變了醫療保健提供的視角，因為它使提供者
能夠從文化的角度了解患者的文化遺產和生活軌跡的表現。健康提供者必須在
醫療保健環境中充當特定機構、患者和來自不同文化背景的人之間的橋梁。

　　總之，文化和語言能力必須被理解為新醫療保健**理念**的基礎。它由無數
個層面組成 —— 每個層面都是一個研究課題。文化能力是一種哲學，它欣賞和
重視整體觀點，而不是二元論 —— 現代和科技 —— 觀點。文化能力不僅僅是一
種「意願」—— 它是一種哲學，**必須**成為機構和專業人士的使命和目標聲明的
一部分。在文化能力的哲學中，**健康**、**疾病**和**治癒**是整體理解的。

　　文化能力的培養是一項持續的、終生的努力，這是一個需要深入研究、反
思和時間的話題。一個小時的講座或討論的「午餐學術約會」已經過去了，並
且必須將幾個小時（甚至一生）專門用於這些主題以及無數其他主題，本書介
紹了這一點。必須提出關鍵問題：「醫療保健提供者是機構倡導者嗎？現代醫

療保健倡導者？或者，患者倡導者？」

學習資源

請訪問 pearsonhighered.com/nursingresources 上的學生資源站點，了解與章節相關的複習問題、案例研究和活動。文化關懷指南和文化關懷博物館的內容也可以在學生資源網站上找到。請點擊第一章以選擇本章的活動。

Box 1-2

持續探索

有無數的參考資料，每週、每月、每年和定期發布，理論上，專業實踐領域相關的專業組織被訪問，以保持文化和語言能力領域的通暢性。以下是精選的建議：

美國護理學院協會（AACN）

AACN的文化能力教育工具，包含提供了廣泛的資源包括內容和教學活動。

健康與人類服務（Health and Human Services, HHS）數據委員會

HHS 數據委員會，協調所有健康和人類服務數據收集，分析衛生和公共服務部的活動，包括綜合數據收集策略、健康數據站的標準，以及健康和人類服務隱私政策活動。

醫學研究所

醫學研究所（IOM）是美國國家科學院的一個科學、工程和醫學部門，學院是私人的，非營利的機構，針對複雜的問題提供獨立、客觀的分析和建議，並告知公眾與科學、技術和醫學相關的政策決定。IOM 幫助政府和私營部門人員根據可靠證據做出明智的健康決定。

凱撒家庭基金會

Kaiser Fast Facts 提供對有關國家醫療保健系統和程序的事實、數據和幻燈片的直接訪問，以易於使用的格式。

　　Kaiser 家庭基金會推出了一個新的互聯網資源 State Health Facts Online，提供全面和當前的健康信息，適用於所有 50 個州、哥倫比亞特區和美國領土。State Health Facts Online 提供了廣泛的健康政策信息，諸如管理式醫療、健康保險和未投保的問題，醫療補助、醫療保險、婦女健康、少數民族健康以及數據和幻燈片，以易於使用的格式介紹國家的醫療保健系統和計畫。

全國乳腺癌和宮頸癌早期檢測計畫（NBCCEDP）

　　NBCCEDP 提供關鍵的乳腺癌和宮頸癌篩查服務給在美國，哥倫比亞特區，居住在 4 個美國領土，以及 13 個美洲印第安人／阿拉斯加原住民組織，資源不足的女性。

少數族裔健康辦公室（OMH）

　　OMH 創建於 1986 年，是最重要的成果之一是 1985 年關於黑人和少數民族健康的工作組報告。雷歐 2010 年患者保護和平價醫療法案（Pub. L. 111–148），OMH 致力於改善種族和少數民族人口，通過制定衛生政策和程式有助於消除健康差異的計畫。除了新的標準，OMH 網站上提供了衛生和醫療保健中文化和語言適當服務的國家標準：推進和維持 CLAS 政策和實踐的藍圖。OMH 還提供了一個極好的資源，思考文化健康：在每個接觸點推進健康公平。

羅伯特‧伍德‧約翰遜

　　羅伯特伍德約翰遜基金會有一個線上工具，可以根據健康狀況對州縣進行排名，同時考慮臨床護理、社會經濟和環境因素。

國家衛生統計中心（NCHS）

　　NCHS 可讓你快速輕鬆地訪問廣泛的可用資訊和數據，包括 HHS 調查和數據收集系統。

聯合委員會

　　自 2007 年以來，聯合委員會一直致力於改善其認可組織中所有患者獲得護理的機會，強調更好的溝通、文化能力以及以患者和家庭為中心的護理。

護理和醫療保健文化能力線上雜誌

　　該期刊的第一期於 2011 年 1 月在線出版。它是一份免費的同行評審季刊，為討論問題、趨勢、理論、研究、循證和最佳實踐提供了一個論壇，以提供具

有文化一致性和能力的護理和保健。

跨文化護理協會

跨文化護理協會制定了跨文化護理的核心課程；Douglas, M. K.，主編，
Pacquiao, D. F.，高級編輯。（2010）。跨文化護理和醫療保健的核心課程可在
此處獲取。跨文化護理協會還制定了文化能力護理標準，可在 Douglas, M. K.、
Pierce, J. U.、Rosenkoetter, M. 等人中找到。（2011）。文化能力護理實踐標
準。跨文化護理雜誌，*22*(4)，318。

密西根大學衛生系統：文化能力部

文化能力部在 UMHS 中實施文化能力和促進良好的社區醫療保健實踐方面
發揮著至關重要的作用。這是一個很好的網站，有很多網站的鏈接。

參考文獻

Civil Rights Act of 1964, Pub. L. No. 88–352, § 601, 78 Stat. 252 (42 U.S.C. 2000).

Fadiman, A. (2001). *The spirit catches you and you fall down*. New York, NY: Farrar, Straus, and Giroux.

Flores, G. (2006). Language barriers to health care in the United States. *New England Journal of Medicine, 355*(3), 229–231.

The Joint Commission. (2010). *Advancing effective communication, cultural competence, and patient- and family-centered care: A roadmap for hospitals.* Oakbrook Terrace, IL: The Joint Commission. Retrieved from http://www.jointcommission.org/

Ryan, C. (2013). *Language use in the United States: 2011*. American Community Survey Reports. U.S. Census Bureau. Retrieved from https://www.census.gov/prod/2013pubs/acs-22.pdf

United Nations Educational, Scientific and Cultural Organization. (n.d.). *What is intangible cultural heritage?* Retrieved from http://www.unesco.org/culture/ich/en/what-is-intangible-heritage-00003

第二章 文化遺產和歷史

張愼儀　譯

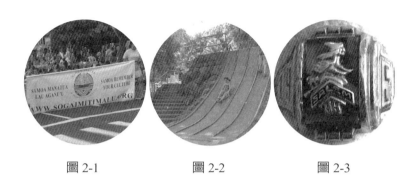

圖 2-1　　　　圖 2-2　　　　圖 2-3

薩摩亞人，請記住你的文化。

目標

1. 解釋遺產鍊對於遺產一致性、文化、種族和宗教的關係。
2. 解釋與文化主題的關聯。
3. 討論並舉例說明文化衝突。
4. 解釋影響健康和醫療保健的文化現象所涉及的因素。

對這個環節遺產鍊探討 heritage- 的概念 —— 文化、宗教和種族；文化主題以及影響健康和醫療保健的文化現象。旗幟（圖 2-1）告誡薩摩亞人 ——「記住**你的**文化」—灼熱的信息讓我們每個人都可以聽到。我們所有人都必須了解我們的文化和傳統，並不斷前進，以成為具備文化能力的人。圖 2-2 是一個水泥溜滑梯，建在一個小操場的山坡上。我小時候就玩過它，我的母親，我的孩子和我的孫子們也都玩過。這四代遺物喚起了無數童年和撫養孩子的記憶。圖 2-3 是我的戒指，一個珍貴的圖標 —— 我畢業於塞勒姆（馬薩諸塞州）高中。

在開始考慮遺產一致性方面時，首先問自己：

∞ **你是誰**？什麼是**你的**文化、種族和宗教遺產？什麼是你們這一代和文化的場所和符號的影像？你是如何以及在何處融入家庭、社區和職業的角色和規則的？

∞ **你旁邊的人是誰**？此人的文化，種族和宗教遺產是什麼？此人如何以及在何處融入家庭，社區和職業的角色和規則？你是此人的醫療保健提供者、講師、同事還是主管？

文化能力的基礎在於對遺產的知識和理解，不僅是你自己的知識，而且還包括你與之互動的其他人的知識。

第二章概述了一個人的遺產對健康／健康信念和實踐的影響造成最重要和複雜的論述。當中提出了兩套理論，第一套理論分析了人們對傳統遺產的保留程度；第二套相反的理論，它涉及社會化和文化適應，以及美國這個大熔爐的創造標準及構成美國整體的共同點。然後，通過確定一個人與其傳統遺產的聯結，而不是與文化適應跡象的聯繫來分析健康信念。假設，具有強烈認同感的人（與他們的血統或被他們融入美國文化的程度）與他們的健康／健康信仰和實踐之間存在某種關係，民族文化遺產的概念與一個人的民族文化歷史息息相關，直接或間接影響他或她生活的歷史社會文化事件會影響一個人經歷的旅程。

遺產一致性

遺產一致性是 Estes 和 Zitzow（1980, p. 1）提出的一個概念，用於描述「一個人的生活方式在多大程度上反映了他們各自的部落文化。」該理論已得到擴展，旨在研究一個人的生活方式反映他或她的傳統文化（例如歐洲，亞洲，非洲或西班牙裔）的程度。表示遺產一致性的價值存在於連續性上，一個人既可以具有原來的傳統遺產，又可以具有新的被培養遺產價值特徵。遺產一致性的概念包括確定一個人的文化，種族和宗教背景。另一種方法是考慮遺產與文化，種族和宗教背景之間關係，遺產是構成的第一個聯結，而其他文化，宗教和種族則是隨後的聯繫（圖 2-4）。

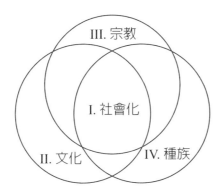

I. **社會化** 大家庭
　　　　　成長地方
　　　　　探親回家
　　　　　與大家庭一起長大
　　　　　命名
II. **文化** 大家庭
　　　　　參加民俗活動
　　　　　語言
III. **宗教** 大家庭
　　　　　教會成員和參與
　　　　　歷史性的信念
IV. **種族** 大家庭
　　　　　居住在民族社區
　　　　　參加民俗活動
　　　　　與同一種族的成員交往
　　　　　認定為種族─美國人

圖 2-4　遺產一致性組成

　　隨著時間的推移，人們發現某個人對他的傳統遺產的認同程度越高，也就是說，他的文化，種族和宗教信仰── 一個人對健康和疾病信念做法的最大的改變來自於現代醫療保健提供者的信念。例如，埃斯蒂斯（Estes）和齊佐夫（Zitzow）觀察到，高度認同自己部落文化的人們，在接受由部落藥師對酗酒的治療，比現代文化中的治療更為有效。其他研究發現，具有高度遺產一致性

認同的人，較常使用非現代醫療服務提供的醫療保健資源。**遺產評估工具：**可以在附錄 B 中找到的相關概念和評估，它是一種篩選工具，用於評估一個人是否沉浸在其特定遺產中，這是一個在研究開發中的很有用的工具。特定受訪者對這個評估給予大量肯定回答多來自於「遺產一致的」──也就是說，他們深深地認同自己的傳統遺產。

文化

　　文化這名詞在網路上尋找，2015 年 8 月 22 日呈現 14.6 億的結果。沒有一個單一的詞彙能定義**文化**，很多時候，定義會忽略文化的顯著方面，或者過於籠統而沒有任何實際意義。

　　但在這個術語含義的無數觀念中，有一些特別值得我們注意。費霍斯（Fejos, 1959, p. 43）的經典定義將文化描述爲「人類群體社會遺傳特徵的總和，包括一代人可以說，傳達或傳給下一代的一切；換句話說，我們擁有非物理性繼承的特徵。」另一種理解文化概念的方式是，將其描繪成我們每個人一生中隨身攜帶的行李。在社會化的歲月裡，這是我們從家人那裡學到的信念、實踐、習慣、喜歡、不喜歡、規範、風俗、儀式等的總和。反過來，我們將這種文化行李傳遞給我們的孩子，在研究傳統健康信念和實踐中最相關的定義是文化是一種「超越溝通系統」，其中不僅口頭的單詞具有含義，其他所有內容也都具有含義（Matsumoto, 1989, p .14）。

　　所有人類行爲都可以通過文化的視角來解釋，一切都可以與這種狀況相關聯。文化具有以下幾個特徵：

1. 人際關係和社會關係的媒介。
2. 一個複雜的整體，其中每個部分彼此聯繫在一起。
3. 學習，並且每個家庭中每個人都必須學習社會共同體。
4 依賴於潛在的社會矩陣中，包括知識信仰、藝術、法律、道德、習俗（Bohannan, 1992, p. 13）。

　　文化的符號（聲音和行爲）構成所有語言的基礎符號無處不在，在宗教、政治和性別；及文化群體之間。與傳統的健康和疾病的信念和實踐相關的文化符號不計其數，將在本文的後續章節中進行討論。

種族

　　種族這名詞在網路上尋找，2015 年 8 月 22 日呈現 1.79 億的結果。在隨機探索下，提供許多不同於經典信息的信息。

　　文化背景是一個人的民族背景的基本組成部分，但是，在繼續進行此討論之前，我們需要定義一些術語，以便我們可以從同一參考點繼續前進。經典參考將**種族**定義爲形容詞「根據與大數量共同的種族人群，共同的種族、民族、部落、宗教、語言或文化起源或背景」（「民族」，《**梅里亞姆－韋伯斯特詞典**》，第 nd 頁）。O'Neil（2008）將**種族**描述爲選定的文化特徵，有時甚至是生理特徵，用於將人們分爲不同的群體或類別，這被認爲與其他人有顯著差異。

　　術語**民族**已經有一段時間引起了強烈的負面情緒，往往是由一般人群拒絕。可以推測，使用該術語的熱潮源於人們最近對發現自我的個人背景感興趣，事實上也是一些政客公然提出「族裔」詞彙。矛盾的是，在一個像美國這樣大的國家，它包括許多不同的民族，而美洲印第安人是唯一真正的原住民人口，我們發現自己仍然不願意談論種族和種族差異。這種立場源於大多數來到這片土地上的外國貴族，經常想儘快擺脫「原有民族」的道路，並迅速嘗試融入主流或所謂的「大熔爐」中（Novak, 1973）。與有關的其他術語**種族**包括：

- **民族中心主義**：(1) 相信自己民族的優越性；(2) 對種族問題的關注壓倒一切。
- **仇外心理**：對陌生人的恐懼。
- **仇外心**：一個人對陌生人或外國人的過分恐懼或蔑視，特別是在他或她的政治或文化觀點中反映出來的。

　　這些現象的行爲表現是根據人們的需求而發生的，特別是當它們是外國出生的，並且必須找到一種運作方式時 (1) 在被主流同化之前，以及 (2) 爲了接受自己。人民聚集在一起反對多數，而多數者可能反過來歧視他們。

　　種族是一組人可能具有以下某些特徵的組合：

1. 地理起源和遷徙狀況。
2. 種族。
3. 語言和方言。

3. 語言和方言。

4. 宗教信仰或信仰。

5. 超越血緣、鄰里和社區界限。

6. 傳統、價值和符號。

7. 文學、民俗和音樂。

在美國，至少有 106 個種族群體和 567 個聯邦認可的美洲印第安部落和阿拉斯加原住民（印第安事務局，2016 年）。世界上每個國家的人都移民到這個國家，例如德國、英國、義大利和愛爾蘭，在早期移民時代占有重要地位。人們繼續移民到美國，目前的移民來自墨西哥、海地、南美和中美洲、印度和中國（美國國土安全部，2014 年，第 12-13 頁）。

宗教

遺產一致性的第三個主要組成部分是宗教。**宗教**一詞在 2015 年 8 月 24 日的互聯網上顯示了 660,000,000 個結果。一種理解宗教的習慣方式是：「對神聖或超越人類力量，通常是宇宙的創造者和統治者，是被服從和崇拜的權力，由信仰、實踐和道德的系統價值觀組成」（Abramson, 1980, pp. 869-875）。另一種方法是將宗教視爲「用有有組織的信仰、儀式和規則的系統來崇拜一個神或一群神」（「宗教」，《梅里亞姆—韋伯斯特詞典》，第二版）。宗教的習俗在眾多的崇拜、宗派、教派和教堂中得到理解。種族和宗教之間有明顯的聯繫，一個人的宗教經常決定於一個人的種族，宗教給一個人一個參考框架和一個用來組織信息的觀點，宗教教義具有特定價值，尤其在規範和道德的社會控制體系內，提出有意義的哲學和實踐體系。這些都與健康有關，因爲遵守宗教法規有利於精神和諧與健康。有時，疾病被視爲對違反宗教法規和道德的一種懲罰。

宗教在許多人的健康信念和實踐中發揮著基本重要的作用。例如，冥想的運用；有關免疫的規則；有關戒律以及能給誰檢查？家庭關係；絕症的希望概念；和育兒。宗教傳統及其對健康的影響的具體示例包括：

1. 猶太和穆斯林信仰禁止食用豬產品。

2. 天主教信仰禁止墮胎。

3. 耶和華見證人的信仰禁止輸血。

4. 摩門教信仰禁止使用咖啡因和菸草。

理解宗教與健康之間關係的另一種方式，就是宗教概念化，宗教能處理精神事物和最終關注的生活領域，回答「我是誰？」和「我爲什麼在這裡？」此外，宗教信仰和信徒關係通過促進健康的行爲和生活方式，有益於健康：

1. 定期的宗教團契活動能緩沖和影響壓力與孤立，提供支持而有益於健康。

2. 通過參加禮拜和祈禱，積極正向的情緒生理影響，對健康有益。

3. 宗教信仰信念和風格與促進健康相似，因此有益於健康。

4. 簡單的信仰通過帶來希望、樂觀和積極期望的想法而有益於健康。

5. 神祕的經歷例如：激發治療性生物能量或生命力或意識的改變狀態，有益於健康。

6. 不爲他人禱告，但以超自然的方式或通過神的干預讓他人康復（Levin, 2001, p. 9）。

美國與某些國家不同，已經有 55 年在其人口普查中沒有「涉及宗教問題」。美國的宗教依附統計資料是通過調查和組織報告獲得的。普特南（Putnam）和坎貝爾（Campbell）在 2006 年進行的一項調查發現，美國人是一個高度信奉宗教的民族。我們擁有很高的歸屬感、行爲和信念，與其他工業化國家相比，美國在每週宗教服務參加率上排名第七，但約旦、印尼西亞和巴西在我們之前。他們還發現，摩門教徒、黑人新教徒和福音派是美國最虔誠的宗教團體。南部地區、猶他州和密西西比河谷是美國最具宗教性的地區（Putnam & Campbell, 2010, pp. 7-23）。

關於宗教偏愛的信息來源之一是皮尤宗教期刊與公共生活論壇（2015）。該論壇就宗教和公共事務的問題提供及時、公正的信息。皮尤研究中心（Pew Research Center）在 2014 年的一項研究中發現，基督教徒在美國人口中的比例正在下降，而且不認同任何有組織宗教信仰的美國成年人數量正在增加。基督徒現在占 70.6%；猶太人，占 1.9%；佛教徒爲 0.7%；穆斯林。0.9%;印度教徒：0.7%；和其他世界宗教，占 0.3%。被確定爲無關聯的個體占研究人口的 22.8%（皮尤宗教與公共生活論壇，2015 年，第 2 頁）。

遺產一致性的例子

以下是確定一個人的遺產程度時要檢查的每個因素：

1. 當事人的童年發展發生在當事人的原生國籍或在美國的移民社區中？

   此人在特定種族社區長大，例如意大利人、黑人、西班牙裔或猶太人，在城市的特定部分，只接觸該群體的文化、語言、食物和習俗。

2. 大家庭成員鼓勵參加傳統的宗教和文化活動。

   父母把這個人送到宗教學校，大多數社交活動都與教會有關。

3. 個人經常訪問原籍國或返回美國的「老街區」。

   許多人普遍存在返鄉或返回老街區的願望，但是由於種種原因，許多人無法返回歐洲家園的人，是因為在世界大戰或大屠殺中，為逃避宗教迫害或他們的家人在戰爭中喪生，其他原因包括祖國的政治狀況以及該土地上缺乏親戚或朋友。

4. 個人的家庭住所在其所屬的族裔社區內。

   成年後此人已選擇與家人居住在一個種族鄰里中。

5. 個人參加民族文化活動，例如宗教節日或國定假日，有時還會唱歌、跳舞和穿著服飾。

   該人擁有特定於種族或宗教的組織的會員資格，並且主要參加與團體的活動。

6. 個人在大家庭中長大。

   當這個人長大後，可能有祖父母住在同一個家庭，或者姨媽和叔叔住在同一個房子或附近。家庭是這個人的社會框架。

7. 個人與大家庭保持定期聯繫。

   該人與同代保持緊密的聯繫成員，家族成員包括老一代和較年輕的成員。

8. 此人的名字尚未被美國人化。

   此人由移民當局在家庭移民時，已將姓氏恢復為其歐洲原始姓氏，或者為了試圖更充分地同化而家人後來進行更名。

9. 該在一所狹隘的（非公立）學校接受教育，其宗教或族裔哲學與家

庭背景相似。

　　人的教育在社會化中起著巨大的作用，教育的主要目的是使一個人融入主流文化，孩子們在學校裡學習英語以及美國生活的習俗和規範。在教區學校中，他們不僅學習英語，而且在裡面在教區學校，他們不僅學習英語，而且學習在學校的宗教或種族群體的文化和規範中融入社會。

10. 個人主要與具有相同宗教或種族背景的其他人從事社會活動。

　　個人的大部分時間都花在相同的結構的小組上。

11. 個人對起源的文化和語言有所了解。

　　該人已經按照家庭的傳統方式進行了社交，並將其表達爲生活的中心主題。

12. 個人對自己的傳統遺產感到自豪。

　　該人可能會認爲自己是美國裔，並非常大力支持種族活動。

　　我們不可能孤立塑造一個人的文化、宗教和種族世界觀，每一個都是彼此的一部分，並且三部分成爲一個人。當人們寫宗教信仰時，不能消除文化或種族，但是可以進行描述和比較。了解這樣的差異有助於加深你對患者及其家人的需求以及人們可能擁有或需要的支持系統的理解。

適應主題

　　有幾個因素與適應的整體體驗有關。**適應**是一個廣義術語，用於描述適應並逐漸融入主流社會文化的過程。適應新社會的整個過程非常困難。你是否曾經搬到新社區？想像一下，搬到一個新的國家和社會，在那裡你無法交流，不識路以及不知道「規矩」。總體適應過程的三個方面是社會化，適應和同化。

社會化

　　社會化是在一種文化中發展並獲得該群體的特徵的過程。教育（無論是學前班、小學、國中、高中、大學還是醫療保健提供者計畫）是一種社會化形式。對於許多在「傳統文化」或非西方文化範圍內進行過社交活動的人來說，現代美國文化成爲第二種文化身分。那些無論合法或非法來自非西方或非現代

國家移民到美國的人可能會發現，無論是在學校還是整個社會，融入美國文化都是一個極其困難和痛苦的過程。他們可能會經歷雙重文化主義，這是一種雙重認同模式，並且經常是忠誠度分裂的狀態（LaFrombose, Coleman, & Gerton, 1993）。

　　為要理解來自不同遺產的文化決定的健康和疾病信仰和實踐，需要從線性過程模式轉向更複雜的文化信仰和相互關係模式。

適應性

　　當成為主流文化的合格參與者時，非主流文化的成員總是被認定為他是原始文化的成員，適應的過程是非自願的，非主流文化團體的成員被迫學習新文化以求生存。**適應**也是指文化或行為上的同化，可以定義為一個人的文化模式向所在社會的文化模式的轉變。在美國，人們認為通常的適應過程需要三代的時間。因此，移民的成年孫子女被視為完全美國化。正是由於這些人口，遺產評估工具上的答案可能會變得更加負面，例如家庭關係、家庭使用的語言以及其他遺失的變相。

同化

　　文化也可以稱為同化，即個人發展新的文化身分的過程。同化意味著在所有方面都成為主流文化的成員。同化過程包括各個方面，例如文化或行為、婚姻、認同和公民。潛在的假設是，來自特定文化群體的人失去了原有文化認同以獲取新的文化認同。實際上，這並非總是可能的，並且該過程可能引起壓力和焦慮（La Frombose 等人，1993）。同化可以描述為次流程的總和：一個過程包含一個人逐漸不再符合，不同於主流群體的生活標準，同時，另一個過程使人們學習遵守所有主流群體的標準。當外國人完全融入優勢文化群體時，同化過程被認為是完整的（Mc Lemore, 1980, p. 4）。

　　社會化，同化和適應的概念是複雜而敏感的。占主導地位的社會，期望所有移民都處於文化適應和同化的過程中，我們作為醫療保健從業者，所分享的世界觀，是我們的患者所共有的。但是，由於我們生活在一個多元化的社會中，因此存在著許多健康觀念和習俗的變化。

　　那些相信的人之間仍然爭論不休，有人認為美國是一個大融爐，所有的移

民群體都必須適應並融入美國的規範，文化適應理論者提出異議，相信各個群體在美國整體中應保持著自己的身分。遺產一致性的概念是探索人們是否維持其傳統遺產，以及確定一個人的傳統文化遺產深度的一種方式。

文化衝突

文化衝突的發生方式不計其數。一種是一般狀態，第二種是世代差異，第三種是醫療保健。

文化衝突

亨特（1994），有限的「文化衝突」的經典討論，當兩個群體之間的差異呈顯兩極的分化時的情形，兩個人之間以及人與機構之間也可能存在兩極分化。亨特描述了家庭、教育、媒體和藝術、法律和政治中的選舉衝突領域，衝突的中心是對文化符號的控制，這個論點必須擴展到包括醫療保健作爲第六個領域，而衝突是那些積極參與傳統醫療保健實踐的人之間的衝突；有特定民族文化實踐的人，則認爲當今的科學技術可以解決當代的健康問題。

當文化衝突時，許多厭惡人類的感覺或「主義」會進入一個人的意識。正如亨特宣稱「差異」必須被勇敢對抗，正如刻板印象，偏見和歧視也必然如此。不可能在描述傳統的健康和疾病時沒有刻板印象，每個人都是獨立個體個人。因此，正如族群內部和族群之間的遺產一致性水平不同一樣，健康觀念和實踐也是如此。

偏見（例如種族主義、性別歧視、同性戀恐懼症、年齡歧視和仇外心理）的發生是由於做出判斷的人不了解他人的遺產，或者因爲做出判斷的人，將一個人的經驗概括從一種文化概括到該群體的所有成員。當一個人以偏見行事並且剝奪另一個人的一項或多項基本權利時，就會發生歧視。

世代差異

世代差異被描述爲，體驗和觀察我們周圍的文化事件以深層和直覺的方式。人口群體的民族文化生活軌跡已經建立了當今美國相距甚遠的世代狀態，鑑於技術爆炸和其他社會變革，老年人和千禧一代之間的差異相當驚人的。例如，我正在與一群大學高年級生討論漢弗萊·鮑嘉（Humphrey Bogart），他

們不知道他是誰，也不知道他已建立的成就有哪些。然而，當他們討論當今許多流行文化人物時，我也常常會感到驚訝！過去幾十年的變化創造了文化障礙，這些文化障礙公開或微妙地造成誤解和緊張關係，並經常在家庭成員、同事和其他個人之間發生衝突。請記住，我們生命的循環是民族文化的旅程，並且旅程的許多方面都源於我們成長的社會、政治、宗教和文化背景，影響我們生活的因素來自於我們在 10 至 19 歲左右互動的人物和事件。

以下是各種世代相傳的生活的例子：

- **沉默的一代**，出生於 1938 年至 1945 年之間的人們，很可能還記得第二次世界大戰和廣島。這一代成員相信社區服務，並傾向於遵守社會規範。
- **嬰兒潮一代**，出生於 1946 年至 1964 年，現在正進入退休年齡，回想起 Elvis Presley、Marilyn Monroe 和 Rosa Parks。嬰兒潮人們努力工作和玩耍，方便的話就去投票，可以離家人遠一點，但和朋友很親近。
- **X 世代**，出生於 1965 年至 1980 年之間，在越南戰爭、肯州、水門事件（ken state, Watergate）期間成長。這一代的成員，往往不積極參與投票，如果工作不干擾好時光，他們就會努力工作。
- **千禧一代**，出生於 1977 年至 1994 年之間，在新的千禧年成年的第一代人。年長的成員記得 2001 年 9 月 11 日以及伊拉克和阿富汗戰爭，許多千禧一代依賴智能手機、平板電腦、電腦和社交媒體（Taylor 和 Pew 研究中心，2014 年）。
- **Z 世代**，出生於 1995 年至 2012 年之間，人格特質是獨立及渴望進入生活。他們更喜歡透過科技與人接觸，他們透過社交媒體與世界各地的人們聯繫在一起，並希望在其社區中發揮積極作用（Levit, 2005）。

老年人與千禧一代在家庭、工作場所和機構環境中是另一個世代際衝突的例子，那些老年人不僅被移民的照顧者照料，還由那些年齡較小，對自己遺產背景了解有限的人的照顧。患者本身可能是移民，其生活軌跡與同年齡和照料者不同，想像一下你今天的生活，以及沒有電腦、手機、iPod 或 iPad 時的生活。許多人可能將當今的公共物品視為「陌生人」而不是「朋友」，並且可能是「數位移民」，而不是「數位原住民」。

混合變量

六個混合變量與社會和世代劃分的總體情況有關，因為它們也是潛在的衝突來源：

1. **出生年代**。如上所述，人們的生活經歷各不相同。很大程度上取決於他們出生那幾十年時代的文化價值觀和規範。傾向於保持遺產一致性的人——對於傳統遺產的聯繫具有高度的認同感——往往較少傾向被當時的世俗時尚和流行的社會文化事件追趕。

2. **美國的一代**。移民一代和後代世界觀差異很大，一方是傳統一致性強的世代，另一方在遺產一致性評估中得分低的主流人士，通常已有多代在美國出生居住。

3. **階級和收入**。社會階層是人們被評價自己是「上層、中層、下層、藍領或工作窮人」，是一個需要考慮的重要因素。有無數不同以階級為基礎的人之間的關係，包括這些變量如教育、生活條件、社會地位、職業、收入、獲得和利用醫療保健等。1979 年之間 2013 年，大多數年齡組的女性收入都有所增加。然而，女性的收入是男性收入的 74% 至 80%（美國勞工統計局，2013 年，第 2 頁）。

4. **語言**。經常有誤解，正如在第一章陳述，不懂英文的人必須接受說英語的人的指示幫忙時，還有當聽力障礙的人試圖去理解英語能力有限的人的表達時，許多文化和社會誤解可能就會發生。

5. **教育**。越來越多的學生完成了高中學歷，從 1980 年的 69% 到 2009 年的 85.3%，「所有的學童在美國都應該接受世界一流的教育。」歐巴馬總統簽署了**改革藍圖：重新授權** 2010 年 3 月的《**中小學教育法**》。這藍圖挑戰國家採納教育標準，使美國重新走上教育全球領導地位，它鼓勵各州採用學術標準，為學生在大學和工作場所取得成功做好準備，以及創建衡量學生成長的責任及義務，實現所有孩子都能在學院畢業並取得成功（美國教育部，2010 年）。

6. **識字**。2003 年全國成人識字評估是一項具有全國代表性的英語讀寫能力評估，針對 16 歲及以上的美國成年人。一千一百萬成年人成績**低於基本**等級；700 萬人不能回答簡單的試題，400 萬人因語言障礙無法

參加考試。與一般人群中 15% 的成年人相比，有 55% 低於基本散文素養的成年人沒有高中畢業（貝爾、庫特納、薩巴蒂尼和懷特，2009年）。

影響健康的文化現象

Giger 和 Davidhizar（1995）定義，因文化群體差異會影響社會互動及醫療保健現象，例如生物變異、交流、環境控制、社會組織、空間和時間取向。以下對這些現象進行了廣泛的定義，並提供了遇到這些現象時的實際做法。

生物變異

來自一個文化群體的人與其他文化群體成員在生物學上（即身體和基因上）不同的方式構成了他們的生物學變異；例如，身體構造和結構，包括不同群體之間特定的骨骼和結構差異，例如亞洲人的身材矮小，以及膚色，包括色調、質地、癒合能力和頭髮毛囊的變化。

重要的是要了解許多人的食物耐受性的差異以及一個人在手術後身體康復所需的時間是不同的。

溝通

溝通差異以多種方式呈現，包括語言差異、語言和非語言行為以及沉默。語言差異可能是提供多元文化醫療保健時最大的障礙，因為它們會影響患者與護理人員關係的各個階段。

當你理解正確的問候語時就有正確的舉止（例如，如果允許握手等接觸形式）、包括手勢的含義以及眼神接觸的解釋。大多數歐洲文化的人都認為，如果一個人不直視他們的眼睛，那麼這個人就是在說謊；然而，許多來自非洲和亞洲血統的人不允許目光接觸。

環境控制

環境控制是指特定文化群體成員有活動的能力、規劃控制自然或直接身處環境因素。這個概念包括傳統健康和疾病信仰的複雜系統、民間醫學的實踐以及傳統治療師的治療。

了解人們的飲食習慣以及他們可能堅持的健康信念和做法。

社會組織

人們成長和生活的社會環境對他們的文化發展和認同占有重要的影響。孩子們從家庭及其民族宗教團體中，學習他們的文化對生活事件的反應，這種社會化過程是遺產的固有部分 —— 一個人的文化、宗教和種族背景。

對其他背景的人慶祝宗教節日保持敏感度。

空間

個人空間是指人們對周圍空間的行為和態度。領土性是人們對他們聲稱擁有的區域表現出的行為和態度，並在其他人侵占該區域時，對其進行主張（辯護）或做出情感反應。個人空間和地域性都受到文化的影響，因此不同的民族文化群體對空間的使用有不同的標準規範。

尊重人們在互動和肢體語言時選擇不同的距離。

時間順應

不同文化群體對現在、過去或未來的時間看法各不相同。美國和加拿大的某些文化傾向於面向未來。面向未來的人關注長期目標和當前的醫療保健措施，以防止未來疾病的發生。其他人更注重現在而不是未來，約會可能會遲到，因為他們不太關心計畫準時。這種時間取向的差異在醫療保健措施中可能變得很重要，例如長期規劃和解釋藥物時間表。

請注意**時間**對一個人的意義，以及他們何時期望你會及時迅速。避免在假期安排選修程序和會議（見附錄 C）。

文中說明不同文化中影響健康和健康傳統的文化現象的例子並非刻板印象。通過仔細聆聽、觀察和提問，提供者應該能夠釐清特定人的傳統健康和疾病信念。本章介紹的鏈接的概述探索遺產的概念 —— 文化、宗教和種族；文化主題；和影響健康和保健的文化現象，它已成為描述醫療保健提供者和患者之間，發生文化衝突的多種相互關聯現象的基礎，其中許多人難以與醫療保健提供者和醫療保健系統互動，它提出了古典和現代定義和解釋的衝突基礎，並為進一步討論奠定了基礎。

學習資源

請使用 pearsonhighered.com/nursingresources 上的學生資源站，了解與章節相關的複習問題、案例研究和活動。文化關懷指南和文化關懷博物館的內容也可以在學生資源網站上找到。請點擊第二章的活動。

Box 2-1

持續探索

以下資源將有助於了解當前宗教的相關訊息：

教育部門

皮尤研究中心

參考文獻

Abramson, H. J. (1980). Religion. In S. Thernstrom (Ed.), *Harvard encyclopedia of American ethnic groups*. Cambridge, MA: Harvard University Press.

Baer, J., Kutner, M., Sabatini, J., & White, S. (2009, February). *Basic reading skills and the literacy of America's least literate adults: Results from the 2003 National Assessment of Adult Literacy (NAAL) Supplemental Studies* (NCES 2009-481). Washington, DC: National Center for Education Statistics, Institute of Education Sciences, U.S. Department of Education. Retrieved from http://nces.ed.gov/pubs2009/2009481.pdf

Bohannan, P. (1992). *We, the alien: An introduction to cultural anthropology*. Prospect Heights, IL: Waveland Press.

Bureau of Indian Affairs. (2016). *What we do*. Retrieved from http://www.indianaffairs.gov/WhatWeDo/index.htm

Estes, G., & Zitzow, D. (1980, November). *Heritage consistency as a consideration in counseling Native Americans*. Paper presented at the National Indian Education Association Convention, Dallas, TX.

Ethnic. (n.d.). *Merriam-Webster Dictionary*. Retrieved from http://www.merriam-webster.com/interstitial-ad?next=%2Fdictionary%2Fethnic

Fejos, P. (1959). Man, magic, and medicine. In L. Goldston (Ed.), *Medicine and anthropology*. New York, NY: International University Press.

Giger, J. N., & Davidhizar, R. E. (Eds.). (1995). *Transcultural nursing assessment and intervention* (2nd ed.). St. Louis, MO: Mosby-Year Book.

Hunter, J. D. (1994). *Before the shooting begins: Searching for democracy in America's culture wars.* New York, NY: Free Press.

LaFrombose, T., Coleman, L. K., & Gerton, J. (1993). Psychological impact of biculturalism: Evidence and theory. *Psychological Bulletin, 114*(3), 395.

Levin, J. (2001). *God, faith, and health.* New York, NY: John Wiley & Sons.

Levit, A. (2015). Make way for Generation Z. *The New York Times.* Retrieved from http://www.nytimes.com/2015/03/29/jobs/make-way-for-generation-z.html

Matsumoto, M. (1989). *The unspoken way.* Tokyo, Japan: Kodahsha International.

McLemore, S. D. (1980). *Racial and ethnic relations in America.* Boston, MA: Allyn & Bacon.

Novak, M. (1973). How American are you if your grandparents came from Serbia in 1888? In S. Te Selle (Ed.), *The rediscovery of ethnicity: Its implications for culture and politics in America.* New York, NY: Harper & Row.

O'Neil, D. (2008). *Ethnicity and race: An introduction to the nature of social group differentiation and inequality.* San Marcos, CA: Palomar College. Retrieved from http://anthro.palomar.edu/ethnicity/Default.htm

Pew Forum on Religion and Public Life. (2015). *America's changing religious landscape.* Retrieved from http://religions.pewforum.org/

Putnam, R. D., & Campbell, D. E. (2010). *American grace: How religion divides and unites us.* New York, NY: Simon & Schuster.

Religion. (n.d.). *Merriam-Webster Dictionary.* http://www.merriam-webster.com/dictionary/religion. March 15, 2016.

Taylor, P., & the Pew Research Center. (2014). *The next America.* New York, NY: Public Affairs.

U.S. Bureau of Labor Statistics. (2013). *Highlights of Women in 2013.* Washington, DC: U.S. Department of Labor. Retrieved from http://www.bls.gov/opub/ted/2013/ted_20131203.htm

U.S. Department of Education. (2010). *A blueprint for reform: The reauthorization of the Elementary and Secondary Education Act.* Retrieved from http://www2.ed.gov/policy/elsec/leg/blueprint/blueprint.pdf

U.S. Department of Homeland Security. (2014, August). *Yearbook of Immigration Statistics: 2013.* Washington, DC: U.S. Department of Homeland Security, Office of Immigration Statistics. Retrieved from http://www.dhs.gov/sites/default/files/publications/ois_yb_2013_0.pdf

第三章 多樣性

張慎儀　譯

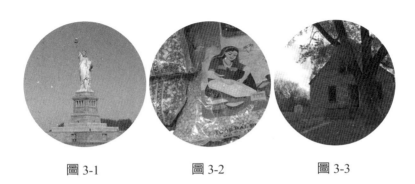

圖 3-1　　　　　圖 3-2　　　　　圖 3-3

……給我你們的疲倦，你們的貧窮：

擠在一起渴望自由呼吸的群眾，

擁擠在海岸上的可憐被拒絕者。

把這些無家可歸的、顛沛流離的送給我，

我在金色門旁舉起我的燈！

　　　　　——艾瑪·拉扎魯（Emma Lazaru），新巨人（1886）

目標

1. 描述 2010 年人口普查中美國總人口特徵。

2. 比較美國的人口特徵，在 2000，2010 年和 2014 年。

3. 討論最近和過去移民的來源地變化。

4. 解釋有關移民的術語的含義，公民、難民、合法永久居民和入籍。

5. 討論貧困的概念。

6. 分析貧困的循環。

在下一環節**遺傳鍊探索**，探索了我們國家的多樣性，本章的開頭圖片代表了這個國家，無數社區中存在的人口和社會經濟多樣性。

第一幅圖，圖 3-1，自由女神像——提醒人們：大多數居住在美國的人是移民的後裔或他們自己是移民。圖 3-2 描述了人們可以從家鄉購買食物和其他必需品的地方。圖爲馬薩諸塞州沃爾瑟姆一家印度雜貨店的扁豆。圖 3-3 描繪了這片富饒的土地上的貧困——一個黑暗、孤獨、被遺棄的家，位於中西部城市中的一個日益惡化的社區。本章的開頭可以放置無數的圖像。

&oo; 當你想到你自家社區人口的多樣性，你想到什麼？你對貧困和無家可歸想到什麼畫面？

多樣性——即人口特徵、移民和貧困——將在本章所描述。醫療保健提供者陷入了美國正在發生的巨大人口、社會和文化變化的革命性後果中。針對向患者、他們的家人和社區提供醫療保健都正經歷戲劇性變化，在提供者實踐的勞動力和環境中都發揮著巨大的作用。表 3-1 展示了許多新興的成長，有色人種在 2000 年占 30.9%，2010 年人口普查增加至 36.3%，到 2014 年估計約有 38%（Hunes, Jones & Ramirez, 2011, p.6; U.S. Census Bureau, 2014 American Community Survey 1-Year Estimates）。本章提供的評論和數據讓你了解人口統計數據，這些數據來自 2000 年、2010 年人口普查和 2014 年美國社區調查，提供了人口普查局關於近期移民的最新數據，美國人口的勞動力和經濟背景。

表 3-1　美國 2000、2010、2014 年對西班牙裔或拉丁裔及種族的人口普查

西班牙裔或拉丁裔及種族	2000	2010	2014 估計
總人數	281,421,906	308,745,538	318,857,056
	總人數百分比		
西班牙裔或拉丁裔	12.5	16.3	17.3
非西班牙裔或拉丁裔	87.5	83.7	82.7
僅白人	69.1	63.7	61.9
種族			
單獨種族	97.6	97.1	97.0
白人	75.1	72.4	73.4
黑人或非裔美國人	12.3	12.6	12.7
美州印地安人及阿拉斯加本地人	0.9	0.9	0.8

西班牙裔或拉丁裔及種族	2000	2010	2014 估計
亞洲人	3.6	4.8	5.2
夏威夷本地人和其他太平洋島民	0.1	0.2	0.2
一些其他種族	5.5	6.2	4.7
兩或更多種族	2.4	2.9	3.0

來源：西班牙裔種族的概述：2010（第 4 頁），K. R. Humes, N. A. Jones, and R. R. Ramirez, 2011, *2010 Census Briefs*. Retrieved from http://2010.census.gov/2010census/data/, June 26, 2011; and U.S. Census Bureau Factfinder. (2015). 美國按性別、單一年齡、單獨種族或混合種族以及西班牙裔血統對居民人口的年度估計 April 1, 2010 to July 1, 2014," *2014 Population Estimates*, by U.S. Census Bureau Factfinder, 2015. Retrieved from http://factfinder.census.gov/ faces/ tableservices/jsf/pages/ productview.xhtmllpid=PEP_2014_PEPALLSN&prodType=table.

　　為了了解醫療保健系統正在發生的深刻變化，無論是在服務提供方面，還是在接受和提供服務的人的形象方面，我們必須看看美國人口的變化。白人多數在衰老和萎縮；黑人、西班牙裔、亞洲人和美洲印第安人人口年輕且不斷增長。提供醫療保健的人員必須了解文化差異並對其敏感，以及這些差異對個人健康和疾病的信念和做法，以及醫療保健需求的影響。

2010 年和 2014 年人口普查估計

　　每一次人口普查都會根據十年進行調整。2010 年人口普查最重要的變化之一，修訂了有關種族和西班牙裔血統的問題。聯邦政府將種族和西班牙裔血統視為兩個獨立的概念，並向所有居住在美國的人提出了有關種族和西班牙裔血統的問題。這些變化是反映美國多樣性的增加。受訪者可以選擇一個或多個種族類別來表明他們的種族身分。造成混淆的一個因素，是人們可以自由地將自己定義為屬於許多群體。然而，絕大多數人口呈報了一種種族。

　　1997 年，管理和預算辦公室制定了聯邦指導方針，以收集和提供有關種族和西班牙裔血統的數據。2010 年人口普查遵循指導方針，並增加了「其他種族」選項。自 1790 年第一次人口普查以來，一直在收集有關種族的數據。目前的類別如下：

　　1. **白人**——指來自歐洲、中東或北非任何原始人的人。它包括將其種族

標記爲「白人」，或報告例如愛爾蘭人、德國人、意大利人、黎巴嫩人、阿拉伯人、摩洛哥人或高加索人。

2. **黑人或非裔美國人** —— 指來自非洲任何黑人種族群體的人。它包括將他們的種族標明爲「黑人、非裔美國人或黑人」，或報告如非裔美國人、肯尼亞人、尼日利亞人或海地人。

3. **美洲印第安人或阿拉斯加原住民** —— 指來自北美洲和南美洲（包括中美洲）的任何原始民族，並保持部落隸屬關係或社區依附關係的人。此類別包括將其種族表示爲「美洲印第安人或阿拉斯加原住民」或報告其主要部落的人，例如納瓦霍人、黑腳人、因紐特人、尤皮克人、中美洲印第安人群體或南美洲印第安人群體。

4. **亞洲人** —— 指來自遠東、東南亞或印度次大陸的任何原始人的人，包括，例如：柬埔寨、中國、印度、日本、韓國、馬來西亞、巴基斯坦、菲律賓群島、泰國和越南。包括將他們的種族標明爲「亞洲人」或報告如「亞洲印度人」、「中國人」、「菲律賓人」、「韓國人」、「日本人」、「越南人」和「其他亞洲人」，或其他亞洲國籍。

5. **夏威夷原住民或其他太平洋島民** —— 指來自夏威夷、關島、薩摩亞或其他太平洋島嶼原住民。它包括將他們的種族標明爲「太平洋島民」或報告如「夏威夷原住民」、「瓜馬尼亞人或查莫洛人」、「薩摩亞人」和「其他太平洋島民」或其他太平洋島民。

6. **一些其他種族** —— 包括不包括在上述白人、黑人或非裔美國人、美洲印第安人或阿拉斯加原住民、亞洲人或夏威夷原住民或其他太平洋島民種族類別中。回答時報告多種族、混血、異族或西班牙裔或拉丁裔群體（例如，墨西哥人、波多黎各人、古巴人或西班牙人）等。

7. **西班牙裔或拉丁裔** —— 指古巴人、墨西哥人、波多黎各人、南美洲或中美洲人或其他西班牙文化或血統的人，不分種族（休姆斯等人，2011 年，第 2 頁）。

這些分類術語將貫穿本章和正文，無論受訪者是男性還是女性，人口普查不會按性別對人口進行細分。人口普查既不詢問性別偏好，也不詢問一個人是否有能力或殘疾。本文將遵循人口普查類別，在其討論中不直接包括女同性戀、男同性戀、雙性戀和跨性別（LBGT）社區或殘疾人群體。

美國社區調查（American Community Survey, ACS）是人口普查局每十年一次的人口普查計畫的關鍵要素，這是一項全國性調查，讓社區每年了解美國人民和勞動力的詳細變化情況（美國人口普查局，2015 年）。

總人口特徵

表 3-1 將 2010 年人口普查百分比與 2000 年人口普查百分比和 2014 年估計百分比進行了比較，這些數字既顯示了美國總體人口的增長，具體來說有色人種也相對增加，重要的是要注意與年齡分類相關的變化，年齡分類由在 2010 年 4 月 1 日和 2014 年 1 月 1 日至 2015 年 12 月 31 日的完整年齡。年齡來自人口普查表和 ACS 調查上出生日期信息。請務必注意 2010 年和 2014 年的要點：

- 2010 年人口的中位年齡為 37.2 歲，2014 年估計為 37.7 歲（表 3-2）。
- 2010 年 18 至 64 歲的人口占總人口的 62.9%，至 2014 年占總人口的 62.5%。
- 2010 年年齡較大的（45 至 64 歲）占人口總數的 26.4%，至估計 2014 年工作年齡人口占總人口的 26.2%。
- 65 歲及以上人口在 2010 年占總人口的 13%，在 2014 年估計為 14.5%（美國人口普查局，2010 年，2015 年）。

移民

移民及其後代構成了美國大部分的人口，非移民的美國人的祖先是從其他地方來到美國的。只有美洲印第安人、阿留申人和因紐特人（或愛斯基摩人）被認為是這片土地上的原住民，因為他們比歐洲人早數千年遷移到這裡（Thernstrom, 1980, p. vii）。

移民來到美國尋求宗教和政治自由以及經濟機會，移民的生活充滿了困難—從「舊」到「新」的生活方式，學習新的語言，適應新的氣候、新的食物和新的文化。移民的社會化發生在美國的公立學校，根據格里利（1978）的說法，美國化是一個「巨大的心理壓抑」的過程，其中一個人的語言和其他熟悉的特徵被拋棄。在某種程度上，大熔爐的概念是在學校中產生的，在那裡孩子們學習英語，拒絕家庭傳統，並試圖接受主流文化的價值觀並「變成」美國

人（Novak，1973）。這種艱難的經歷，正如格里利和諾瓦克在 1970 年代所指出和描述的那樣，今天仍在繼續。

表 3-2　人口年齡中位數，2000、2010 和 2014 年估計值

人口群體	中位數		
	2000 人口普查	2010 人口普查	2014 估計
僅美洲印第安人	27.7 歲	31.0 歲	31.4
僅亞洲人	32.5 歲	35.5 歲	34.1
僅黑人	30.0 歲	32.5 歲	31.6
西班牙裔	25.8 歲	27.2 歲	27.6
白人——不包括西班牙裔	38.6 歲	39.8 歲	39.6
夏威夷原住民和其他太平洋島民	26.8 歲	28.6 歲	27.9
2～3 種族	19.8 歲	19.7 歲	28.1
全體人口	35.5 歲	36.5 歲	37.6

資料來源：美國人口普查局，2001 年。檢索自 http://www.census.gov/popest/national/asrh/NC-EST2009-asrh.html；「美國社區調查」，美國人口普查局，2010 年。檢索自 http://factfinder2.census.gov/faces/tableservices/jsf/pages/productview.xhtml?fpt=table；和美國人口普查局的「美國選定人口概況」。檢索自 http://factfinder.census.gov/faces/tableservices/jsf/pages/productview .xhtml?pid=ACS_14_1YR_S0201&prodType=table。

　　美國公民是在美國本土出生的人、公民在外國出生的孩子或效忠美國有權成為美國保護的歸化人。美國憲法第 14 條修正案於 1868 年獲得批准，授予所有在美國出生的人公民身分。**入籍**是指 18 歲及以上的外國出生的人可以成為美國公民的過程。**難民**是尋求在美國居住以避免在原國籍遭受迫害的人。獲得難民身分的人在美國境外申請入境，並在入境口或在進入美國後獲得庇護。基於個人的種族、宗教、國籍、特定社會團體的成員身分或政治觀點被迫害，沒有國籍的難民通常符合最後一個慣常居所的資格。難民受制於每年由總統與國會協商設定的地理位置，才有資格在美國連續居住 1 年後，申請**合法永久居民**（LPR）身分。LPR 身分在法律上賦予此人居住在美國的權利。大多數合法

永久居民（也稱爲「綠卡」獲得者）有資格在獲得LPR身分後5年內申請入籍。非移民入境是指獲准在美國逗留的時間是有限的，大多數非移民以遊客或商務旅行者的身分進入美國，但也有一些是來工作、學習或參與文化交流項目的。例如，未經檢查而進入美國的無證人士將被嚴格定義爲移民，但不是合法的永久居民。

外國公民或尋求美國公民身分的國民必須滿足國會制定的入籍要求。方框3-1 包含一個人在參加入籍考試時被問到的問題。在美國尋求公民身分的人可以獲得一本公民書籍來研究美國的政府和歷史。他們接受面試以確定英語語言能力，並期望滿足其他要求（美國國土安全部，2014 年）。

2013 年，共有 990,553 人成爲美國合法永久居民。在 LPR 中，墨西哥（13.6%）、中國（6.9%）和印度（6.6%）是主要的出生國。1970 年，來自歐洲的人口比例最高，而 2010 年，來自中國、墨西哥和印度的人口比例最高。2010 年，實現入籍 619,913 人。最大的百分比（39%）來自亞洲（美國國土安全部，2014 年）。

Box 3-1

入籍測試考題和答案

問題

1. 什麼是只有美國公民應承擔的一項責任？

2. 土地的最高法是什麼法？

3. 憲法的前十項修正案叫什麼？

4. 憲法有多少修正案？

5. 誰制定聯邦法律？

6. 美國層級最高的法院是什麼？

7. 最高法院有多少名法官？

8. 根據我們的憲法，哪些權力屬於各州？

9. 公民必須多大年齡才能投票選舉總統？

10. Susan B. Anthony 做了什麼？

答案

1. 擔任陪審團成員，在聯邦選舉中投票

2. 憲法

3. 權利法案

4. 二十七

5. 國會、參議院和眾議院（眾議院）、（美國或國家）立法機關

6. 最高法院（The Supreme Court）

7. 九

8. 提供學校教育，提供保護（警察），提供安全（消防部門），頒發駕駛執照，批准分區和土地使用

9. 十八歲及以上

10. 為女性權利而戰，為民權而戰

資料來源：了解美國：2011 年歸化考試的公民快速課程，美國國土安全部，2011 年。檢索自 http://www.uscis.gov/citizenship。

　　表 3-3 列出了 2013 年合法永久居民的主要都市區，表 3-4 列出了合法永久居民居住的前 5 個州。表 3-5 顯示了 2013 年按出生國排列前五名具合法永久居留權人民。表 3-6 比較了 2005 年本地和外國出生人口的選定特徵。

表 3-3　五個主要合法永久居民流動大都市區：2013 年

1. 紐約，新澤西州北部—長島	16.9%
2. 洛杉磯—長灘—加利福尼亞州聖安娜	8.1%
3. 邁阿密—勞德代爾堡—佛羅里達州龐帕諾比奇	6.7%
4. 華盛頓特區—阿靈頓—弗吉尼亞州亞歷山大—馬里蘭州，西弗吉尼亞州	4.0%
5. 芝加哥—內珀維爾—喬利埃特、伊利諾伊州、印第安納州、威斯康辛州	3.0%

資料來源：美國合法永久居民：2013 年（第 3 頁），R. Monger 和 J. Yankay，2014 年（5 月），華盛頓特區：國土安全部。取自 http://www.dhs.gov/sites/default/files/publications/ois_lpr_fr_2013.pdf。

　　截至 2015 年，估計約有 1,200 萬無居留證人員居住在美國，由於沒有記錄在案，因此要計算隱藏的人數是極其困難的。被猜測這些人口每年增長約 275,000 人。加利福尼亞州是無證人士的主要居住州。其他州包括德克薩斯州、紐約州和佛羅里達州。

表 3-4　2011 年至 2013 年合法永久居民居住的前 5 個州

1. 加利福尼亞州	19.4%
2. 紐約	13.5%
3. 佛羅里達	10.4%
4. 德克薩斯	9.4%
5. 新澤西	5.4%

資料來源：美國合法永久居民：2013 年（第 4 頁），R. Monger 和 J. Yankay，2014 年（5 月），華盛頓，DC：國土安全部。取自 http://www.dhs.gov/sites/default/files/publications/ois_lpr_fr_2013.pdf。

表 3-5　2013 年按出生國排列前五名具合法永久居留權人民（%）

1. 墨西哥	13.6
2. 中華人民共和國	7.2
3. 印度	6.9
4. 菲律賓	5.5
5. 多米尼加共和國	4.2

資料來源：美國合法永久居民：2013 年（第 4 頁），R. Monger 和 J. Yankay，2014 年（5 月），華盛頓特區：國土安全部。取自 http://www.dhs.gov /sites/default/files/publications/ois_lpr_fr_2013.pdf。

表 3-6　本地和外國出生人口的選定特徵：2014 年

特徵	本地人口	國外出生	歸化公民	非美國公民
人口	276.5 百萬	42.2 百萬	20 百萬	42.2 百萬
中年	35.9 歲	43.5 歲	50.8 歲	37.7 歲

特徵	本地人口	國外出生	歸化公民	非美國公民
亞洲	2.0%	26.2%	32.3%	20.8%
西班牙	13.0%	46.7%	32.4%	57.5%
25 歲以上且高中未畢業者	9.6%	29.9%	20.2%	39.7%
不使用英語生活	10.8%	84.2%	79.0%	88.8%
英語說得不好	1.8%	49.7%	38.4%	59.8%
家庭貧窮	10.1%	17.5%	10.4%	26.4%
租屋	34.8%	49.3%	36.2%	67.1%
無交通工具	8.5%	12.9%	11.1%	15.1%
無通話設備	2.3%	2.6%	1.9%	3.5%

資料來源：「美國人口概況」，美國人口普查局，2014 年，來自 http：檢索 //factfinder .census.gov/ faces/tableservices/jsf/pages/productview.xhtml?pid=ACS_14_1YR_S0201&prodType=table。

Box 3-2

移民歷史亮點

移民歷史有許多值得注意的事件，包括：

- 1790 年通過了《歸化法案》
- 1846 年愛爾蘭的馬鈴薯飢荒，導致愛爾蘭人大量湧入美國
- 1870 年入籍擴大到非洲人
- 1886 年自由女神像開放
- 1892 年埃利斯島移民站開放
- 1975 年越南戰爭結束，實施印度支那的難民計畫
- 國土安全部於 2003 年成立
- 2006 年安全圍欄法案的通過

資料來源：美國移民歷史時間表，E. Lefcowitz，1990 年，紐約州紐約：Terra Firma Press，經許可重印；「美國移民中的重要歷史日期」，快速移民，2012 年。檢索自 http://www.rapidimmigration.com/1_eng_immigration_history.html；美國國土安全部，2010 年。檢索自 http://www.dhs.gov/index.shtm。

　　儘管美國主要是移民國家，自 2001 年 9 月恐怖襲擊以來，美國政府開始緊縮對移民和旅行的許可，政府一直在緊縮（Box 3-2）。2002 年 7 月 22 日，司法部門宣布將對未在 10 天內，未通知政府地址變更的移民和外國遊客實施刑事處罰。這不是新要求，但過去並未嚴格執行。此方式至少影響 1,100 萬留在美國超過 30 天的外國人和遊客（Davis & Furtado, 2002, p. A2）。此外，這將對醫療保健系統和醫療保健提供者產生直接和間接的影響。例如，人們在這里找工作和探望生病的家人將更加困難。此外，1994 年 11 月加利福尼亞州通過 187 號提案，以及德克薩斯州早期與雙語教育相關的法律表明，許多公民不再願意為新居民提供基本的人類服務，例如醫療保健和教育，以及那些沒有身分證件的人。迄今，這些法律的實施一直被法院擱置。然而，儘管做出了這些努力，但很明顯移民至美國將繼續。據預測，到 2020 年，移民將成為美國新增人口的主要來源，至 2030 年之後美國發生的任何增長都將與移民相關，美國將繼續吸引全球約三分之二的移民者。無證居民問題的解決方案繼續引起政治辯論，截至 2015 年，還沒有提出切實可行的解決方案。

　　當你意識到不理解英文和不說英語的人數很多時，嚴格執行第六章和文化和語言適當服務（CLAS）標準的必要性變得相當重要。

貧困

　　回答「什麼是貧困？」這個問題的方法有無數種。貧困可以通過多種視角來看待，包括人類學、文化、人口、經濟、教育、環境、歷史、醫學、哲學、政策、政治、種族、性別、社會學和神學的觀點。貧窮造成的後果無處不在。它們包括毆打、霸凌、虐待兒童、賭博、牙科保健不佳、健康保健不佳、營養不良、肥胖、配偶虐待、藥物濫用和暴力。也可以從「整體」的角度看待貧困。在這裡，貧困的生理、心理和精神方面是不言而喻的。例子包括：

- **身體**——不合標準的住房，沒有電話或車輛，缺乏醫療保健照護。
- **心理**——教育不足，機會差，獲得心理健康服務的機會有限。
- **精神**——絕望，被貶低和被剝奪權利。

2014 年，官方貧困比率為 14.8%，貧困人口為 1,480 萬。貧困率因年齡、性別、種族和民族而異。例如，2014 年人口群體的貧困率為：

- 黑人占 26.2%。

- 亞洲人占 12.0%。
- 西班牙裔占 23.6%。
- 非西班牙裔白人占 10.1%。
- 18 歲以下兒童為占 21.1%。
- 65 歲以上成人為占 10.0%（DeNavas-Walt & Proctor, p. 13）。

　　聯邦政府長時間在努力改善收入和物質資源有限的人們的生活條件。自 1850 年代以來，已經制定了無數聯邦計畫方案來幫助「貧困」公民。根據 GAO 的調查，80 多個聯邦計畫向低收入人群提供援助（包括六個稅收支出）。最大的計畫是醫療補助計畫，它與補充營養援助計畫（SNAP）、補充保障收入（SSI）和收入所得稅抵免（EITC），整體占 2013 財年用於反貧困計畫的 7,420 億美元聯邦債務的近三分之二，援助通常針對低收入人群，例如殘疾人士和有孩子的工人（GAO，2015）。社會經濟地位與個人或家庭健康狀況之間的關聯性，可見社會經濟地位較低的人獲得較少的醫療保健機會。高的收入與健康有關，因為它具有以下作用：

- 增加獲得醫療保健的機會。
- 使個人或家庭能夠住在更好的社區。
- 使個人或家庭能夠負擔得起更好的住房。
- 使個人或家庭能夠居住在不靠近不環保的地點（例如：重工業汙染或已知的危險廢物場所）。
- 增加參與健康促進行為的機會。

　　健康情形也可能限制一個人可能尋求的就業類型和數量，或影響一個人的工作收入。

　　在過去的 25 年裡，收入不平等加劇了。在此期間所有種族的收入原本均有所上升，然後減少。黑人和西班牙裔的收入遠低於白人和亞洲人以及來自太平洋島嶼的人。這種變化和不平等來自於技術變革增加了高技能勞動力的收入。同時，技能較低的工人的工資下降或停滯不前。造成這種現象的其他因素還包括：

- 經濟全球化。
- 實際最低工資下降。
- 工會組織的減少。

- 移民人數增加。
- 女性戶長家庭增加（從 1970 年的 10%，到 1996 年的 18%，到 2000 年的 24.7%，以及 2014 年的 30.5%）；對於沒有丈夫和有 5 歲以下孩子的外國出生婦女，貧困線以下的比例為 55.2%—— 以婦女為戶主的家庭收入普遍較低。

貧困循環

產出不足可能是貧困循環的開始（圖 3-4）。這就是失業、就業不足以及

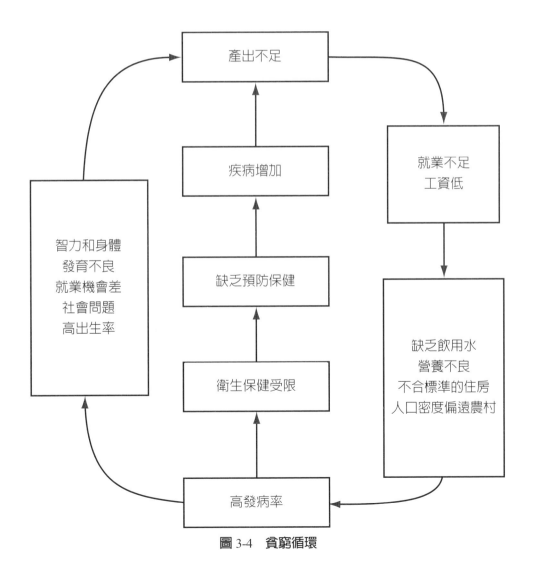

圖 3-4　貧窮循環

低工資的結果。由於化學或細菌汙染，可用的供水可能無法飲用。當食物供應不足時，就會出現營養不足，即食用「垃圾食品」而不是新鮮水果、蔬菜和蛋白質。

　　住房品質不合標準，此人可能居住在人口稠密或偏遠地區農村，這導致了高發病率，例如哮喘或鉛中毒、醫療保健需求的高成本、缺乏預防保健和更高的疾病發病率。這會導致更多的社會問題，例如濫用藥物、虐待兒童、精神疾病、暴力、出生率升高、就業機會差以及身心發育不良。這是一個尚未打破的循環。與此週期相關的其他障礙是語言和交通問題。住房過度擁擠、衛生條件差、營養不足、無家可歸等問題屬於貧困循環的一部分，對人們和後代的健康狀況產生深遠而長期的影響。

　　本章概述了導致美國境內存在的多樣主要現象 —— 人口、移民和貧困。在接下來的章節中，將與 2010 年人口普查中確定的每個主要人口群體，進行更深入的探討。

學習資源

訪問學生資源網站 pearsonhighered.com/nursingresources，了解與章節相關的複習問題、案例研究和活動．文化關懷指南和博物館的內容，也可以在學生資源網站上找到。點擊第三章以選擇本章的活動。

Box 3-3

持續探索

　　以下資源將有助於了解與數據相關的最新訊息，你所在地區、你所在州和美國移民的人口統計、問題和政策和貧困：

　　　　美國人口普查局

　　　　美國國土安全部

　　　　美國政府問責署

參考文獻

Davis, F., & Furtado, C. (2002, July 22). INS to enforce change-of-address rule. *Boston Globe*, p. A2.

DeNavas-Walt, C., & Proctor, B. D. (2015). U.S. Census Bureau, Current Population Reports, P60-252, *Income and Poverty in the United States: 2014*, Washington, DC: U.S. Government Printing Office. Retrieved from http://www.census.gov

Greeley, A. (1978). *Why can't they be like us? America's white ethnic groups*. New York, NY: E. P. Dutton.

Humes, K. R., Jones, N. A., & Ramirez, R. R. (2011, March). *Overview of race and Hispanic origin: 2010*. (2010 Census Briefs, p. 4). Retrieved from http://2010.census.gov/2010census/data/

Lefcowitz, E. (1990). *The United States immigration history timeline*. New York, NY: Terra Firma Press.

Monger, R., & Yankay, J. (2014). *U.S. Legal Permanent Residents: 2013* (p. 4). Washington, DC: Department of Homeland Security. Retrieved from http://www.dhs.gov/sites/default/files/publications/ois_lpr_fr_2013.pdf

Novak, M. (1973). How American are you if your grandparents came from Serbia in 1888? In S. Te Selle (Ed.), *The rediscovery of ethnicity: Its implications for culture and politics in America*. New York, NY: Harper & Row.

Rapid Immigration. (2012). *Significant historic dates in U.S. immigration*. Retrieved from http://www.rapidimmigration.com/1_eng_immigration_history.html

Thernstrom, S. (Ed.). (1980). *Harvard encyclopedia of American ethnic groups*. Cambridge, MA: Harvard University Press.

U.S. Census Bureau. (2001). Population Estimates. Retrieved from http://www.census.gov/popest/national/asrh/NC-EST2009-asrh.html

U.S. Census Bureau. (2010). *American Community Survey*. Retrieved from http://factfinder2.census.gov/faces/tableservices/jsf/pages/productview.xhtml?fpt=table

U.S. Census Bureau. (2014). Selected population profile in the United States. Retrieved from http://factfinder.census.gov/faces/tableservices/jsf/pages/productview.xhtml?pid=ACS_14_1YR_S0201&prodType=table

U.S. Census Bureau Factfinder. (2015). Annual estimates of the resident population by sex, single year of age, race alone or in combination, and Hispanic origin for the United States: April 1, 2010 to July 1, 2014. *2014 Population Estimates*. Retrieved from http://factfinder.census.gov/faces/tableservices/jsf/pages/productview.xhtml?pid=PEP_2014_PEPALL5N&prodType=table

U.S. Department of Homeland Security. (2011). *Learn about the United States:*

Quick civics lessons for the Naturalization Test 2011. Retrieved from http://www.uscis.gov/citizenship

U.S. Department of Homeland Security. (2014). *2013 Yearbook of Immigration Statistics.* Washington, DC: U.S. Department of Homeland Security, Office of Immigration Statistics. Retrieved from https://www.dhs.gov/sites/default/files/publications/ois_yb_2013_0.pdf

U.S. Government Accountability Office (GAO). (2015). *Report to congressional requestors: Federal low-income programs: Multiple programs target diverse populations and needs.* Retrieved from http://gao.gov/assets/680/671779.pdf

第四章 健康與生病

怡懋·蘇米　譯

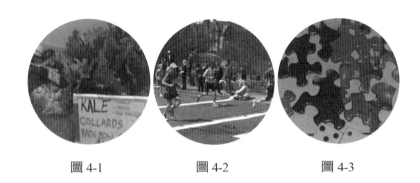

圖 4-1　　　　　圖 4-2　　　　　圖 4-3

> 所有事物都互為關聯。凡降臨於地球上之事，亦降臨於地球上的子民身上。
> ——西雅圖蘇闊密希族（Suqwamish）及杜彎密西族（Duwamish）酋長

目標

1. 了解健康和生病的主觀和客觀的決定因素。
2. 重新審視和定義健康和生病的概念。
3. 了解健康與疾病之間的多重相互關係。
4. 將良善、邪惡、光明與黑暗的概念聯結健康和生病。
5. 描述「健康人類 2020」的重要內容。
6. 描述健康差異的概念。
7. 比較 Parsons、Alksen 及 Suchman 所描述的經典生病角色模型。
8. 了解健康與生病的自然歷程軌跡。

傳統是鏈結健康與生病；本章開始的這些圖片呈現出不同階段所代表的健康／生病連續體。圖 4-1 為建議維持健康，健康飲食中必須包括新鮮、均衡的飲食，特別是新鮮的蔬菜。健康者最重要的表現之一就是能夠完成艱鉅的身體

挑戰。在圖 4-2 為馬拉松運動員正參與極限運動以體現健身和維持整體健康。圖 4-3 為需要集中注意力和技能的棋盤遊戲和解答謎題。我們使用各種的圖片來視覺化健康和生病的綜合概念。

- ∞ 你每天會做什麼以維持健康？你去哪裡尋求協助？當你經歷一場無法掌控的病痛時，你會怎麼做？

- ∞ 你目前的家庭和所在的社區其主流文化如何反應出健康和疾病？你工作的社區是？如果你可以從日常生活中挑選出三幅與健康和疾病相關的圖片，那會是什麼？

健康

若要回答「什麼是健康」，這個問題的答案可能並沒有個人所假設那樣容易。世界衛生組織（World Health Organization, WHO）或許有一個描述健康的完美定義：「身體、心理、精神及靈性的完全安適狀態，而不只是沒有疾病而已。」背誦此定義可能是最有自信的回應；但這既不是被期望也不是受歡迎的挑戰，且可能引發一個原來認為是正確的答案而現在卻被推翻進而造成爭議。對於像是「體內恆定」、「動態平衡」、「最佳的功能狀態」、「沒有疼痛」等的回應也因此開啟討論的空間。即便是有經驗的醫療服務者，可能也無法對於此種看似簡單的問題提供一個無所不包的可接受答案。訂立一個沒有任何醫學專業術語但卻又有理的定義十分困難。而以一般民眾所能理解的名詞來為健康下定義也面臨挑戰（我們缺乏來自於一般民眾的觀點所認知健康的技能）。經常聽到醫療服務者以消極的方式來定義健康為「沒有疾病」。

當使用谷歌（google）搜索健康（health）時，截至 2015 年 9 月 6 日，網站在 0.32 秒的時間內會出現約為 3,140,000,000 個結果。但對該名詞的定義其數量極少。基本的定義包括「身體的一般狀況」或「健康或沒有疾病的狀況」（「健康」，韋氏詞典，n.d.）。

早在 1860 年時，佛羅倫斯・南丁格爾（Florence Nightingale）便已將健康描述為：「感覺良好並能使用個人能力達到最佳的程度。」

儘管這些定義會隨著不同觀點及脈絡而改變，但本質上仍是一種被健康專業體系中的學生、臨床專家及教育學者所認同的健康意義，目前最廣泛被使用並公認的仍是世界衛生組織的定義。當在分析這些定義方面時，我們便能辨識

表面意義的微妙變化。事實上，健康的隱喻在本質上並不會隨時間而改變。若此種情形發生在確認此詞的意義時，哪些是其隱喻？那就是，醫療服務者熟悉隱喻的意義像是熟悉明示的意義一樣多。也有人爭議，健康的隱喻最常被視爲一體兩面的現象——身體和心靈——甚至更強調身體。

　　在健康專業中對於健康一詞的教育及研究架構仍仰賴較抽象的定義。當放在一個更廣泛的脈絡時，健康被視爲不只是沒有疾病，更是一種良善行爲的報酬。事實上，許多人將健康狀態視爲是良善行爲的報酬，而生病則是惡行的懲罰。或許你已聽過類似的一些事，例如：「她這麼善良，能這麼健康也就不足爲奇。」或是母親勸告她的孩子：「若你不這麼做，就會生病。」爲了保護並維護健康，有些人可能會避免某些情境或經驗。相反地，另一些人則可能尋求非常危險但帶著希望情境的挑戰，他們將經驗到這些挑戰帶來的震撼並仍顯現出健康的完整狀態。此類行爲包括高速駕駛、持續吸煙以及不繫安全帶。

　　健康也能被視爲是擺脫或沒有邪靈侵擾。在此脈絡中，健康像是白天，等同於光線充足。相反地，生病像是夜晚，代表邪靈與黑暗。生病有時被認爲是對於惡行的懲罰或是邪靈所做的事；是有報復心的邪靈所做的工作。在醫療服務者所接受的現代教育中，健康及生病的概念很少被討論。然而，若是健康照護消費者深信這些健康及生病的概念，則了解這些不同的觀點對於醫療服務者來說，非常重要。我們每個人都是建立在以我們自己文化對於健康的概念爲基礎來進入健康照護社群中。在醫療服務專業（如：護理、醫學或社會工作等）的教育及社會化過程中，我們被期望除去這些信念並採用標準的定義。一旦排除了這些僅藉著非語言表達的古老信念之後，我們將學習到不再把那些不認同健康一詞具有普遍性及有既定隱喻的人們視爲是異常。

　　去詳述那些複雜過程的資料，將有助於使醫療服務者返回並體會我們過去對於健康的詮釋，進而了解此詞非常廣泛的意涵並感受到世界衛生組織所定義健康的困難性。

你如何定義健康？

　　當被要求用自己的話來描述健康時，許多人最初可能會以陳述世界衛生組織的定義來回應。但此定義眞正意謂著什麼？下列各項是代表性樣本所呈現的眞實回應：

1. 身體及心理的安適：「身體的」意指沒有任何的身體功能異常，亦即全身系統都沒有導致身體問題的異常功能；「心理的」是指個人的心靈有能力維持一種清楚及有邏輯的思考過程與聯想。

2. 有能力使用想要的方式來運作身體各部位：有能量及熱誠。

3. 有能力執行正常活動，例如工作，並處在一個最佳的狀態且沒有不適。

以一個未被定義的名詞來定義健康爲：它依據不同情況、個別性及其他事物而定。

在揭露此過程的開始階段中，我們已較清楚的是，沒有任何一種關於「什麼是健康」的單一定義能完全被認同[1]。雖然我們能完全同意世界衛生組織的定義，但是當被問及「它的意義爲何」時，卻無法澄清並簡化該定義。當我們開始認知到此詞在隱喻方面的變化時，可能經驗到沮喪，這是一種伴隨著概念瓦解時的情緒反應。當發生此情況時才會開始了解，我們是透過教育過程中對於健康一詞的理解被社會化而進入醫療服務者的文化中，並從舊文化對於健康的理解中離開到一個更遠的距離外。以下依序列出由不同教育程度與經驗的學生所賦與的健康定義。這些護理與社會工作系的學生年齡層從 19 歲未成年大學生到成年護理實習生及研究生。

大學低年級學生

● 一個系統中包括個人身體持續工作以維持在身體與心理良好情況的所有次系統。

高年級學生

● 有能力在每日生活中達到最佳的能力且沒有任何需要醫療注意事項的情況。

● 身體的、心理的及情緒的安適狀態。

---

1 此揭露的過程包含了在生活脈絡中有助於破除並了解健康及生病二種定義所採取的步驟。持續詢問：什麼是健康？不論其反應爲何，此問題要問的是「這意謂什麼」。最初，此問題會造成許多混亂，但當把每個名詞寫在黑板上並在課堂中分析時，氣氛就會開始變得非常清楚且過程開始變得有意義。

研究生

● 有能力因應壓力源；沒有心理及身體的疼痛。

● 身體與情緒的最佳安適狀態。

● 不僅是沒有疾病而已，更是身體、情緒及心理安適的恆定或平衡狀態。

　　隨著學生在教育過程中的進階，此定義更為抽象與技術性。他們從俗民的思考觀點、隨著年齡增長而使用更抽象及科學的特性來解釋健康。這些層次的專業術語能被移動嗎？我們自己是否能再一次的以一種比較明確的方式來檢視健康嗎？在更深入的探究此問題中，促使我們回想在進入教育課程之前自己所認知的健康方式。我相信若再返回過去更久的年代時，就更能記得早年對於健康的更適合概念。進一步，反覆詢問「什麼是健康」。最初的反應仍是包括如：「體內恆定」、「沒有疾病」或「心靈的架構」等的片語。慢慢地，由於愈來愈多的刺激，我們便能召回對於健康的原初觀點。再者，當健康成為個人的與經驗的概念時，健康便返回到一種存有的關係中，並且以積極的角度看待，而不是「沒有疾病」，此脆弱與不穩定的概念應被察覺到。

　　開啟一個概念觀點的過程需要花相當多時間及耐性，此也可能會造成沮喪並很快轉到憤怒與怨恨中。你可能詢問：為什麼在學習過程中會獲得並掌握住此定義，而現在卻成為一種挑戰性及撕裂性的概念。你可能會向後退一大步來尋找另一個新的名稱及知識。

　　然而，透過此種解開過程，我們便能以龐大人數的健康照護消費者所經驗的健康概念視為是認知健康的方式。下列各項舉例說明是以一個開放的過程，從世界衛生組織到健康照護消費者對於健康概念的變遷。

初級反應（Initial Responses）

● 安適且沒有生病的感覺。

● 身體、心理及社會的完全安適。

次級反應（Secondary Responses）

● 建構心靈。

● 能執行每日生活活動。

經驗反應（Experiential Responses）

健康變得明確；此種描述是透過使用能被看見、感覺，或觸摸的特性舉例

- 光澤的頭髮。
- 溫暖、平滑及光澤的皮膚。
- 明亮的眼睛。
- 潔白的牙齒。
- 有警覺性。
- 很快樂。
- 身體及心理的和諧。

此種條列式的描述甚至不能完全回答「什麼是健康」此詞再次受到「它意味著什麼」的問題所控制，若再將此名詞拆開，便會開始浮現出一個矛盾的現象。舉例來說，「有光澤的頭髮」事實上可能是指病人有很長一段時間沒有洗頭，以及健康人的頭髮無法總是維持乾淨、生長良好及有光澤等。很清楚的是，無論我們是否繞在一個圈圈中試圖給健康下多少定義，健康狀態的意義仍明顯的受到挑戰。冗長討論的結果使我們永遠無法達到一個可接受的健康定義，但藉由密集的解開過程，最後終能了解圍繞此詞意義的模糊性。因此，也比較不會將那些健康照護信念與實踐不同於自己的人們視為異常了。

健康維護與保護

健康能從許多不同觀點被研究，在定義的方式上也有許多不一致之處。在健康照護人員的教育準備上傾向於從生病的觀點來看，且鮮少（或表面上）含括對於健康概念的深度學習。但醫療照護服務已從強調急性照護轉變為預防性照護上，故對於健康服務者而言，了解此概念便成為重要的需求。同時呼應外科醫生 Vivek Murthy 博士期望建立「健康文化」（Murthy，2015）這個觀點。由於持續掌握預防性健康照護的變遷，因此在回答「什麼是健康」問題上的根深柢固、豐富及多元的議題上，也能一直受到重視。**除非醫療服務者能了解病人觀點中的健康概念，否則便永遠存在誤解的障礙。**想要在早期就反覆檢查複雜的定義並詳實記住十分困難，因為健康的觀點是一個複雜的心理過程，從病人觀點而來的健康理解對於建立預防性健康照護服務是很重要的

基礎。病人觀點傾向於個人與家庭如何看待其健康需求，以及如何處理執行其健康照護的一個未被建立的型態。

在健康的維護及保護或預防生病上，並沒有新的概念。只要人類存在有多久，他們就會使用許多方法：從巫術治療到現在的疫苗注射與生活方式改變等來持續努力於維持良好健康並預防令人衰弱的生病狀態。邏輯上的建議是為了維護健康，因此我們必須預防疾病、嚴格遵從疫苗注射時間表、強制執行學校政策、均衡飲食，包括避免食鹽及膽固醇，經常運動，以每年一次由護理專家或醫師所施行的健康檢查。護理專家或醫師的例行性檢查廣泛的被護理及醫學企業所推動並被許多俗民大眾視為是進入醫療服務之前的一種有效方式。找工作者或投保人身保險者常需要醫療服務者的簽名資料。此外，文獻也指出每年例行性體檢是維持良好健康的關鍵。擁有一張「健康檢查合格清單」（clean bill of health）是社會、情緒，甚至經濟成功的基本要素，且此健康證明只被健康照護專業人員授與。一般大眾已部分程度相信若某種可能發展的疾病能被早期發現並接受先進的現代醫學科技治療的話，就能確保獲得健康。儘管有許多人相信並施行年度健康檢查並接受疾病的早期篩檢，但仍有一些健康照護體系之內或之外的人們並不認同此方式。

健康人民 2020（Healthy People 2020）

1979 年美國衛生及公共服務部公布《健康人民：健康促進和疾病預防報告》出版。繼這份最早的報告之後，陸續公告的為《健康人民 1990：促進健康／預防疾病：國家目標》—此為關乎解決國家公共衛生問題的一系列具體目標。而十年後，又發布《2000 年健康人民：國家健康促進和疾病預防目標》。這些文件提出一項國家戰略倡議，旨在 2000 年是指導全民健康促進和疾病預防實踐以改善美國全體國民健康的 10 年目標規劃。所有文件中提出生活方式和環境因素是疾病預防和健康促進的主要決定因素。戰略中提出應具體降低可預防的死亡和殘疾、提高生活品質，以及減少社群中不同人群健康狀況的差異。《健康人民 2000：國家健康促進、疾病預防及目標》是對國家健康處境的聲明，而《健康人民 2010》相繼調整後並沿續此軌跡；同時 2011 年初發布的《健康人民 Healthy People 2020》亦依此軌跡而持續設計。

《健康人民》白皮書提供以科學為基礎的十年國家目標，目的在於改善所

有美國人的健康。在過去10年期間，健康人民建立準則並監測其進展，以利：

1. 鼓勵不同領域學科的合作
2. 指導個人做出明智的健康決策，以及
3. 測量預防行為的影響。

《健康人民》要解決的關鍵問題是：

1. 什麼導致有些人健康而另一部分的人不健康？
2. 如何才能創造人人都有機會健康長壽的社會？

《健康人民2020》其願景暨聲明重點為「創造人人都可以健康長壽的社會」（疾病預防和健康促進辦公室，2015a）。而總體目標為：

1. 落實高品質及更長的壽命，避免可預防的疾病、殘疾、傷害和過早死亡。
2. 落實健康均等，消除差距，改善所有群體的健康。
3. 創造社會和物質環境以提升所有人的健康。
4. 促進生命各個階段的生活品質、健康發展和健康行為。

消除健康的差異一直是健康人民的主要目標。《健康人民2000》的目標是縮小美國人民之間的健康差距。《2010年健康人民》的目標是消除（而不僅是減少）健康差距。《健康人民2020》的目標進一步擴大為：落實健康均等、消除差距、以及改善所有群體的健康狀態。

健康均等是「所有人獲得最高品質的健康」。此須公平對等的重視每個人。」

健康差異是指「一種特定類型的健康差異，與其社會、經濟和／或環境劣勢條件有著密切的相關。這些差異因素對不同族群或族裔甚至是面臨健康障礙的人群產生極為不利的影響；這些關鍵因素包括：宗教、社會經濟狀況、性別、年齡、心理健康、認知、感受或身體殘疾缺陷；性取向或性別認同、地理環境位置；或歷史背景，以及遭受到歧視或偏見等。」

歷經多年來，消除差異和落實健康均等主要還是集中在疾病和醫療保健。然而，沒有疾病不代表身體健康。

在後續的十年中，健康人民將透過追蹤疾病、死亡率、慢性疾病、行為以及各類人口決定因素的指標結果來評估美國人民的健康差異，這些人口的決定因素包括族群和族裔、性別、性認同和性取向、殘疾種類或特殊醫療保健服務

需求，以及地理位置（農村和城市）。2020 年制定了多個目標，包括下方兩個範例：

1. 改善男女同性戀、雙性戀和跨性別者（Lesbian, gay, bisexual, and transgender, LGBT）的健康、安全和福祉。LGBT 人群存在於所有族群、族裔、宗教和社會階層中；大多數的國家或州政府的調查常沒有詢問性取向和性別認同等議題，因此，很難預估 LGBT 人群的數量及其健康的需求。然而，有研究發現 LGBT 人群常須面臨社會的汙名化、歧視，甚至是自身的公民權利和人權被剝奪等造成健康的差異；同時 LGBT 所受到歧視現象，也與心理疾病、藥物濫用和自殺等高發生率有著明顯的相關。（疾病預防和健康促進辦公室，2015c）

2. 改善所有人與健康相關的生活品質和福祉。安適感應考量到一個人生活面向的身體、心理和社會。身體的安適與精力和活力有關，自己感覺非常健康且充滿能量。心理安適包括對生活感到滿意；能平衡積極和消極的情緒；接受自己；尋找人生的目地和意義；尋求個人的成長、自主權和潛能；相信自己的生活和環境都爲自己所掌控；並常常感到樂觀。社會安適爲受到家人、朋友和其他人全面的支持。（疾病預防和健康促進辦公室，2015b；原文爲主）

意識到社會決定因素（亦可被視爲「人口差異」）對特定人群的健康結果具有深遠及關鍵性的重要影響。這些情況將在後面章節中進一步說明。本書第 9 章至第 12 章將介紹大量及現有健康和人口差異的例子。

健康信念

正如 Becker（1974）所描述的，健康信念有助於從健康的討論跨到疾病的討論。此論述說明了俗民和／或專業醫療服務者對健康和疾病的認知看法，兩者在信念間差異性與普同性的方法。建立二者之間的連結有助於更能了解人們如何感知自身的生病以及促使其尋求醫療協助並遵循建議的動機爲何。確定了三個層面：

1. **認知疾病易感性**：人們如何對於一個自身的特定情況有易感性？舉例來說，若一個家庭中成員沒有乳癌的病史，則成年女性便不會認爲自己易於罹患該疾病。但若一個成年女性母親及伯母二人都死於乳癌，

則理所當然應考慮她自己是具有此病的高度易感性。在此情況中，醫療服務者便可依據已知的危險因素與易感性的認知而產生連結。

2. **認知嚴重性（Perceived seriousness）**。對於問題嚴重程度的觀點乃因人而異，用與病人相信某情境會引起的不適程度來測量是一種方式。從病理生理學的觀點來看，醫療服務者雖已知道在某一特定範疇中的問題有多麼嚴重，但可能不透露此訊息給病人，而是改以委婉的方式來解釋問題。病人可能透過剛好聽問題的名稱而經驗到恐懼及害怕，例如在癌症的情況中。

3. **認知益處（Perceived benefits）：意指採取的行動**。當他們感受到易感性時會採取哪些行動？阻止他們採取行動的障礙是什麼？若他們認為情況嚴重時，可能尋求醫師或其他重要人物的協助，或可能猶豫不決並延遲尋求或使用協助。有許多因素都參與決策行動的過程。一些可能扮演照護障礙的因素包括：花費、可利用性及無法工作的時間。

從醫療服務者的觀點而言，當一個問題發生時，有一個議定計畫決定誰應被諮商，在問題的過程中何時該尋求協助，以及應該採取哪些治療。當病人信念是「傳統的」而醫療服務者是「現代的」，則二個觀點之間便存在不可避免的衝突。一旦醫療服務者不了解病人的傳統信念或其傳統信念與實踐特性而將之去價值化時，則此衝突甚至會更非常顯著。

總之，此部分試著單獨處理健康的概念，並探索此詞的多重意義與隱喻，已呈現出調整到健康狀態的一些方法，其中還包括了多種議題的舉例說明也會包含在稍後的內容中，「健康人民 2020」的綜論也是本章的另一個對話重點而健康信念模型也為本文的背景提供了論述。

生病

有個弔詭的事是，生病（Illness）的世界對於醫療服務者而言最為熟悉，在此之中，醫療服務者感覺最自在與最有能力。但下列有許多關於生病的問題仍需要被回答：

- 哪些因素決定生病？
- 你如何知道生病了？
- 哪些因素刺激你去尋求健康照護體系的協助？

● 哪些論點使自我治療法似乎不再合理？

● 你去哪裡尋求協助？以及接受誰的協助？

我們習慣於把生病視爲是沒有健康，而我們在先前章節所討論的健康，充其量只是一個拒絕特殊定義的難以理解的名詞。讓我們更仔細的觀看現在的議題：生病是與健康相反的事物嗎？它是一個長久或短暫的情境嗎？你如何知道自己生病了？

當你 Google 搜索「生病」時，網頁上在 0.36 秒內共有超過 163,000,000 個結果（2015 年 9 月 10 日）。該術語的基本字義是「身體或心理的不健康狀況：疾病（SICKNESS）」（「生病」，韋氏詞典，日期不詳）。生病是什麼？像是「身體系統功能的異常」的一般性回答已逐漸發展出，並被放到我們相信哪些是錯的更特定評估之內。生病是「喉嚨痛」、「頭痛」，或是「發燒」，但發燒不必然需要透過溫度計來測量，而是藉著臉色發紅、前額、背部及腹部從溫到熱的感受，且包括所有的不舒服。「腸阻塞」的診斷則是被描述爲胃（腹部）痛，因氣體滯留所造成的強烈疼痛，並伴隨嚴重胃痛、噁心、嘔吐及嚴重便秘。

本質上，我們正在從常用的方向中向後拉回到被鼓勵使用俗民的名詞中。但由於期望使用專業術語，所以最初會反抗使用俗民名詞（尤其是當我們的專業知識非常豐富時，爲什麼要使用俗民詞彙？）我們爲了工作任務而被要求使用專業術語乃關鍵因素所在。然而，我們必須學習去持續意識到俗民所感受的生病及健康照護的方式。

另一個浮現出的因素是，當生病一詞被拆開到其赤裸的本質時，許多原被歸爲健康的特性也會出現在生病中。若你認知到某人被臨床評估爲健康，但之後可能加諸於自己一些症狀，由他自己來定義生病時，可能就會猛然覺醒（或反之亦然）。舉例來說，在夏天，若看到某人的臉色潮紅，可能假設其爲曬傷，但事實上此人可能是發燒。或是，某人最近出院，臉色蒼白但勉強能步行，可能被判斷爲生病，但此人可能認爲自己很好，因爲他現在還能步行，比住院時好得太多了。因此，在此二例中的觀點是對比的，觀看者的視野已被不充分的訊息所蓋住。不幸的是，在醫療服務者的實踐層次中並未總是詢問病人：「你如何檢視自己的健康狀態？」反而是藉由客觀與可觀察的資料來決定病人的健康狀態。

　　誠如健康概念的此個案，我們在護理或醫學院中應學習如何去決定什麼是生病，以及生病時所被期望應表現出的行為。一旦這些名詞被分離與檢視時，醫療服務者便已創造出一種承載了具有某種程度重要性的模式。特別是關於生病是什麼很少有一致性的意見，但當生病時，我們對於病人與醫療服務者之間所應表現的行為上卻有高度的期待。我們發現在急性生病以及必須提供急性病人理想的服務方面，擁有淵博的知識。然而，當矛盾浮上檯面時，很明顯便顯示出那些處在巨大灰色地帶的知識，我們所知其實非常貧乏。舉例來說，對於某人是否生病或是在一個急性發作之後可能發展為生病狀態上，我們的知識仍不足。由於我們十分安逸的去確認其主要症狀，因此當急性生病的第一症狀出現時，我們發現自己能對急性生病產生反應且對於可能不尋求協助的那些人抱持負面態度。此所引發的問題是「急性生病是什麼」，以及我們如何辨認人們在日常生活微恙時的自我治療，我們何時需畫出界線並承認那些病變超出自我治療的範圍之外？

　　的確，仍存在一些非常困難回答的問題，尤其當我們小心分析急性生病徵候並企圖區別症候的個別變化時。有許多急性生病的徵候非常嚴重以致於人們別無選擇只能尋求直接的醫療照護。就像是一名嚴重心肌梗塞的個案，但若病人經驗到上腹部輕微不適時會如何處理？他可依此症狀判斷自己有消化不良的結論，並服用碳酸氫鈉藥物、制酸劑、牛奶或「我可舒適發泡錠」（Alka-Seltzer）等成藥來處理。經驗到左手臂輕微疼痛的人可能相信疼痛將會消失而延遲就醫。顯然的，此個案與在症狀開始就尋求協助的人一樣都是生病了，但將如大多數人一樣，由於並不想要假設其患病角色，因此會將這些輕微疼痛的主訴降到最低。

患病角色

　　巴森茲（Talcott Parsons, 1966）的一篇具有前瞻性的研究有助於解釋「患病角色」的現象。在我們的社會中，個人被期望將健康照護專業成員所確認的徵候視為是生病（Illness）。換言之，患病角色首先必須被這些特權的掌控者賦與其合法性。你不能宣布自己生病的合法性，並使社會大眾完全接受自我的診斷結果。定義並批准採用「患病角色」一詞是需要一個合法的步驟，且此對於社會制度及生病個人而言，非常必要。因此，生病不但是個「情境」也是一

個社會角色。巴森茲描述與患病角色相關的四項主要組成：

1. 生病的人能暫緩去執行某些特定的常規社會責任。其中一個例子是，學生或上班族有嚴重的喉嚨痛並決定不去上課或工作時，對於想要暫緩當天活動的個人而言，他必須有一些被健康照護體系中的醫療服務者（如：醫師或護理專家）所確認的徵候。生病的主張必須被合法化或被醫療服務者賦與一個社會定義並加以確認。

2. 生病的人也能被暫緩自身情況中的特定類型責任。舉例來說，由於病人並不被期望去控制生病情況或能自動痊癒，因此，喉嚨痛的學生或上班族被期望去尋求協助並接受醫師或護理人員的建議以促進恢復。除了一些次要的情況外，學生或上班族並不需承擔恢復的責任。

3. 然而，患病角色的合法性僅是其中一部分。當你生病但處在一個不受歡迎的狀態中，應盡速恢復並脫離此狀態。學生或上班族的喉嚨痛只有一陣子是可被接受的。若超過如醫師或護理人員、同儕及管理者所決定的合理時間之外，將不再同意其缺課或請假的合法性。

4. 「生病了」（being sick），除了最輕微的個案之外，其他人都需要獲得協助。「真實的協助」（bona fide help），如美國社會的大多數及其他西方國家所訂立的定義一樣，是醫師或護理人員的獨占領域。尋求醫療協助的個人現在不僅需忍受患病角色還需額外承擔病人角色（role of patient）。病人觀（patienthood）意味著需承擔某特定醫囑的一些責任，包括遵從醫囑藥物、與醫療服務者合作、遵從醫囑而不要問太多問題等，而所有的責任都將導致一種生病經驗。

生病經驗

生病經驗是由生病對個人的意義所決定。此外，生病意指既定社會中的一個特定情況與角色。對於病人來說，生病不僅是必須被醫師所批准以認定其患病角色，也必須被社群或社會結構中的成員所許可。Alksen（n.d.）將生病經驗分為四個階段，其可被應用於任何社會或文化中：

起始期（Onset）：起始期是個人經驗到既定問題的第一症狀時期。此期可能非常緩慢與潛伏，或快速與急性。當起始期為潛伏時，病人無法意識到症狀，或可能認為此不適終將消失。然而，若起始期是急性發作，個人便確信生

病已發生並必須立即尋求協助。此階段被視為是生病合法化的前奏曲。如先前所討論的，個人在此期中可能已經驗到疲倦、刺耳聲或其他的模糊症狀。

診斷期（Diagnosis）：在生病經驗的診斷期中，疾病已被確認或努力去確認疾病。個人角色現在已被批准且生病也被社會所認知與確認。此期的醫療服務者作出適當治療的決策。在此診斷期間，個人經驗到另一個現象是：處理未知的事，包括害怕將會是什麼診斷。

對於許多人而言，接受一項醫學檢查是個陌生的經驗。他們所面臨的雙重困境是，一直被詢問並期望與一些進行檢查的檢查者維持良好關係。對俗民而言，醫院或醫療服務者的辦公室環境既奇怪且陌生，因此自然會害怕這些物質。更常有的是，生病者需面對一個陌生的診斷，但他卻被期望嚴格遵守由醫療服務者詳細規劃的醫囑治療，但在所有可能的治療層面上，或許並無法與他的自身特殊生活方式相符合。此情境就像是一種水平 —— 垂直的關係，病人被描述形容為前者情況，而醫療人員則是後者。

病人身分期（Patient status）：一旦成為病人的此期，個人便會自我調適到生病的社會面向並向其需求或身體情況屈服。患病角色成為一種病人觀（patienthood）的角色，個人被期望將此角色轉變為由社會來決定其所應扮演的角色上。個人必須執行所有基本生活方式的改變，在每日生活基本需求的一些情境中成為一名依賴者，並適應其身體情況的需求及治療限制與期待。病人的環境被高度結構化，病人世界的疆界被健康照護服務者而不是自己所決定、結果，並產生衝突。

目前已有許多書面資料描述病人所處的醫院環境與其角色就像是一場機構的把戲。如先前所述，醫院對病人來說十分陌生，但病人卻被期望能符合一些規定與行為規範，且有許多規定都沒有書面資料，或獨留在病人手邊而沒有向病人說明清楚。

恢復期（Recovery）：最後階段的恢復期一般具有讓出病人身分與假設前病人角色「pre-patient roles」與活動的特性。在角色方面經常會有所改變，使個人能執行一些生病恢復後所能執行的活動。時常，個人並未完全恢復，可能留下一些身體心像上，或在執行例行性每日活動能力的一些不受歡迎或非預期的改變。有一個可能案例是，某位成年女性可能只是因乳房的一個小紅斑而入院治療，但外科手術後僅存一個乳房出院。另一個案例是，一名男性勞工因

背痛而入院並接受椎間盤切除術（laminectomy）後出院。當他返回工作崗位時，他無法恢復到以往的裝卸貨工作。顯然的，他的所有生活方式必須被改變以適應新的被迫變化。

從醫療服務者的觀點而言，此個案已復原了，他的身體不再出現需要外科手術的急性生病徵候。但以病人的觀點而論，生病仍持續乃由於其無法執行像以往一樣的工作使然。形成了如此大的改變，以至於若病人看似困惑與不合作，並不令人訝異。同時，在社會與個人的期望之間也會產生某些衝突。社會將個人從每一次的患病角色中釋放出，但個人主觀上並尚未準備好讓出此角色。

把生病經驗分級的另一種方法是由已故的沙奇曼（Edward A. Suchman, 1965）博士所發展出。他描述下列五種組成：

1. **症狀經驗階段（the symptom experience stage）**：個人感知到身體及認知異常並反映在情緒上。

2. **患病角色階段的假設（the assumption of the sick role stage）**：個人尋求協助並與家人及朋友分享自身問題。在從俗民參考體系中轉移之後，接著尋求建議、安心及確認，使個人有理由暫時從工作、學校的責任及其他每日生活的情境活動中脫離。

3. **醫療照護接觸階段（the medical care contact stage）**：個人接著尋求科學的而非俗民的診斷。他想要知道：我真的生病了嗎？我怎麼了？它意謂什麼等的答案。此時，他需要一些關於健康照護體系的知識，此體系能提供什麼服務及如何運作？這些知識能協助他選擇所接收的訊息資源並加以詮釋。

4. **依賴性的病人角色階段（the dependent-patient role stage）**：病人目前接受醫師控制並被期望承認並遵從醫囑治療。他可能對於此角色感到相當矛盾，且一些特定因素（身體的、行政的、社會的或心理的）也可能造成一些會干擾治療及有意遵行醫囑的障礙。

5. **恢復或復原階段（the recovery or rehabilitation stage）**：在恢復階段時個人會對於病人角色會感到苦惱，想要盡快恢復到生病前的角色功能。

健康－生病演變自然史

最後，解釋健康和生病的一種方法是探索健康－生病連續性的自然動態史（圖 4-4），在這裡，透過一個人可能經歷的生病經驗來追蹤健康的演變或軌跡。這個結論以社會科學方法回答我們基本問題「什麼是健康？」及「生病是什麼？」時，我開始將焦點轉移到生病者必須有的反應與經驗上。現在的焦點開始著重於生病者在形塑生病過程的經驗上所扮演的主動角色。舉例來說，有1 位生病者可能經驗到下列的演變：健康狀態，即他或她正在執行日常活動，積極參與家庭生活、工作，與其他活動等；發生疾病，其症狀可能是急性、無症狀或輕微的；此人可能會自然痊癒或透過治療康復，或者返家後以預期的方式恢復原有的生活或之前的穩定狀態；或是，疾病可能更嚴重，病人可能會變得不穩定或將疾病以成爲慢性疾病，隨著時間的移動，病情可能會惡化；某個時刻死亡發生了。病人可能在急性期初期或疾病進展後期死亡。急性期最常在

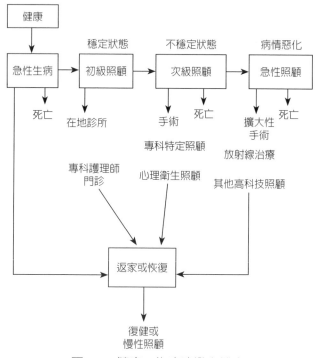

圖 4-4　健康－生病演變自然史

急性照護醫院中接受治療，恢復或復原期的早期階段也會發生於此類醫院中。除急性發作之外，慢性期的處理主要是在家中、機構、復健機構或長期照護機構中來執行。生病對於病人及其家人在日常生活和希望感造成極深的影響。

　　如你所了解的一樣，隨時間而發展出用來定義健康及生病的解釋名詞與模式已非常多樣。每一種定義都非常珍貴，都歷經時間考驗。當我們隨著時間與空間前進時，這些定義都密切相關。

　　總結上述，透過許多不同面向的解釋，本章已導引出健康及生病的主流文化觀點。而許多卓越的理論學家及社會學家的著作也已被檢視對於醫療照護服務的適用性（applicability）。Box 4-1 即時的資訊提供建議。

學習資源

欲了解本章節相關的議題回溯、案例研究及教學內容，請連結 pearsonhighered.com/nursingresources 的學生資源網站。亦可在學生資源網站上找到文化照顧指南和文化照顧導覽。點擊第四章以選擇本章相關單元。

Box 4-1

持續探索

　　可以參閱每週、每月、每年和定期發布的眾多參考文獻，以了解健康和生病領域的最新狀況。過去大量的文章可能會象徵性的收費甚至是免費下載。

Google **學術**

　　Google 學術為有許多主題相關的文獻可供搜索，例如健康信念模型、生病角色、生病軌跡和／或健康生病軌跡的自然演進及其差異。許多文章可向出版商購買，亦有部分文章可以免費下載 PDF 格式。同時也能鏈接到相關詞典。

健康人民 2020

　　著重在「健康人民 2020」白皮書的進展，回顧「健康人民 2000」和「2010年」的演進歷史，並且審閱「健康人民 2000」和「2010 年」的評估報告。

同儕評審資源

　　疾病管制中心、國家生物技術資訊中心（PubMed）和美國衛生研究院為病

人和專業人員提供各種互聯網期刊文章、數據來源和各樣資源，具有醫療專業人員的同儕評審且資訊極為可靠。

WebMD 網絡資料

　　WebMD 是一種網絡資源，可提供「健康生活」、「家庭和懷孕」以及「藥物和補充劑」等主題領域的訊息。同時此資料庫包含眾多的健康疾病的文章、眾多專業醫生的介紹，以及最新健康相關的新聞。

參考文獻

Alksen, L., Wellin, E., Suchman, E., & Patrick, S. (n.d.). *A conceptual framework for the analysis of cultural variations in the behavior of the ill.* Unpublished report (p. 2). New York, NY: New York City Department of Health.

Becker, M. H. (1974). *The health belief model and personal health behavior.* Thorofare, NJ: B. Slack.

Health. (n.d.). *Merriam-Webster Dictionary.* Retrieved from http://www.merriam-webster.com/dictionary/health

Illness. (n.d.). *Merriam-Webster Dictionary.* Retrieved from http://www.merriam-webster.com/dictionary/illness

Murthy, V. (2015, July 25). Not my job: Surgeon General Vivek Murthy gets quizzed on "General Hospital." NPR's *Wait, Wait, Don't Tell Me!* Retrieved from http://www.npr.org/2015/07/25/425887932/not-my-job-surgeon-general-vivek-murthy-gets-quizzed-on-general-hospital

Office of Disease Prevention and Health Promotion. (2015a). *Healthy People 2020.* Rockville, MD: U.S. Department of Health and Human Service. Retrieved from http://www.healthypeople.gov/sites/default/files/HP2020Framework.pdf

Office of Disease Prevention and Health Promotion. (2015b). Health-related quality of life and well-being. *Healthy People 2020.* Rockville, MD: U.S. Department of Health and Human Service. Retrieved from http://www.healthypeople.gov/2020/topics-objectives/topic/health-related-quality-of-life-well-being

Office of Disease Prevention and Health Promotion. (2015c). Lesbian, gay, bisexual, and transgender health. *Healthy People 2020.* Rockville, MD: U.S. Department of Health and Human Service. Retrieved from http://www.healthypeople.gov/2020/topics-objectives/topic/lesbian-gay-bisexual-and-transgender-health

Parsons, T. (1966). Illness and the role of the physician: A sociological perspective. In W. R. Scott & E. H. Volkart (Eds.), *Medical care: Readings in the sociology of medical institutions* (p. 275). New York, NY: John Wiley & Sons.

Suchman, E. A. (1965, Fall). Stages of illness and medical care. *Journal of Health and Human Behavior, 6*(3), 114.

第二單元

健康範疇

怡懋‧蘇米　譯

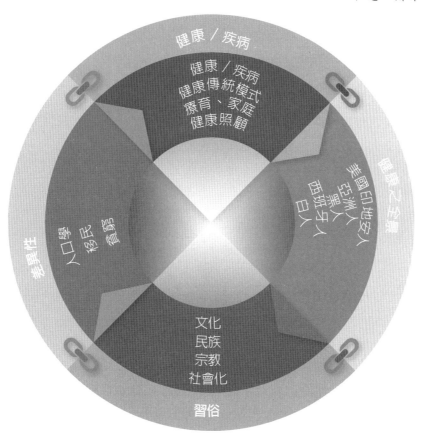

　　本書的第二單元主要是討論與傳統相關的理論背景，從而發展本單元的「要點（plot）」。第五章節為「健康傳統」，及第六章節為「療癒傳統」，將針對健康、療癒及維持、保護和恢復健康的傳統方式，並探討健康、治癒及療癒作法相關的巫術宗教傳統。第七章節將協助探索你本身的習俗，並從背景

中了解傳統的健康和療癒信念和實踐。

健康

　　健康以及其維持、保護和恢復健康的各種作法是本單元的基礎要素。健康意味著一個人的平衡，無論是個人的內在環境——身體、心理和精神——以及外在世界——自然的、家族性、社群及超自然等象徵意涵。

　　健康傳統模式是描述維持日常健康實踐的信念和做法，例如飲食、活動和服裝；通過特殊的健康做法來進行保護，例如食物禁忌、季節性活動，以及在家裡或工作場所中佩戴、攜帶或懸掛防護物品；或者通過特殊的健康作法達到恢復功能，例如飲食改變、休息、特殊的衣服或物品，以及身體、心理和／或靈性健康。圖 II-2，salud，是健康隱喻的多種方式。在這裡，它是整體的，呈現於清晨的陰影中。如同沙雕是脆弱的，一夜之間就會消失，健康也是如此。讓人體認健康是有限的，我們每個人都要有保持、保護和恢復健康的內在責任。對於外部而言，家庭、環境和社會力量能彼此互動是重要的——這些要素也同時關照和保護我們的健康。這本書在某種程度上像一面鏡子，反映人們維持、保護和／或恢復健康的各種方式。正如沙雕與創造、傷害和摧毀它的自然力量之間，存在相互作用一般，健康和外部世界的力量也是如此。

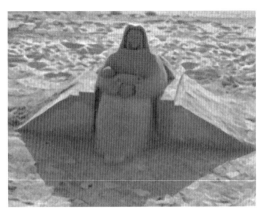

圖 II-2　沙雕——西班牙阿利坎特的 Postiquet 海灘。

1　傳統是代代相傳的主張、信念、傳說、習俗和訊息，特別是來自口耳相傳或透過實踐作法。

疾病是個人處在不平衡的狀態，無論是身體、精神和靈性方面，還是外在世界——自然的、家族性、社群及超自然的範疇。療癒為恢復此種平衡。人與外界的關係是相互的。當本書中以小寫字母使用健康、疾病和療癒這些術語時，意指這些詞語被全貌性的使用。當它們以一般字體被書寫時——健康、疾病和療癒，它們應以日常的方式被理解。而第八章描述與現代、科學、高科技醫療保健供給系統相關的議題，並討論與分析理解該領域相關的現代對抗療法，以說明發展健康、療癒和文化照顧的全貌哲學觀為何如此重要。

第二單元中的章節將呈現相關的歷史和當代理論內容，以幫助你：

1. 描述健康照護的傳統面向。
2. 描述傳統健康照護的哲學及系統。
3. 討論療癒實踐的不同形式。
4. 追蹤你家人在下列的信念及實踐：
    a. 健康／健康維護（health / HEALTH maintenance）。
    b. 健康／健康保護（health / HEALTH protection）。
    c. 健康／健康恢復（health/HEALTH restoration）。
    d. 治療／療癒（curing/HEALING）。
5. 討論社會文化、公共衛生及已造成現代健康照護體系危機之醫療事件等的相互關係。
6. 追蹤下列因素的複雜脈絡：
    a. 造成健康照護高成本的因素；
    b. 討論健康照護服務的支出；
    c. 阻礙進入健康照護體系的路徑。
7. 描述醫療保健系統利用的常見障礙。
8. 比較現代和傳統的健康／保健系統。

當你著手學習本單元時，你會面臨需連結第一及第二單元的議題，這些議題將能幫助你對於本文內容產生共鳴與理解，這些議題是很多經歷與分享的經驗：

1. 重新回答第一單元中第 5-12 題，思考健康（HEALTH）而非健康（health）。（請記得當健康用「小寫字母」表示時，是指一種整體的現象而非二元論，就像定義日常的方式一樣），它們包含以下的問題：

你如何定義健康？

你如何定義疾病？

你做什麼來保持你的健康？

你做了什麼來保護你的健康？

當你的健康狀況產生明顯變化時，你會怎麼做？

你自己會診斷健康問題嗎？如果會，你都怎麼做呢？

如果不會，爲什麼你不會呢？

你都向誰尋求醫療照顧？

你都做什麼來恢復健康？舉例說明。

2. 當你生病／生病（ill/ILL）時，求助的第一個人是誰？你會最先去誰那裡，接著又去哪裡？

3. 若你剛搬到一個新的地區，不認識此社區的任何人。你如何發現健康／健康（health/HEALTH）照護資源？

4. 參訪大都市的一家醫院及一家小社區醫院中的急診室，花些時間安靜的觀察這些單位中所發生的事件。

　　a. 病人需等候多久才能接受診治？

　　b. 病人是被以姓名或是床號來稱呼？

　　c. 親友是否被允許進入該病人的治療室內？

5. 在你所住社區內的急性照護醫院中，決定每日住院治療費用。

　　a. 每間病房費用是多少？加護病房或冠心病加護中心的每日花費是多少？花多少時間在急診室？外科手術如何收費？

　　b. 診斷過程（如：電腦斷層攝影、掃描或超音波）收費多少？一些常見的處治設備（如：簡單的靜脈注射技術）如何計費？

　　c. 抗凝血劑、抗生素和心臟類的藥物費用是多少？

　　d. 婦女在產後住院的天數或時數？新生兒與母親同時出院嗎？若不是，爲什麼？正常的陰道自然產或剖腹產及新生兒的照護費用是多少？

6. 參訪一家順勢醫療或天然食品的藥局，並評估含藥草製劑及有關輔助或整合健康照護的相關資訊：

　　a. 用來維護健康並預防常見失調的各種藥草製劑的費用爲何？

　　b. 常用來治療不同失調的各種藥草製劑的費用為何？

　　c. 書籍或其他文獻工具書等費用的範圍是多少？

7. 你信賴的傳統如何教會你保持、保護和／或恢復健康？

8. 去某教堂內參與你所不熟悉的禮拜。探討在此信念傳統中，神職人員作了哪些用來維護、保護及恢復健康的儀式。

9. 拜訪社區內的醫師或執業護士以外的療癒者（HEALER）。

10. 參加一項療癒服務（HEALING service）。

11. 探索其他的療癒方式，如按摩、藥草治療或祈禱。

12. 探索不同於你自己社會文化傳統的生育與出生習俗。

13. 探索不同於你自己社會文化傳統的生命臨終信念、實踐與哀傷儀式。

第五章 健康傳統

怡懋·蘇米 譯

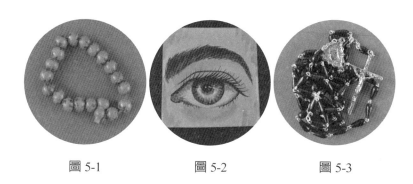

圖 5-1　　　　　圖 5-2　　　　　圖 5-3

雖然無法讓人死而復生，但可以做得更多來挽救生命免於死亡上。

—— B. 佛蘭克史庫爾（B. Frank School），1924

目標

1. 描述與健康傳統模式相關的要素。
   a. 舉例說明人們保持身體、心理和靈性健康的傳統方式。
   b. 舉例說明人們保護身體、心理和靈性健康的傳統方式。
   c. 舉例說明人們恢復身體、心理和靈性健康的傳統方式。
2. 描述構成傳統流行病學的因素。
3. 舉例說明人們在健康照顧方面的選擇。
4. 舉例說明傳統的健康照顧哲學理念和系統。
5. 描述從國家輔助和整合健康中心可利用的資訊範例。

接下來的文化遺產鏈（HeritageChain）都涉及健康，本文開頭的三張圖片被用於保護和／或恢復身體、心理和／或靈性健康的物件。這些都是健康傳統模式及其主題的象徵，此部分將在本章節後面進行討論。圖 5-1 是佛珠、唸

珠手鍊。這些珠子用於計算咒語和祈禱的次數，也用在冥想、保護且避免受到負能量的侵犯和緩解壓力。圖 5-2 是古巴哈瓦那的眼睛，懸掛在家中可以保護人們避免遭受忌羨、嫉妒和／或惡勢力的侵害。圖 5-3 是念珠，用於靈性健康的維護和／或恢復。

    ∞ 你和家人有掛在家裡、放在床上或穿在身上的神聖物品嗎？如果從你的傳統中挑出三件用來維持、保護和／或恢復健康的物件，會是什麼？你知道哪裡可以買到這些物件嗎？你是否繼續使用聖物來保持健康？

醫療服務者有機會觀察生活中最難以置信的現象：從生病到健康及恢復。在今天的社會中，儘管療癒者（HEALER）被多數人認為主要是醫師，但其他的健康體系成員在疾病預防、偵測及處置中也扮演重要的角色。然而，人類所存在的某些資源建議已有 200 萬年之久，在科學方法及現代科技發展之前，前人（species Homo）是如何生存嗎？那些屬於遠古的人們使用哪些方式來維持、保護及恢復其健康？很明顯，在我們今日應用這些技術作法之前，健康／保健和治癒／療癒就早已經以多種形式存在著。

在生命的自然過程中，每個人都會預期經驗到下列一連串的活動事件：生病了，可能是急性發作，伴隨疼痛、發燒、噁心、出血抑鬱、焦慮及絕望等的徵候或症狀。而生病也可能是潛伏的，以一種漸進的病程及包含緩慢退化的活動或嚴重疼痛等的惡化徵候。

若生病是非常輕微的，個人便仰賴自我治療，或更經常是，什麼也不做，症狀便逐漸消失。若生病較嚴重或較長時間，個人可能諮詢某些類型的專家─通常是醫師或專科護理師的協助。

恢復（recover）或期待恢復。像歷史學家及社會科學家能追溯人類的遠古歷史一樣，的確早已存在恢復的現象。事實上，個人所使用的治療模式幾乎沒有差異，恢復常是預期且常見的情況。自然恢復造就了所有形式的療癒，企圖以自然的方式來解釋一個現象。那就是，個人可能透過將重點放在病人恢復，進而使療癒方法的成功被合理化。經過幾世代，自然療癒法已被歸類為所有的儀式，包括顱骨環切術（破壞顱骨）、拔罐、巫術、水蛭吸血（leeching）、放血等。從醫師到巫師，維持、保護、恢復健康及療癒的藝術，已跨世代的承傳。人們了解那個時代自己的病痛及設計治療的方式。儘管

毀滅性的鼠疫、天災、傳染病大流行與流行病等的不斷發生，人類仍是一個能持續生存的物種。

　　本章探索健康及生病的傳統概念，以及健康的傳統模式（HEALTH traditions model）。人們對民俗醫療、自然、巫術宗教醫療的選擇，運用輔助及整合性的方法以維護、保護及恢復健康／健康，以及當代美國社會中的其他健康照護學派。正如對健康和生病的理解是健康照顧專業社會化過程的基礎，在傳統脈絡下對健康和生病的理解，對於培養文化能力和提供文化照顧所需要技能是十分重要的。

健康與生病

　　在本章節中，將更深入探討健康與疾病間的關聯。再次重申，健康被定義為「人的平衡，一種同時存在於個人內在環境（身體、心理、靈性）以及外在環境（自然的、社群、超自然）的平衡狀態，是一個複雜且互為關聯（interrelated facets）的現象」。另一方面，生病是個人內在—身體、心理、靈性，以及外在環境——自然、社群、超自然等存在時的不平衡。當使用大寫的健康及生病（HEALTH and ILLNESS）一詞於本章中時，它闡明先前的定義，以便與第四章中小寫的健康及生病一詞的定義做區別。當使用健康／健康（health/HEALTH）或生病／生病（illness/ILLNESS）於本章時，名詞上有一些重疊之處。

　　個人的身體（physical）包括器官解剖學，如皮膚、骨骼及肌肉等生理面向，這些來自遺傳基因、身體化學、性別、年齡及營養等。心智（mind）或心理（mental）包括認知的過程，例如思維、記憶與理解，而這些也包括感覺、防禦和自尊等情感過程。而靈性（spiritual）則包括學習而得的正向與負向的靈性實踐及教義、夢、象徵、故事、天賦異稟、恩賜、保護力，以及正向與負向的超自然或與生俱來的力量。這些面向會隨著時間不斷的流動與變遷，而每項都與其他密切有關，也與個人的脈絡有關。這些脈絡包括：個人、家庭、文化、工作、社群、歷史、環境等。個人的心理與靈性面向亦會重疊。

　　個人必須與其家人、社區、環繞於自身周圍世界的自然力維持一個平衡狀態。這種平衡就是傳統想法下的健康，是受大部分的傳統文化所決定，在第九章到第十三章中將會閱讀到。生病（ILLNESS），如先前所述，是個人身體、

心理、靈性的一部分或整體的不平衡，個人會處在與家人、社區或外在世界自然力的一種不平衡狀態。此種達成、維護、保護或恢復平衡或和諧的方法，不同於我們現代社會的主流科學健康哲學。然而，對於現存傳統健康及生病概念的相關信念及實踐，目前仍然存在於自身民族文化或宗教傳統的習俗中。

健康傳統模式

健康傳統模式是以健康的全貌觀概念來探討人們如何從傳統的觀點中來維護健康、保護健康或預防生病及恢復健康。在此傳統脈絡中的健康，有九種互為關聯的面向，分別為：

1. 維護健康（health maintain）的傳統方法：身體的、心理的、靈性的。
2. 保護健康（health protection）的傳統方法：身體的、心理的、靈性的。
3. 恢復健康（health restoration）的傳統方法：身體的、心理的、靈性的。

維護、保護和恢復健康的傳統方法需從一個人的民族文化和宗教習俗知識中獲得並理解其健康相關的資源，而個人的需求與家庭和社區之間可利用的資源存在著互惠關係，以利解決這些需求。

這些方法可以被用來取代或與現代健康照護方式合併使用，但並不是一種替代的方法，因為其被那些擁有既定民族文化及宗教信仰的民族視為是一個整體。而另類醫療則是個人可能選擇使用的一種健康照護體系，是普遍的而非個人習俗的一部分。另類醫療體系的萌芽不應與傳統的健康及生病信念與實踐相混淆。在本書的後面章節，依循（部分）模式（圖 5-4 及圖 5-5）將討論傳統的健康及生病信念與實踐。

此模式為二維（two-dimensional）的，它將健康視為個人的內部感知，以解決個人從外部獲得與其健康所必需的物體和／或物質的方式。傳統是這個模式的基本要素，從中確認傳統的角色。如同美國是一個族群大熔爐，在涵化與同化過程常削減移民的傳統文化，特別是健康信念與實踐作法。絕大部分的民眾表示，來美國以後他們常「拋棄這些實踐作法」；然而，對大部分的人而言，現代醫學無法足以取代這些作法，現代健康照顧障礙的例子將於第 8 章進行討論。

	身體的	心理的	靈性的
維護健康	• 適當的穿著。 • 適當的飲食。 • 運動／休息。	• 注意力。 • 社會及家人支持系統。 • 休閒嗜好。	• 宗教的崇拜。 • 祈禱冥想。
保護健康	• 特殊食物及混合食物。 • 象徵性的服飾。	• 避免與能引起生病的特定人們接觸。 • 家庭活動。	• 宗教風俗。 • 迷信。 • 穿戴護身符及其他的象徵物件以避免「邪惡之眼」，或他人帶來的傷害來源。
恢復健康	• 順勢醫療製劑。 • 面相。 • 花草茶。 • 特殊食物。 • 按摩。 • 針灸／艾灸。	• 放鬆。 • 驅邪。 • 巫　醫（curanderos）及其他的傳統療癒者。 • 具神經興奮效果的茶葉。	• 宗教儀式及特殊的祈禱。 • 冥想。 • 傳統的驅邪療癒。

圖 5-4　九項與健康（身體的、心理的、靈性的）面向相關及個人在維護健康、保護健康、恢復健康上的方法

傳統的健康維護

　　維護健康的傳統方法是，採取一種積極的日常方式來過生活並嘗試維持在家庭、社會及社群中的良好功能狀態。包括像是穿著適合衣服的行為，也就是下雪時穿靴子、天冷時穿毛衣、出太陽時穿長袖，以及戴披巾以防止髒空氣及灰塵等。許多傳統的族群或宗教也可能會穿著特殊衣物或披頭巾。許多「特殊物品」包括保護眼睛和臉部的帽子、保持身體清潔的長裙、保暖的羽絨被、為了工作和舒適的特殊鞋子、提高視力的眼鏡、方便行走的手杖等，這些都是為了維護健康，同時也存在許多傳統的家庭中。

　　進食的食物種類及準備食物的方法也是維持健康的因素。個人的民族宗教習俗在食物烹煮方法、合併哪些食物一起吃、可吃或不可吃的食物等，也扮演重要的角色而家中所烹調的食物則是依照家人的傳統而處理。傳統的烹煮方法不使用防腐劑，因大部分的食物都非常新鮮並經過妥善烹調。人們食用傳統食物並遵守食物禁忌與限制，而自我及環境的清潔也非常重要，舉例而言，吃飯前後洗手和祈禱是相當必要的儀式。

	身體的	心理的	靈性的
維護健康	• 獲得適當的住所、衣著及食物。 • 安全的空氣、水及土壤。	• 獲得休閒娛樂、注意力、及文化規範等一般性的訊息。	• 獲得並宣達儀式及宗教崇拜的規範。 • 祈禱冥想。
保護健康	• 提供必要的特殊食物及食物混合、象徵性服飾的穿著、及避免過於冷熱等的知識。	• 提供那些需避免特殊情境的人及家人活動的知識家庭活動。	教導下列： • 宗教風俗。 • 迷信。 • 穿戴護身符及其他的象徵物件以避免「邪惡之眼」，或他人帶來的傷害來源。
恢復健康	• 提供順勢醫療製劑、面相、花草茶、特殊食物、按摩、針灸／艾灸及恢復身體冷熱平衡方法等的訊息。	• 傳統療癒者具備使用下列療法的知識，例如：放鬆、驅邪、說故事及／或使用具神經興奮效果的茶。	• 療癒者能使用巫術或超自然方式去恢復健康，包括：宗教儀式、特殊祈禱、冥想、傳統的療癒及／或驅邪。

圖 5-5　九項與健康（身體的、心理的、靈性的）面向相關及社群在維護健康、保護健康、恢復健康上所使用的方法

　　所謂傳統的心理健康意指透過集中注意力與使用心智—閱讀及工藝等的方式來維持健康。有許多有助於維持心理安適的遊戲、書籍、音樂、藝術、其他的認同表達等，而休閒嗜好也是維持心理安適的因素。

　　然而，維護健康的關鍵是家人及社會的支持系統。透過與家人的親密關係、祈禱、慶典等方式來維持靈性健康。而通過成年儀式（rites of passage）及親屬聚會也是家人及社區中的重要事件。與「家庭」及社群間的強烈認同是一種優良的傳統生活及生命週期的一部分，是健康與安適的因素。

健康保護

　　對健康的保護取決於特定病因或其系列症狀理解的能力。大部分涉及傳統健康和生病信念的病因概念與現代流行病學的模式不同。現代流行病學下，我們將病毒、細菌、致癌物和其他病原體稱為病原體。然而，在「傳統」流行病學中，如同「邪惡之眼」、忌羨、仇恨和／或嫉妒等因素都是導致生病可能的原因。

傳統的流行病學（Epidemiology）

　　生病最常被歸因於邪惡之眼。當查證傳統的流行病學時，最原始的連結為邪惡之眼，從谷歌（Google）網頁收尋此名稱，會發現 0.36 秒內約有 17,200,000 筆資料（2015 年 9 月 15 日），邪惡之眼為一種信念，也就是某個人可以透過凝視或睨視他人或其財產來造成傷害。研究者提出邪惡之眼是所有迷信中最古老的、世界各地最常見的的信念，例如它存在南歐、中東和北非。有些人認為這是一種迷信，但某人認為的迷信很可能被另一人視為宗教。各種邪惡的信念被移民者帶入美國。這種信念強烈的存在於新移民者與堅守傳統的人群（Dundees, 1992; Maloney, 1976, p.vii; Radford, 2013）。

　　有關於邪惡之眼的常見信念，為下列特性：

1. 力量可從眼（或嘴）散發並襲擊受害人。
2. 無論是生病，還是傷害或其他不幸事件，都是突發的。
3. 施予邪惡之眼的人，未必察覺自己有此力量。
4. 受影響者可能知道或無法知道邪惡之眼的來源。
5. 被邪惡之眼所引起的傷害，可藉由一些象徵儀式來預防或治癒。

6. 此信念有助於解釋疾病與不幸事件（Dundees, 1992; Maloney, 1976, p. vii; Radford, 2013）。

定義邪惡之眼的本質會因不同群體而不同。這些變數包括：它如何被施予的、誰能施予、誰為被影響者、以及它擁有的力量程度。在菲律賓，邪惡透過眼或嘴來被施予；在地中海區，它是上帝的報復力量；在義大利，它像是鼠疫般一樣具有邪惡的力量，並可透過穿戴護身符來防禦。

在世界的不同地區中，不同的人們都可施予它：在墨西哥是陌生人；在伊朗是親屬；在希臘是女巫。它的力量各不相同，某些地區例如在地中海，它被視為是「惡魔」；在近東（near east）國家中，它被視為「神」；在斯洛伐克裔美國人（Slovak Americans）中，則為一種長久但低層次的現象（Maloney, 1976, p.xv）。

德國人將邪惡之眼視為是「異常的球狀物」（aberglobin）或「aberglaubisch」（類似迷信之意），可引起像是邪惡、傷害、生病等的不必要問題。在波蘭人中，邪惡之眼依字面之意即是「撒旦」（szatan），一些「邪靈」等同於惡魔，藉由守護神或守護天使的祈禱來避開它。透過祈禱與纖悔並穿戴勳章與天主教肩衣便可防止撒旦，這些東西是「修女及天堂守護神」的提醒物並保護穿戴者免於受到傷害。「沒有邪惡之眼」在猶太教依第希語（Yiddish）中是「kayn aynhoreh」。猶太人在一個讚美或好運的情境中會以朗誦方式來表達「kineahora」（為：沒有邪惡之眼之意）以防止將邪惡投射到他人的健康上。經常，說話者會在發出此詞之後連吐三次唾液（Spector, 1983, pp. 126-127）。

疾病的組成也可能是因「失魂」、「靈魂附身」、「被施咒語」、「被施魔咒」等情況。因此，預防便成為保護自我及子女的一種儀式。治療處置就是要將痛苦者的這些因素予以解除（Zola, 1972, pp. 673-679）。

生病也能被歸因於個人有能力使他人產生生病（ill），例如：巫毒教（voodoo）的巫師及儀式專家。生病者試圖避開這些人以預防生病，並認同此為治療的一部分。其他應避免的要素是：「忌羨」、「憎恨」、「妒忌」。避免激起朋友、認識者或鄰居等的嫉妒、憎恨或妒忌等情境，便可實踐這些預防動作，「邪惡之眼」的信念有助於避開這些情況。

另一種邪惡的起源並可能發生於當個人暫時被他人的靈魂控制時。在猶太

人文化中，此種控制的靈魂即是「惡魔」（dybbuk）。此詞源自於希伯來語，意謂「分裂」（cleaving）或「抓緊」（holding fast）。dybbuk 被描述為一種「徘徊且無實體的靈魂進入另一人的身體內並將之抓緊」的狀態（Winkler, 1981, pp. 8-9）。

　　使用於健康保護的傳統做法包括下列，但也非僅如下方陳述：

1. 使用保護物件：穿著、攜帶或懸吊在家中。
2. 使用某些能吸收或排除的特定物件，並將此物懸吊在家中。
3. 宗教的實踐，如：燃燒蠟燭、告解、祈禱等的儀式。

保護健康（HEALTH）的物件

　　護身符是神聖的物品，用一條線或帶子配戴在頸部、手腕或腰部，可保護穿戴者免於從一人傳遞到另一人的邪惡之眼或邪靈，或是超自然起源物的傷害。舉例來說，許多墨西哥人配戴如圖 5-6 所示的「神奇之手」（*mano milagroso*），以求好運並防止邪惡。波多黎各人則稱「黑人的單手」（*mano negro*）（圖 5-7）的護身符，在出生後頭幾年皆會穿戴著，其以手鍊掛上嬰兒手腕上，或用別針別在嬰兒尿布或衣服上。

　　護身符也可能是一種將文字撰寫於羊皮紙小冊中並懸掛於家中的形式。圖 5-8 是來自於耶路撒冷的文字護身符的一個實例。它被懸掛於家中或工作場所，以保護個人、家人及企業免於受「邪惡之眼」、「飢荒」、「暴風雨」、「生病」以及其他許多的危險等。表 5-1 則描述所選定的族群中，用來保護自己或防止邪惡之眼的數種實踐做法。

　　圖 5-9 的手鐲起源於西印度群島，島上居民戴著它。銀手鐲能讓邪惡洩漏出來而阻止邪惡進入身體。居民從嬰兒期開始戴上它，隨著年齡增長而換上更大的手鐲。當個人生病時，手鐲容易失去光澤並在皮膚上留下一個黑色的環形痕跡。當發生此現象時，個人便知道必須要休息、改善飲食、採取其他必要的預防措施等。許多人相信當手鐲被拆下時，非常容易受到邪惡的傷害，甚至死亡。有些人穿戴好幾個手鐲，當移動上臂時，便發出手鐲的清脆金屬音。一般人相信這種聲音可使邪靈受驚嚇而遠離。醫療服務者應認知到當手鐲被移除時，個人將會感到焦慮。

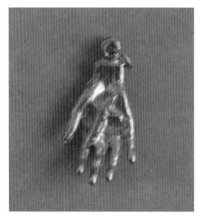 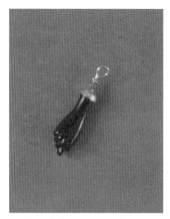

圖 5-6「神奇之手」（*mano milagroso*）　　圖 5-7「黑人的單手」（*mano negro*）

　　除了護身符之外，還有另一種護符（talismans），此為擁有非凡力量的避邪物，可以繩子穿戴在腰間或放在一個口袋或錢包中。在圖 5-10 中所舉例的護符是一個牽線木偶（marionette），它可保護穿戴者免於受到邪惡侵害。當個人在健康照護機構中穿戴護身符或護符時，護身符的使用關鍵及解釋此物件對個人的意含，並建議此舉應被允許。

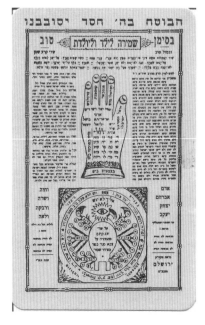

圖 5-8　耶路撒冷的護身符。

這個護身符可以保護並免受到瘟疫、火災、重傷和感染、邪惡之眼，糟糕的教條、詛咒、巫術，以及一切邪惡的事物；治癒焦慮疾病、臟器虛弱、兒童疾病及各種疼痛；如同生活上獲得成功、繁延、誠實和榮譽的護身符；為了慈善、愛、憐憫、良善和恩典存在，且它還有以下告誡的意涵：「要知道你站在誰面前──萬王之王，聖者，願主福安。」

表 5-1　預防「邪惡之眼」的實踐作法

起　　源	實踐作法
東歐猶太人	• 紅色絲帶配戴在衣服內或貼附在小兒床上。
希臘人	• 藍色「眼」珠子、耶穌釘在十字架上的像、吉祥物。 • 將洗禮後的吉祥物（phylact）放在嬰兒身上。 • 將大蒜的小莖用針別在襯衫上。
瓜地馬拉人	• 將裝有藥草的紅色小袋子放在嬰兒或小兒床上。
印度人	在嬰兒手腕綁上紅色繩子。
印度／巴基斯坦裔印度人或穆斯林	• 帶入有巫術圖畫的銅盤。 • 寫有可蘭經詩文的紙條。 • 在嬰兒手腕綁上黑色或紅色繩子。
伊朗	• 兒童配戴護身符：瑪瑙、藍色珠子。 • 兒童常可能留下污穢處並永不清洗以保護他們免於邪惡之眼。
義大利人	• 穿戴一條紅絲帶。 • 穿戴有長角（corno）的項鍊。
墨西哥人	• 用紅紗包覆的護身符或種子。
菲律賓	• 穿戴吉祥物、護身符、勳章。
波多黎各人	• 黑人的單手（mano negro）。
蘇格蘭人	• 紅線纏結進衣服之內。 • 將聖經經文的片段戴在身上。
西班牙裔猶太人	• 穿戴一條藍絲帶或一串藍色珠子。
南亞人	• 頭髮打結或將可蘭經的一部分戴在身上。
突尼西亞	• 將畫有或寫有可蘭經的小圖案或文字的護身符，用針別在衣服上。 • 魚的象徵吉祥物：廣泛用於避免邪靈。

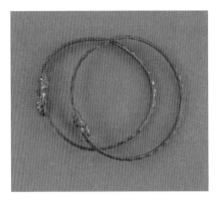

圖 5-9 手鐲

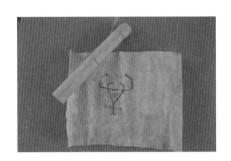

圖 5-10 護符

保護健康（HEALTH）的物質

第二種實踐的方式是遵循許多不同慣例形式，透過食物來保護健康。有許多族群都會吃生大蒜或洋蔥（圖 5-11）來預防生病。大蒜或洋蔥也可被義大利人、希臘人或美國原住民穿戴於身上或懸掛於家中。人參根（ginseng root）是中國最有名的中藥，具有全方位的醫療應用價值，可用於預防性的「補血」（build the blood），尤其分娩後，傳統的說法是若樹根愈像人則愈有效。人參亦原產於美國，為美國恢復健康的一種天然補品（圖 5-12）。

食療法（diet regimens）也可用來保護健康。一般人相信藉由所食的食物類型能使身體維持在平衡或和諧狀態。

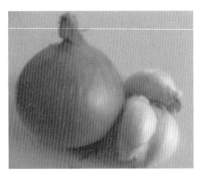

圖 5-11 大蒜或洋蔥

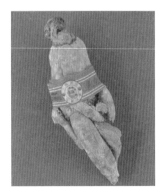

圖 5-12 人參根

　　傳統主義者（traditionalists）對於保護健康的飲食與食物及其關係有著強烈的信念。在猶太人的飲食實踐中，符合猶太人戒律的食物規則（kosher diet）嚴禁豬及貝類產品，只允許食用含鱗片與鰭的魚類，且只能吃某些裂蹄動物及反芻動物的肉，例如牛及羊便屬於此類動物。穆斯林同樣僅守許多飲食習慣，如避免豬肉製品，且肉類必須是「符合伊斯蘭教規的清真食物」（halal）。而猶太人也相信牛奶及肉類絕不可在同一餐中混著吃。

　　在傳統中國家庭中，所謂的平衡是指陰或陽的兩類屬性的食物之間，要依照其特定比例食用。而在西班牙家庭中，食物則必須是「冷」及「熱」之間的平衡，這些食物也必須在特定的時間、特定的混合方式及適量等來食用。還有一些食物需在一週或一年中的特定時間食用，其他時間則不能食用。

保護健康（HEALTH）的靈性實踐

　　第三種用來保護健康的傳統方式是宗教。靈性和宗教這兩個字彙常被作爲同義詞來使用，然而，它們並不相同。靈性意味著我們自我以神聖超然的方式，從生活中獲得有意義的作法，承認內在靈性（氣息）的存在，以靈性的生活方式培養人生的意義及目標視角。靈性可能通過宗教來表達，或宗教亦可能一個人尋找靈性的策略（Hopkins, Woods, Kelley, Bentley, & Murphy, 1995, p. 11）。

　　宗教以無數種方式體現在許多傳統及人們的生活中。例如，宗教的日曆透過季節的形式來定義假期，並爲人們提供生活的秩序。宗教有神聖的物品、空間和時間；慣例的規範，例如飲食和儲藏；有關受孕、懷孕、出生和兒童早期生活儀式的教導；並指導如何迎接嬰兒來到這個世界，新生兒該聽到的第一句話，以及如何照顧和紀念亡者。在許多情況下，它還可以指導我們如何保護自己免受他人嫉妒和／或邪惡之眼的傷害（Leontis, 2009, p. 32）。

　　宗教強烈影響人們保護健康的選擇方法，並在與保護健康相關的儀式中扮演強而有力的角色。宗教支配著社會、道德、飲食等的實踐，進而維持個人的平衡。許多人相信透過對於宗教規範、道德及宗教實踐等的緊密寄託，能避免生病與邪惡。他們認爲生病是打破宗教規範的一個懲罰。舉例來說，我曾訪談一位成年癌症女性，她相信她之所以會罹患癌症乃是上帝對於她在兒童期偷錢行爲的一種懲罰。具保護性質的另一張宗教圖片是圖 5-13 所示的墨西哥人守

護神瓜達盧佩聖母像（Virgin of Guadalupe），人們配戴此圖片的勳章或是以畫像方式懸掛在家中，將之視爲是一個希望的圖片，並相信祂能保護個人及家庭免於邪靈及傷害。

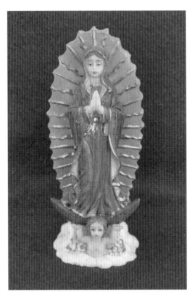

圖 5-13　瓜達盧佩聖母像

宗教與健康（HEALTH）

因此，宗教能協助提供信仰者去了解並詮釋環境及生活事件的一種能力。Box 5-1 說明宗教與健康特定情況的交互影響。並不是每一種宗教傳統都適用於每一種情況。大部分的情況下，這些特定情況與健康之間沒有明顯關聯性，但如果仔細考思，就會看到彼此之間的關係。

Box 5-1
宗教與健康交互影響之特定範例

身體的

- 農業：與農產品種植、收成和經銷和肉類等相關的作法。
- 血液：關於輸血的訓誡。
- 分娩：出生當下許多儀式性作法。
- 受孕：禁止避孕和墮胎。
- 死亡：死後身體立即性照顧。
- 飲食習慣：食物禁忌。
- 臨終：生命最後時刻的關懷。
- 活動方式：身體的日常照顧。
- 服裝：在任何時候或特殊場合所必須穿著的特殊衣服和聖衣。
- 藥物：服用處方藥的說明。
- 自然：尊重地球和自然資源管理的持續性。
- 懷孕：遵從眾多的規範。
- 具體的維護和預防措施：清潔——洗手。

心智的

- 育兒：如何、何時以及哪些是要教導給兒童的傳統信念規範。
- 顏面：哪些重要部分如何被保護，不得損害人的顏面 [2]。
- 家庭關係：鼓勵親密的家庭關係和對老人尊重。
- 讀物：用來使人平靜的神聖讀物。
- 自我的意識和內在的世界：回答以下問題：「我是誰？」和「我為什麼在這裡？」
- 時間：以週及季節性的節日和假期來設定一年的節奏並保持個人的平衡。

靈性

- 護身符和護符：可以在家中佩戴、攜帶或懸掛的神聖物品。

---

[2] 這裡的顏面是指一個人的自我意識和自豪感——挽回顏面。

- 生命的開始：神聖的儀式──洗禮、割禮、命名。
- 死亡：葬禮、入殮、哀悼、追悼會的儀式。
- 臨終：懺悔、祈禱。
- 臨終關懷：使用急救復甦最終與否。
- 寬恕：與家人和朋友的最後一句話。
- 朝聖：參觀神社等聖地──神聖的空間。
- 祈禱時間：每天誦經的時間。
- 祈禱方式：引導臉及祈禱的方向、必須穿著的聖衣。

健康（HEALTH）恢復

身體層面的健康恢復能透過使用許多的傳統製劑來達成，例如：花草茶、塗敷劑、特殊食物與食物併用、按摩、其他的活動等。

在心理範疇中的健康恢復可藉由使用不同的技術來達成，例如：驅邪、求治於傳統療癒者、飲茶或按摩、尋求家人與社群的支持等。

靈性層面的健康恢復則可藉由一些療癒儀式來達成，例如：宗教的療癒儀式，或使用象徵、祈禱、冥想、特殊的祈禱、驅邪等。此將於第六章節進一步討論。

健康照護選擇

有許多用來描述並標示健康／健康（HEALTH）照護信念及實踐體系的方法。「健康照護」可能被貼標籤為「現代的」、「保守的」、「傳統的」、「替代的」、「補助的」、「對抗醫療的」、「順勢醫療的」、「民俗的」等。由定義來看傳統所使用的健康照護一詞是指「現代的健康照護」（modern health care），這是錯誤用法。「傳統」（traditional）隱喻為一種傳統，亦即：對於提供服務的觀點、教條、實踐、儀式、風俗等是透過代代相傳的口頭溝通方式來執行，或遵行一種經歷數代古老承傳的不成文規則（「Tradition」，American Heritage Dictionary, 2011）。而使用現代或對抗醫療等名詞來隱喻「現代的健康照護」也是錯誤的用法。健康照護是一個新的

科學，但在文書承傳上，相對於口頭承傳數世代的時期而言，時間上顯得較爲短暫。

　　許多理由可說明個人選擇使用排除現代醫療保健的其他傳統健康照護體系的理由。這些理由包括（但不限於）：貧窮、語言、可利用性、沒有保險、家人偏好、個人照護等。此處「傳統的」一詞隱喻著在那些已堅守遵行其傳統並依據其民族文化或宗教習俗而來的民族，所施行的健康照護信念與實踐。

　　如先前所述，在個人生病的各種情況中，都會期待恢復健康／健康（HEALTH），且個人通常能恢復。就像是早期歷史學家及社會科學家能追溯遙遠的人類歷史一樣，恢復的現象卻早已發生。事實上，所使用的治療模式只有些微差異性，因恢復本身就是一種預期且平常的情況。有一些已建立的文化規範被認爲是生病復原的因素，使得一個既定傳統民族文化社群在歷經時代後仍被流傳下來，並成爲一種用來治療不同失調的成功方法。自然恢復的發生已引起所有形式的治療性處置，並企圖以一種自然的方式來解釋此現象。經過幾世代，自然的恢復已被認爲是由一些儀式所產生的結果，包括拔罐、巫術、以吸血（水蛭）、放血等。今天的美國是由許多不同的人口所組成，包括：本國人、移民者及傳統的文化社群，如：美國印地安人、黑人、亞裔、歐洲裔、西班牙裔等，都可能一直沿用那些在他們傳統中的實踐形式。

民俗醫療

　　現今的民俗醫療與我們社會中所實行的其他形式的醫療有關。伴隨而來的漸增緊張性與之共存，沿著現代醫療體系旁而存在並與起源於早期的學院醫療有所區別。已有充分的證據顯示遠古人類的民俗實踐僅有一部分成爲現代的健康照護信念，但在現今，這些信念與實踐大部分仍一直被沿用著且在秘密與隱藏式的實行。目前的流行醫學在某種意義上，也是一種商業的民俗醫療（commercial folk medicine）。Yoder（1972）描述民俗醫療的二種變異形式：

1. 自然民俗醫療（natural folk medicine）或理性民俗醫療（rational folk medicine）：意指人類最早使用自然環境中的藥草、礦物質、無機物、動物成分以預防及治療生病。

2. 巫術宗教民俗醫療（magico-religious folk medicine）或神祕民俗醫療（occult folk medicine）：意指使用吉祥物、聖詞、神聖活動以預防及

治療生病。

自然民俗醫療

自然民俗醫療目前已被廣泛使用於美國及世界各地。大致而言，此種預防及治療效果被發現於一些舊式製劑及家庭藥物中，這些製劑已被流傳下來長達數代之久，大多數仍然常常在今日被使用著。許多民俗醫療在性質上是屬於藥草，但伴隨這些藥草而來的相關儀式及風俗會隨族群而有所變化。關於藥草的特殊知識及習慣會在本章各節中被討論。從跨文化的觀點來看，這些藥草常被發現存在於大自然中，且被人類視為是一種治療來源而加以運用。儘管蒐集這些藥草的方法及使用的模式會因不同族群及不同區域而異，大致而言，民俗醫療傳統規定了一年中摘取藥草的時間、乾燥方法、調製方法、服用方法、數量及頻率等，以及其他等。

天然製劑

天然製劑，像是療癒者常用的野生藥草及莓果，已發展進入今日的藥理科學中。早期人類具有對於環境中的植物、樹木、真菌等醫療特性的豐富知識。他們知道該如何從樹皮及樹根及從莓果與開花的野生植物中調製混和物。在數代以前所使用的多數藥草製劑，現今也被流行使用，例如，含有強心作用毛地黃成分的紫色指頂花（purple foxglove）已被用來降低心跳速率長達數世紀；以及小白菊，用於治療頭痛。

巫術宗教民俗醫療

只要人類尋求維持、保護及恢復其健康有多久，巫術宗教形式的民俗醫療體系就會伴隨存在一樣久。在現今的科技現代化中，此種民俗醫療被貼上之前所述的「迷信」、「老舊的無意義事情」或「愚蠢」等的標籤。但信仰者卻認為自己可能已遠離健康的連續線上，以致於需要採取與健康維護、保護、恢復相關的宗教實踐形式與療癒。第六章將更詳細指出這些信念體系。

健康照護哲學

在健康／健康信念與實踐的範疇中，有二種全然不同的健康／健康照護哲學（health/HEALTH care philosophies）體系：二元的（dualistic）與整體的（holistic）。每一種哲學觀都支持維護、恢復健康的有效方法，且在上一世紀中，對抗醫療（allopathic）與順勢醫療（hemopathic）哲學之間便已存在著艱難的「主流戰爭」（Starr, 1982）。這些競爭的其中一個特性是，來自各行各業人們所浮現出對於順勢醫療或整體醫療、互補或另類療法的一種新興偏好。

對抗醫療（二元的）哲學是美國的主流健康照護體系，其主張是建立在「對抗」的哲學基礎上。「對抗醫療」一詞有二個來源，第一種是來自於希臘，意謂「除去疾病」，因爲藥物是被用在對於徵候缺乏一致性或邏輯關係的基礎上。第二個定義是從德語字根而來，意謂「所有的治療」。對抗醫療是涵括所有已被證實的醫療體系，亦即：以實證科學及科學方法來證明疾病治療中的益處（Weil, 1983, p.17）。自 1855 年之後，美國醫學會（American Medical Association, AMA）便採用對抗醫療的第二種定義，開始斷然主張以此法來決定美國醫療業務執行者。舉例來說，在 1860 年美國醫學會拒絕女醫師加入醫學社群中，施行隔離政策，並要求禁止順勢醫療醫師。目前，對抗醫療學派的醫師對於其他健康照護者，像是順勢醫療師、整骨療法師、脊椎整療的醫療服務者，以及對於像是民俗助產士、藥草師、美國印地安巫師、女性傳統療癒者等人，早已顯出些微或極低的耐受性或尊重。對抗醫療的健康照護體系也就是現代醫療保健系統將在第八章討論。

順勢醫療（整體的）哲學是在美國的另一種健康照護哲學，本質上爲順勢或整體的。在 1790 年至 1810 年之間，順勢醫療法被德國的 Samuel C. Hahnemann 所發展出，並已非常廣泛的被使用在歐洲及其他世界各地中。此法在美國再次成爲愈來愈普遍的治療形式。

順勢醫療（homeopathy or homoeopathy）一詞源自於希臘的 homoios（意指類似的）及 pathos（意指苦難）二字。在順勢醫療的實踐中，被治療的主體是個人，而非疾病（Starr, 1982）。此體系，如先前所述，並未被對抗醫療派醫師所包容，但它卻持續的興盛並被許多民族所使用。它擁護一種整體的哲

學觀，將健康視爲是一種身體的、心理的、靈性整體的平衡。順勢醫療的照護包含一種廣泛的健康照護實踐並常被稱爲是「補助醫療」（complementary medicine）或「另類醫療」（alternative medicine）。互補的、替代的、非傳統的或非正統的治療並不遵行對抗醫療醫學科學標準中的醫學實踐，且在醫學及護理社群中也很少教授順勢醫療並提供此法於施行對抗醫療的健康照護體系中（包括：醫院各單位）。順勢醫療包括：針灸治療、按摩治療、推拿整復療法等。目前這些狀況逐漸在變化，針灸等服務反而在現代醫療保健環境愈來愈普及。

表 5-2 描述當個人生病時可能遵行的健康／健康照護選擇或途徑。對抗醫療體系包含了在主流健康照護文化中習以爲常或熟悉的服務，如：急性照護、慢性照護、公共／社區健康照護、靈性／心理健康、復健以及其他等。

在整體醫學療法（holistic medicine）中被歸類爲「補助療法」的照護形式有二種分類：「替代的」（alternative）或「整合的」，及「民族文化的」或「傳統的」（traditional）。第 4 章討論了現代療法或對抗療法。替代療法或整合療法，意指選擇使用一種不是其民族文化或宗教習俗一部分的治療，或是一些既非普遍被醫學院所教授，也不常在美國醫院及其他健康照護單位中被提供的措施。所謂傳統的治療則是指一種傳統民族文化的或宗教習俗一部分的治療方法。換言之，選擇以針灸作爲一種治療方法是歐洲裔美國人正在尋求的一種另類療法（alternative treatment），但使用此療法的華裔美國人，此方法則是源自於中國傳統文化的傳統醫學（traditional medicine）。

表 5-2　健康／健康照護的一些例子

健康照護 （二元的，心／身）	對抗醫療 慣用的方法	• 急性照護。 • 慢性照護。 • 社區／公共健康。 • 精神／心理健康。 • 復健。

健康照護 （整體的，心／身／靈）	另類療法（整合療法）	芳香療法。 生理回饋。 催眠療法。 長壽健康飲食法（macrobiotics）。 按摩治療。 反射學（reflexology）。
	傳統（民族文化）	印度藥草（Ayurveda）。 巫醫療法。 氣功。 靈療法（reiki）。 桑特利亞教（Santeria）。 巫毒教（voodoo）。

下列各項是另類／整合照護（alternative/integrative care）所挑選的一些例子：

1. **芳香療法**（aromatherapy）：目前常用的一種古老科學，使用基礎植物油以產生身體及情緒的強烈效果。

2. **生理回饋**（biofeedback）：使用電子儀器以測量皮膚溫度，由病人自主的控制皮膚反應。

3. **催眠療法**（hypnotherapy）：催眠的使用是刺激情緒並產生如血壓等的非自主反應。

4. **長壽健康飲食**（macrobiotics）：來自遠東的一種飲食生活方式並被久司道夫（Michio Kushi）修訂以適合美國人。此素食的食物原理包含陰陽食物能量的平衡。

5. **按摩治療**（massage therapy）：一種使用徒手技術以緩解疼痛並使能量返還給身體的方式，十分普遍用在現代與傳統的許多族群中。

6. **反射學**（reflexology）：處理與身體每個器官相對應的手部及足部反射點的自然科學，目標是清淨能量路徑並使能量流動全身。

下列是傳統或民族文化的健康照護體系所選定的例子：

1. **活力論**（ayurvedic）：始於距今 4,000 年前的印度古老療癒法，是以中國醫學為基礎所形成的醫療體系，是目前存在的最古老醫療體系。

此法使用食物、自然治療、藥草，主要目標是長壽及提升生命品質。

2. **巫醫療法**（curanderismo）：始於西班牙的傳統西班牙人（墨西哥人）健康照護體系，部分源自於印地安原住民的傳統實踐及西班牙裔的健康實踐。

3. **氣功**（qi gong）：是一種中國傳統醫學的形式，結合呼吸動作、冥想、調節等方式來促進並改善氣的流動（生命的能量），進而改善循環及強化免疫系統。

4. **靈療法**（reiki）：是一種日本的治療形式，建立在當靈性能量從一位專家被導引出時便能療癒病人靈性的基礎信念，進而能療癒身體。

5. **桑特利亞教**（santeria）：一種由此宗教專家所施行的傳統健康照護形式，此教派為一個融合非洲人及天主教信仰的宗教，也被發現在波多黎各人及多明尼加人的實踐中。

6. **巫毒教**（voodoo）：一種被巫毒教專家所遵行的傳統健康照護形式，是一種融合基督教及非洲猶巴人（Yoruba）的宗教信仰。

順勢醫療學派

目前我們所了解的順勢醫療是在 1870 年至 1930 年間開始發展的。在此期間，此種健康照護體系的根正在穩固的建立，且不拘一格的想法也與其他醫學思潮學派一樣，十分盛行。以下是當時發展起來的健康照護體系的例子：

1. **順勢醫療（Homeopathic medicine）**。如本章稍早所述，順勢醫療是在 1790 年至 1810 年之間由德國的 Samuel C. Hahnemann 所發展的。在順勢醫療的實踐中，被治療的主體是個人而非其疾病。專家藉由使用微量的植物、礦物或動物的成分來治療個人，並依據「相似原理」來選擇藥物。某種用來治療一組特定症狀的物質是一種若給與健康人使用時會導致這些徵候的相同物質。這些藥物是以極低劑量來被給與，被認為能提供免疫系統一種溫和但有力的刺激，進而有助於個人恢復。順勢醫療於美國愈來愈盛行，而在印度、英國、法國、希臘、德國、巴西、阿根廷、墨西哥等地則有更多的實踐（順勢醫療教育服務，未記載日期）。

2. **整骨療法（Osteopathic medicine）**。在 1874 年由斯蒂爾（A. T.

Still）博士於密蘇里州的柯克斯維爾市（Kirksville）所發展出的整骨學，它是美國獨特的一個醫學分支，亦爲一種獨特的醫療實踐形式，因其不仰賴外科或藥物的治療藝術。時至今日，整骨療法具有對抗療法的優勢，包括以處方藥物、手術、運用疾病診斷技術以及治療外傷。它還企圖發現並矯正人體這部機器中的所有機械失能。整骨療法是針對人體每一部分的結構、連結和功能，以調整或矯正干擾身體運作的認何有關的知識。今日，美國的整骨療法專家（DOs）爲合法證照執業者且以病患爲中心。他們像其他醫師一樣，完成 4 年醫學院課程及 1 年的見習，並在某一特殊領域中成爲更進階的住院醫師。他們選擇像醫師一樣相同的課程，常使用相同的教科書且參加相同的執照考試。醫師與整骨療法專家之間的區別在於，整骨療法專家除了使用醫學診斷與處置的現代科學形式之外，還會使用骨、肌肉、關節推拿作爲治療方式。當整骨療法專家在確認一項診斷時，他們也使用結構式的診斷標準並考量身體結構與器官運作之間的關係。整骨療法醫師具有與醫師相同的合法權力來治療病人（AACOM, 2015）。

3. **推拿整復療法（Chiropractic）。推拿整復療法是一種健康保健專業，專注於身體結構（主要是脊柱）與其功能之間的關係。**此療癒形式受到爭論已超過一世紀之久。此法支持疾病理論（disease theory）並採取不同於對抗醫療的一種治療方式。此法是由位於愛荷華州的達分波特市（Davenport），名爲丹尼爾大衛·帕麥爾（Daniel David Palmer）的書店店長於 1895 年所發展出的一種治療形式，亦被稱爲是「磁性療癒者」（magnetic healer）。帕麥爾（Palmer）的推拿整復療法理論爲：疾病的發生是由於大腦與身體器官之間的「心理脈衝」（mental impulses）正常傳導受到干擾所致。此干擾是因脊椎骨錯位（未呈一直線）或半脫臼所引起，會減少使來自大腦的「生命能量」（vital energy）流經身體所有部位的神經與脊髓。治療包括徒手操作方式來根治半脫臼（American Chiropractic Association, 2015）。

4. **基督教科學派（Christian science）。**科學至上主義的宗教哲學被放在對抗醫療及大部分的順勢醫療哲學與服務體系之外。基督教科學派成爲一種靈性療癒體系，在 1875 年由瑪麗貝克·艾迪（Mary

Baker Eddy）所撰寫名爲《聖經是打開科學與健康之鑰》（*Science and Health with Key to the Scriptures*）一書中首次被解釋（Eddy's book）。「基督教科學派」一詞被艾迪（Eddy）引用標示爲一種神聖療癒的科學體系。此治療體系揭示二部分：

■ 透過對於聖經的一種靈性感知來發現此種心靈療癒的神學科學。

■ 藉著目前的論證，證明一種稱之爲耶和華神蹟的非特定神意現已消失，取而代之的是他們所主張的天賜原則（Eddy, 1875, p. 123: 16-27）。

在發現靈性療癒法之前，艾迪（Eddy）本人的早期研究與實驗是順勢醫療、對抗醫療、飲食等。但最後，他發現了「一種創造永恆健康的心理方法」（Eddy, 1875, p. 79: 8-9）。

基督教科學派學者能自由選擇自認爲最有效的健康照護的方法。他們的選擇並未受到教會強迫，而是由個人與家人作出決策。基督教科學派學者，像其他人一樣，致力於對抗現代醫學方法與技術所產生的道德、社會、文化等意涵，包括：基因療法、複製技術、人工生命支持系統。他們對於重要的社會健康議題，像是墮胎、節育、輸血和器官捐贈等，主張自我的選擇。基督教科學派學者以聖經及《科學與健康》一書的內容來回答人性的最深奧問題（Graunke, K., January 8, 2003，個人採訪）。

國立輔助與整合醫學研究中心

該機構成立於 1998 年，最初名稱爲國家輔助與另類醫學中心（NCCAM），並且設置在美國國立衛生研究院。到了 2014 年 12 月，它更名爲國家輔助與整合健康中心（NCCIh）。NCCIh 是美國聯邦政府爲了輔助和綜合健康方法科學所領導的研究機構。其主要任務爲透過嚴謹的科學調查，驗證輔助和綜合健康方法是具有有效性和安全性，以突顯它們在改善健康和醫療保健方面所扮演的角色。該機構的目標是：

1. 優化症狀管理的科學和實踐。

2. 發展有效、實用、個性化的策略來促進健康和福祉。

3. 運用以最佳的實證爲基礎的決策，來強化輔助和綜合健康相關方法並融入於醫療保健和健康促進（NCCIh, 2015）。

　　NCCIh 將有別於傳統醫學領域之外的同健康保健途徑描述爲輔助或另類方法。當一種非主流實踐與傳統醫學一起使用時，此被認定爲「互補的（輔助）」。當非主流實踐取代傳統醫學時，則被認定爲「替代的（另類）」。在討論非主流實踐與產品的來源時，該機構通常使用「輔助健康方法」一詞。當論及輔助方法被納入主流醫療保健時，則使用「整合性健康」。大多數輔助健康方法都隸屬於兩個次群體── 天然產品或身心實踐。研究的主題從巴西莓到鋅，都是該機構可能或曾經探究過的主題。使用特殊的飲食或藥物來治療癌症則是另類療法中的一個案例，而非僅是接受過去醫生所推薦的手術、放療或化療。

　　美國國家衛生研究院發現，有 1/3 的美國人除了診療室以外會尋求其他健康方面的幫助。魚油、益生菌、褪黑激素、深呼吸、**推拿整復**師和瑜伽等，這一些另類作法，讓他們感覺身體更好。大多數的美國人會以這些方法來輔助傳統的照顧。約 5% 的美國人僅以另類醫學爲主（Christensen, 2015）。

　　除此之外，2012 年全國健康訪談調查（NhIS）中，有一項是針對美國人使用輔助健康方法的綜合調查結果，發現 17.7% 的美國成年人過去曾經有食用維生素和礦物質以外的膳食補充品（NCCIh, 2015）。再者，根據 2009 年 7 月美國政府調查公開的統計結果，美國成年人尋求輔助和另類醫療（CAM）執業者看診，以及購買 CAM 相關產品、課程和材料上，總自費額度爲 339 億美元（Nahin, Barnes, Stussman & Bloom, 2009）。

　　輔助和整合性療法的利用快速增長。Astin 早在 1998 年已提出三種理論來論述人們尋求這些照顧的原因：

1. 不滿意：病患認爲對抗療法是無效的，且會造成不良影響，甚至是沒有人情味、太昂貴或太技術化等，因而產生的不滿意。
2. 個人控制的需求：另類療法的提供者在非制式以及更賦權的條件下，提供病患處於醫療保健決策中擁有更多自主權和控制權的機會。
3. 哲學一致性：另類治療方法與病患的價值觀、世界觀、靈性哲學，或與其（特定）健康／（共通）健康和（特定）疾病／（共通）疾病的屬性和意義有關的信念一致。現行這些療法常被癌症、關節炎、慢性背痛或其他疼痛、壓力相關問題、愛滋病、胃腸道問題和焦慮症等的病患使用。

很難從互補及替代醫療觀點中挑出哪些面向非常寶貴，或只是一個騙局。從病人或療癒者的觀點來看，若他相信藥草、食物或藥丸的功效，就不是騙局。從醫療機構的觀點而言，唯恐失去其專業領域，一旦這些藥草、飲食、藥丸或療癒者符合科學性的無效就是騙局，他們就會阻止人們使用這些療癒者或其他醫療服務者相信爲有效的處置。自十九世紀末開始，便已存在對抗醫療及順勢醫療哲學之間的緊張性。

本章探討與健康與疾病的傳統方法以及健康傳統模式；個人在民俗醫學、自然醫學或巫術宗教醫學方面的選擇；健康／健康維護、保護和／或恢復的輔助和整合方式；以及當代美國時勢下的其他健康／醫療學派。同時，在本章中，我們探討了維持、保護和恢復健康的傳統方法；病患可選擇的作法；以及健康／保健理念。

學習資源

欲了解本章節相關的議題回溯、案例研究及教學內容，請連結 pearsonhighered.com/nursingresources 的學生資源網站。亦可在學生資源網站上找到文化照顧指南和文化照顧導覽。點擊第五章以選擇本章相關單元。

Box 5-2

持續探索

應保持對健康領域無數參考文獻學習的彈性，建議可以參考以下（或更多）的資源：

順勢療法教育服務

國家輔助和整和健康中心

美國整骨醫學協會

美國推拿整復醫學學會

參考文獻

American Association of Colleges of Osteopathic Medicine (AACOM). (2015). *The difference between U.S.-trained osteopathic physicians and osteopaths trained abroad.* Retrieved from http://www.aacom.org/home

American Chiropractic Association. (2015). *What is chiropractic?* Retrieved from http://www.acatoday.org/Patients/Why-Choose-Chiropractic/What-is-Chiropractic

Astin, J. A. (1998, May 20). Why patients use alternative medicine: Results of a national study. *Journal of the American Medical Association, 279*(19), 1548–1553.

Christensen, J. (2015). A third of Americans use alternative medicine. *CNN.* Retrieved from http://www.cnn.com/2015/02/11/health/feat-alternative-medicine-study/

Dundees, A. (1992). *The evil eye: A casebook.* Madison: University of Wisconsin Press.

Eddy, M. B. (1875). *Science and health with key to the scriptures.* Boston, MA: Christian Science Publishing.

Homeopathic Educational Services. (n.d.). Retrieved from http://www.homeopathic.com/

Hopkins, E., Woods, L., Kelley, R., Bentley, K., & Murphy, J. (1995). *Working with groups on spiritual themes.* Duluth, MN: Whole Person Associates.

Leontis, A. (2009). *Culture and customs of Greece.* Westport, CT: Greenwood Press.

Maloney, C. (Ed.). (1976). *The evil eye.* New York, NY: Columbia University Press.

Nahin, R. L., Barnes, P. M., Stussman, B. J., & Bloom, B. (2009). *Costs of complementary and alternative medicine (CAM) and frequency of visits to CAM practitioners: United States, 2007* (National Health Statistics Reports, No. 18). Hyattsville, MD: National Center for Health Statistics. Retrieved from https://nccih.nih.gov/research/statistics/costs

National Center for Complementary and Integrative Health (NCCIH). (2015). *Complementary, alternative, or integrative health: What's in a name?* U.S. Department of Health and Human Services, National Institutes of Health. Retrieved from https://nccih.nih.gov/health/integrative-health

Radford, B. (2013). The evil eye: Meaning of the curse and protection against it. *Livescience.* Retrieved from http://www.livescience.com/40633-evil-eye.html

Spector, R. E. (1983). *A description of the impact of Medicare on health–illness beliefs and practices of white ethnic senior citizens in central Texas* (Doctoral dissertation, pp. 126–127). University of Texas at Austin School of Nursing. University Microfilms International, Ann Arbor, MI.

Weil, A. (1983). *Health and healing.* Boston, MA: Houghton Mifflin.

Winkler, G. (1981). *Dybbuk.* New York, NY: Judaica Press.

Yoder, D. (1972). Folk medicine. In R. H. Dorson (Ed.), *Folklore and folklife* (pp. 191–193). Chicago, IL: University of Chicago Press.

Zola, I. K. (1972). The concept of trouble and sources of medical assistance to whom one can turn with what. *Social Science and Medicine, 6,* 673–679.

第六章 療癒傳統

怡懃・蘇米　譯

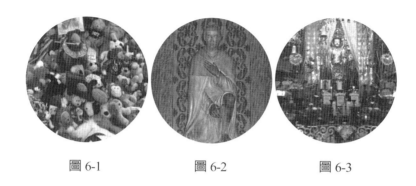

圖 6-1　　　　　　　圖 6-2　　　　　　　圖 6-3

薩摩亞人，請記住你的文化。

目標

1. 確定此做法是古老癒合形式的一部分。
2. 區分信仰傳統和醫治之間的相關性。
3. 確定被選擇的聖者會與健康問題有關。
4. 討論盛行的虔誠行為和靈性旅程的各種目的與終點。
5. 討論療癒與今日健康／健康信念和實踐的相關性。
6. 描述各種療癒形式。
7. 在特定信仰傳統下區分出生及死亡的儀式。

療癒的傳統鏈結並喚起了無數的意象和體驗。本章一開始的圖像為聖徒和朝聖之地，讓人們能前往尋求健康或療癒。圖 6-1 是發生在 2013 年 4 月 15 日，於波士頓馬薩諸塞州（Massachusetts）所發生的「馬拉松爆炸案」（Marathon Bombing）其現場的紀念神殿，當時造成 3 人死亡以及 260 人受傷。圖 6-2 是加州的 San Juan Capistrano 市的塞拉教堂（Serra Chapel），守護癌症患者的主保聖貝肋格靈（St. Peregrine）雕像。圖 6-3 是夏威夷的檀香

山（Hanolulu）的一座佛教聖地，人們前往此祈求健康和療癒。

　　思考你個人的經歷和背景：

　∞ 是否在你的生活中有遇到想要改變的困難？是否正在尋找一個無法
　　輕易解決問題的答案？你是否了解自己的民族宗教習俗下的療癒
　　（healing）傳統，或者你可能會去哪些地方尋求協助？

　∞ 在你的家庭和民族文化傳統中有哪些療癒（healing）的作法？哪些神
　　殿聖徒或朝聖之地是你的傳統的一部分或是你已前往過？在多數人心
　　裡，本篇開頭的神殿是無價之寶，倘若讓你從自己的傳統習俗中挑選
　　三個與療癒有關的圖像，會是什麼呢？

　　何謂療癒（HEALING）？若從巫術宗教的觀點而言，此詞的隱喻為何？
哪些因素使得人們前往美國或世界各地的神聖之地？是否因為經驗到無法抗拒
並無法找出合理答案的事件，進而前來尋求其他的慰藉與解決之道？尋求療癒
的現象普遍存在於全世界，每個宗教及族群都提供此類的實質信念與實踐。這
些來自於巫術或信仰的不同健康照護形式例子是傳統醫療體系嗎？本章透過介
紹療癒的廣泛巫術宗教信仰及實踐來探索這些問題。本章也會討論與出生與死
亡等生命週期危機的跨文化傳統，這些現象與療癒方面的信念及實踐密切相
關。

療癒（HEALING）

　　護理專業歷史開始於佛羅倫斯・南丁格爾（1860 年）對於「自然療癒」
（nature heals）的知識。近代，布萊特納（Blattner, 1981）撰寫一本有助於
護理人員以全貌觀點來提升病人生活並療癒其身體、心理、靈性的書籍。克里
格（Krieger, 1979）在《治療性觸摸》（*Therapeutic Touch*）一書中，發展出
一些教導護理人員使用雙手來療癒的方法。華勒斯（Wallace, 1979）描述一
些能協助護理人員訂立診斷並提供靈性護理的方法，她指出「靈性」一詞常與
「宗教」（religion）視為是同義字來使用，但二者情況並不相同。若護理人
員將二名詞建立在健康照護及評估護理需求的同義字基礎上，則可能會掩蓋住
一些病人的最深層需求。靈性照護（spiritual care）意指一種更寬廣的掌握住
人類生活的各種意義與追尋。這些問題除了來自護理的答案之外，護理人員也
能從人類學、社會學、心理學、宗教等的古典與歷史觀點的概念中獲得。

本文將以人類學及社會學對於環繞於療癒的相關儀式、風俗、信念、實踐等的敘述爲主。蕭（Shaw, 1975, p. 121）主張「只要個人實踐了巫術藝術，他便是在透過療癒實踐來尋求個人的不朽」。巴克斯頓（Buxton, 1973）描述曼達里人（Mandari）的傳統信念及土著療癒儀式，以及個人如何將自我視爲是與上帝及地球相關的這些儀式來源。在此文化中，療癒者經驗到宗教的召喚使其成爲一名療癒者。療癒是與邪惡及移除病人身上邪惡等的信念相關。那格利（Naegele, 1970, p. 18）描述我們所處的社會是將療癒視爲是一種「專業的實踐」（professional practice）形式。然而，他宣稱「療癒」不完全是一種專業壟斷，也有像是「專業化的替代療法」（specialized alternatives）等的幾種非專業療癒形式。其中這些形式包括：基督教科學派、推拿整復療法、民俗醫療、江湖醫術（quackery）等不同合法類型的邊緣化專業活動。他指出：「若要了解現代社會，便要了解存在於支配每日生活的傳統類型與自我意識層次的理性，二者之間的緊張關係。」

心理學領域中關於療癒的文獻非常豐富。薛姆斯與史特林（Shames and Sterin, 1978）描述使用自我催眠來療癒，以及「深層心理學家」（depth psychologist）普羅果夫（Progoff, 1959）將「深層」一詞解釋爲「人類的所有面向」，他廣泛撰寫關於個人對於內在自我的發現能作爲一種療癒與創造力方式的書籍。

克里普納及維洛多（Krippner & Villaldo, 1976, p. viii）主張「在療癒與科技之間存在一種基本的衝突」，且「療癒與其他重要的眞實奇蹟被視爲是上帝，無法與科學的眞實相容」。他們更進一步主張療癒的起源與身心相關（psychosomatic），只具有安慰劑的效果。

與宗教及療癒相關的文獻非常豐富。最初的來源是聖經及祈禱。畢希（Bishop, 1967, p. 45）和麥克納特（MacNutt, 1974）討論奇蹟及其與療癒的關係。兩位作者一致認爲「奇蹟必須被認爲是與所發生的時間與地點相關」。他們更進一步描述「信念」與療癒的關係，正如畢希（Bishop）所說「某事持續發生在信念療癒的過程中」，「療癒是例外而非規則」。他也指出透過相信而產生的療癒常不被接受爲一種簡單的事實，而是一個值得欣喜的事件。

福特（Ford, 1971, p. 6）描述了一些心理治癒與靈性療癒的方法。他以三個面向描述苦痛：身體、心理、靈性。

他詳盡描述靈療法（telotherapy），也稱為是靈性療癒法（spiritual healing），此法兼具一種方法與邀請。他的主張是，完全的療癒只會發生在有至高無上的愛─神聖的愛（agape love）並未與上帝疏離才會發生。羅素（Russell, 1937, p. 221）及克萊姆（Cramer, 1923, p. 11）宣稱療癒是上帝獨占的工作。羅素（Russell）認為「上帝透過健康傳達祂的旨意」，克萊姆（Cramer）則是將重點放在人符合上帝的旨意，他認為只有永恆的健康才是真理，療癒是耶穌的禮物，是一種靈性的禮物。

在哈納（Harner, 1988）的著作中可以找到其他驗證療癒的形式，他認為薩滿教（shamanism)（療癒）的重要在於「提供了一種古老方法以解決日常問題」。其他如喬普拉（Chopra, 1989)、福克斯（Fox, 2000）和穆爾賈尼（Moorjani, 2012），則重視個人與療癒的實用元素。多西（Dossey, 1993）則專於療癒情境下祈禱的力量。

療癒（HEALING）的古老形式

生病被認為是一個危機，遠古人類早已發展了療癒的精細體系。再者，生病的導因被歸因於體內或體外的邪惡力量使然。療癒的早期形式是針對邪惡的去除，一旦發現某種有效的處置方法時，這方法便會以些微改變的形式被世代承傳。

若引起生病的邪惡來源是在體內，則處置重點則包括在體外繪製邪惡，可能也會同時合併使用會造成嘔吐或腹瀉的瀉劑，或是放血術，亦即：使病人流血或將血液吸出體外（此法並不是歐洲中古世紀的理髮師所開始使用的，在古代便已有放血術）。而以水蛭吸血則是將腐敗體液移除的另一種方法。

若邪惡的來源是在體外，則有許多處理的方法。「外在」邪惡的一個來源是巫術，在一個社群中常有許多（或單一）與其他人不同的人們，當發生一個無法解釋或無法治療的生病時，這些人們（或個人）時常便被視為是此病的肇因者。在此種信念體系中，成功的處置仰賴被懲罰者相信且認同應對生病負責任（確定的是，代罪羔羊的施行有部分是源自於此信念）。藉由驅逐或處罰社區中的罪人，就能治療生病。在一些社群中，療癒者自己被視為是巫師並擁有邪惡技術。對古人類而言，將事情扭轉乾坤並用此技術來譴責個人以治療引起生病的導因或治療生病，是一件非常容易的事。

各種儀式的應用都會涉及病人的處置。病人常會與家人及社群隔離，同時依習俗會吟唱對病人有益的特定祈禱及咒文，也會經常祭祀及跳舞以達到治療生病的效果。療癒者的儀式常包括將咒文以外來語言朗誦給一般大眾聽（也就是說方言），此對於觀眾來說是很陌生的儀式。基於此儀式信念，有時療癒者自己也會被人們排斥。

生病的另一個被相信的導因是社群中的人們的嫉妒。結果，預防此種生病的最好方法就是避免引發朋友及鄰居的嫉妒。處理的方式是取消任何可能會激起嫉妒的活動，即便此行為可能使個人無法完成「生活的使命」，此乃因害怕可能引起的靈性傷害行為並對此負責的結果。

今天，我們傾向於將古人的療癒方法視為是原始的形式，但終有一天我們會完全感激他們所帶來的成效。我們只需簡單觀察便會發現，這些方法至今仍以許多形式存在並維繫了人類的生存。

宗教與療癒（HEALING）

宗教對於個人在健康及生病的感受上，扮演重要的角色。正如文化及民族性對於個人在詮釋其所處環境中的事件一樣，是穩固的決定因素，宗教也是如此。事實上，個人信念體系中的宗教觀起源往往很難區分，到底是來自於其宗教背景或其族群文化傳統。有些人可能共享一種共同的民族性，而有不同的宗教，另一群體雖共享相同的宗教，但卻包含多種族群及文化背景。倘若相同族群中的每個人都有相同的宗教實踐或信仰，實在不安全的。例如，有一名墨西哥裔美國婦女，當時她的幼子正在等待進行一項緊急手術時，我曾詢問她是否需要我幫她打電話給牧師，這位婦女很生氣。當時我並不了解她的憤怒，直到知道她是衛理公會教徒（Methodist）而非天主教徒時，簡直尷尬到家。也就是說，我已做一個不適當的假設。後來她告訴我：並非所有奇卡諾人都是天主教徒。在聽到人們的預設立場多年之後，她學會到憤怒的回應。

宗教強烈影響人們詮釋並反應生病徵候與症狀的方式。在許多情況中，個人的宗教及虔誠行為所決定的不僅是「信心」在恢復過程中扮演的角色，更是對於一種既定處置與療癒過程的回應。這當中的每一項（宗教、民族性及文化），都被編織入個人對於治療處置與療癒的結構中。

在本章中包括實在太多的宗教信仰及與療癒相關的實踐。因此，在本章屬

於導論性質的內容中，討論耶穌基督背景的宗教療癒信念，應較為可能。

聖經舊約（Old Testament）並不像聖經新約（New Testament）一樣將重心放在療癒上。上帝被視為具有凌駕於生命與死亡之上的全能力量，是全人類災禍的療癒者。上帝是所有好事與不幸事件（包括生病）的贈與者。生病反映出上帝與人類之間的一個裂痕。在聖經〈出埃及記〉（Exodus）15：26 中寫著：上帝被宣布為至高無上的療癒者，「我將不會讓任何加諸於埃及人身上的生病於你之上，因為我是上帝，你的療癒者」。在聖經舊約〈申命記〉（Deuteronomy）32：39 中的一頁中寫著「我被殺死並復活，我雖受傷但自我療癒」。猶太教的傳統主義者相信「生病的療癒是來自於上帝並透過他的使者，醫師」。耶穌就是使一位病人抱持相信上帝及醫師能治療的希望（Ausubel, 1964, pp. 192-195）。每週的安息日和其他時間都會邀請信徒說出他們祈求恢復健康者的名字，並背誦祈禱文來治療癒疾病。

羅馬天主教傳統的療癒實踐包括各式的信念，以及兼具預防與療癒特性的許多實踐方式。舉例來說，死於西元前 316 年的聖徒聖樂修（Saint Blaise）為亞美尼亞（Armenian）的主教，被尊崇為喉嚨痛的阻擋者。在他的節日（2月 3 日）進行咽喉祈福慶典，主要是起源於他移除一名男孩已吞下的魚骨而奇蹟的挽回其生命的傳統（Matz, 2000）。其他與生病相關的聖徒包括：失明療癒之聖徒奧迪利亞（St. Odilia）；療癒霍亂之聖徒聖維特（St. Vitus）；懷孕守護之聖徒聖雷蒙‧雷敏（St. Raymond Nonnatus）；眼疾療癒之聖徒露西（St. Lucy），以及精神疾病療癒之聖徒丁芬那（St. Dymphna）。這些聖徒是被眾多信徒祈禱的對象，祂們可能被做成可以佩戴的勳章、家裡的圖像掛飾或信徒隨手攜帶的祈禱卡（Catholic Saints Online, 2015）。

有更多的聖徒也應該被關注；有些訊息是我的建議，但你可以向患者討論。我所照顧的一位患有末期結腸癌的年輕女性。此時我們開啟守護癌症患者的主保聖貝肋格靈（St. Peregrine）的談話，她分享了聖者的信仰，並展示她隨身攜帶的一枚勳章，這些分享足以讓她感到安慰。

靈性旅程

在美國和世界各地，人們到多到不勝枚舉的教堂或神社進行朝聖之旅以追求特殊的恩惠及祈求。這些神社與巫術宗教俗民的醫學與使用護身符、聖語和

聖行的皆有關係，例如，在許多神社裡，信徒會會留下物品、請願書、金錢，和／或者點燃蠟燭。神社的範圍可以從小型的紀念館，例如在致命事件或事故傷害的地點所建造的神社（圖 6-1），到大型知名的神殿為人們特定宗教傳統一部分的所在地，或在此處信徒可以指定療癒者給予現場祈禱或請願。在美國乃至世界各地，人們會前往多數的神社進行朝聖，以尋求特殊恩惠和療癒。神社不限於單一信仰傳統，它可以是世俗的，也可以是宗教的。多年來，我前往許多神聖的社殿，了解到這得確是不平凡之處。每個神社的基本要素都是讓朝聖者感到平靜和安祥；一種平靜及舒緩的氛圍；也是當祈禱訴願獲得回應，特定問題被解決或療癒，朝聖者感恩的留下請願書和／或物品的地方。大部分的神社周遭都有水源，因為從神社取水是信仰傳統的一環。

列舉位於美國的神社例子：

- 於 2001 年 911 事件發生的世貿中心廢墟中，發現一顆碩果僅存的 Callery 梨樹；這一棵梨樹重新被種在 911 紀念公園中，成為世俗的聖地，無數的人前來參拜以表達敬意。圖 6-4 的圖片中，可以看到較低的樹枝上覆蓋著「克勞特斯（clouties）」，此為一種古老的凱爾特（Celtic）傳統為了療癒而祈禱和供養的方式。國家 911 紀念博物館在世界貿易中心開幕啟用，為了紀念此事件中的受害者和倖存者。

- 紐約皇后區的梅納赫姆·孟德爾·施尼爾森（Menachem Mendel Schneerson）墓地，聚集了來自世界各地的猶太人為了祈禱並尋求療癒的一個聖地，朝聖者報告了經歷該聖地後被醫治的經驗（圖 6-5）。

- 新墨西哥州的奇馬約（Chimayo）是埃斯基普拉斯勳爵（Lord of Esquipulas）的神殿所在地。這座神殿是在 1814 年至 1816 年之間被建立，幾乎每年都有數千人來此朝聖。此處亦被稱為「美洲的盧爾德」(Lourdes of America)，而且不勝枚舉的療癒方式在此被報導（圖 6-6）。神殿的地板上有一個洞穴，朝聖者相信吃掉洞穴裡的泥土可以治癒許多的疾病。甚至是將水和泥漿混合塗抹在身體上（Welcome to El Santuario de Chimayo, 2010）。

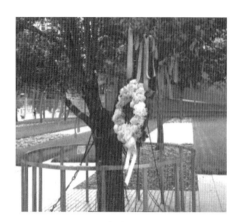

圖 6-4　紐約市 Callery 梨樹

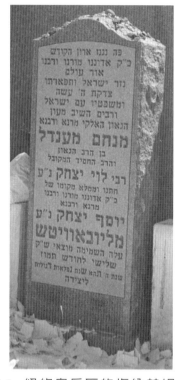

圖 6-5　紐約皇后區的梅納赫姆‧孟
　　　　德爾‧施尼爾森（Menachem
　　　　Mendel Schneerson）墓地

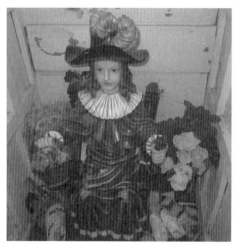

圖 6-6　奇馬約（Chimayo）―埃斯基普
　　　　拉斯勳爵（Lord of Esquipulas）
　　　　的神殿

　　世界上最受尊敬和知名的三個聖地位於法國、西班牙和葡萄牙：

■ 法國的盧爾德（Lourdes）最被人相信是聖母瑪利亞顯現在一個磨坊工
　女兒伯納黛特‧蘇比魯斯（Bernadette soubirous）的地方。1858 年，
　她在岩洞中經歷聖母瑪麗亞的顯現，根據報導，聖母曾多次顯現在她
　面前。在這個地方已經有 67 種被接受的靈丹妙藥，無數個朝聖者――

每年超過 500 萬人曾去過那裡。目前請願書可線上申請（Lourdes, France, n.d.）。

■ 另一座知名的神殿位於西班牙的巴塞羅那（Barcelona）附近的一座鋸齒狀的高山上，著名的蒙特塞拉特夫人（Lady of Montserrat）聖地。自 13 世紀以來，朝聖者就已經參拜過崇敬神奇的黑色聖母雕像（Black Madonna），不僅如此，有許多奇蹟也在此被報導過（Abadia de Montserrat, 2015）。

■ 法蒂瑪（Fatima）是供奉聖母瑪利亞的聖地，它位於葡萄牙中部的一個小村莊，距離里斯本（Lisbon）不遠處。於 1917 年，三個牧童目睹一位自稱「玫瑰經聖母」（Lady of the Rosary）的顯現。1927 年全國第一次在此舉辦朝聖活動，無數的奇蹟同時被發現與報導。祈禱和請願書皆可於網路上辦裡（Santuario de Fatima, 2015）。

你只需要參訪這些卓越不凡的療癒場所並見證信仰，即已開始理解它們在療癒和信仰的複雜範疇中的重要貢獻。當一個人在接受醫療保健時，宗教允許或不允許的內容具有多樣性。以下運用一些範例說明不同宗教背景的人，在健康／保健（health/HEALTH），療癒／治癒（healing/HEALING）以及與醫療保健，於多元信仰影響下的相關事件：

■ 佛教徒可以允許在必要時進行墮胎、節育、輸血和捐贈器官。他們對藥物和療癒信仰和實踐並沒有任何限制。

■ 基督徒在健康相關的做法上有許多地方具有差異，基督徒可能允許墮胎、人工授精、節育、輸血和輸血液製品，並能接受大多數的藥物和器官捐贈。但是，羅馬天主教徒被禁止墮胎，並且只能使用自然節育。

■ 印度教徒沒有任何有關墮胎的政策，能接受所有類型的節育、輸血和輸血液製品，藥物和器官捐贈亦可被接受；允許遵循傳統的療癒信念和做法。

■ 耶和華見證人禁止墮胎、人工授精、輸血和相關血液製品、信心療癒、器官捐贈和節育。

■ 猶太教允許大部分的教派可以進行治療性流產和人工授精；嚴格的飲食律法，包括不混合牛奶和禁止食用肉類、豬肉製品和貝類；對藥物沒有任何限制，除非是從豬禽類萃取出的胰島素制劑；猶太教亦允許

大多數外科手術。

■ 摩門教徒禁止墮胎，不採用節育措施，相信上帝的力量可以帶來療癒，使用雙手接觸的療癒方式，對藥物和大多數外科手術沒有限制。

■ 穆斯林無法接受墮胎；禁止豬肉和酒精；不允許安樂死；對輸血和血液製品沒有限制；能允許大多數外科手術（Andrews & Hanson, 1995; Beliefnet, 2015）。

請記得，以上所述的只是範例，建議你不要從以上訊息來與患者和家人對話，我們敦促你在與患者和家人相關時不要從這些信息中概括。對可能存在的不同觀點表示尊重、敏感和理解，並能夠向患者和家人傳達你希望了解他們對健康和醫療保健的基於信仰的觀點的願望，這一點很重要。

療癒與今日的信念

並非是個意外或巧合，當今，尤其更勝前幾年，我們不僅好奇、更十分關注於祖先所使用的療癒方法。有些現今健康照護體系的評論家決定要譴責此體系，像依希利（Illich, 1975）這樣較尖銳的批評家，指出此體系無法為人類創造一個烏托邦。但明顯的是，那些擁抱溫和觀點的人卻認為：生病一直會發生，他們在治療或預防生病的能力較我們卓越。再者，許多人正在尋求在療癒藝術及民俗醫療中有知識者的服務，因許多病人在其生命中的一些時間點上，或更明確說是生病期間，可能選擇醫療機構之外的服務模式，因此了解這些療癒體系便顯得非常重要。

療癒的類型

回溯與療癒及靈性相關的文獻後，發現有四種類型的療癒：

1. **靈性療癒法（spiritual HEALING）**：當個人正經驗到心靈的生病時，便使用靈性療癒法。苦難（suffering）的導因是個人的罪，處理方法是悔改，此法是遵循一個自然的療癒過程。

2. **內在療癒法（inner HEALING）**：當個人正罹患一種情緒（靈性的）的生病時，便使用內在療癒法。問題的根源可能深藏於個人的意識或無意識心靈中，處理方法是療癒個人的記憶，療癒過程非常微妙且敏感，需花費相當多的時間及努力。

3. **身體療癒法（physical HEALING）**：當個人正罹患一種疾病，或因一場意外事件而造成身體損傷時，很適合使用身體療癒法，此法常伴隨著碰觸手部並說靈言（speaking in tongues），個人位在領導者及祈禱群體的上方並接受祈禱。

4. **釋放或驅邪（deliverance or exorcism）**：當身體及心理遭到外在邪靈傷害時，便使用驅邪方式。為了產生效果，個人必須將邪惡釋出或驅逐出。有一部一直非常受歡迎的電影：大法師（Exorcist），就是這些信念的證據。順此一提，有一位在我課堂中授課的牧師陳述他自己到目前為止，都不會把祭壇借出用來驅邪。然而，他卻也小心謹慎的不會完全不相信驅邪這件事。

無論是過去或現在，人們都是由於接受到來自天意的療癒天賦而成為療癒者。他們經常是在視覺中收到此天賦且不可向其他人解釋他們如何知道該怎麼做。但有的療癒者則是從父親處學習技術。大部分後天獲得技術的療癒者都是女性，日後女性會將此知識傳承給女兒。而使用藥草及其他製劑把邪惡從生病者體內移出的人即是藥草師（herbalists）。其他的療癒者還包括撿骨師及助產士。儘管遠古人類並沒有區別身體與心理的生病型態，然而一些療癒者會使用古典心理治療（psychotherapy）來更實際的解決問題。

在一般大眾中有許多療癒者，有些被認為是合法的，而另一些則是非法，他們的身分從家庭主婦與牧師到吉普賽人及巫師等，許多人尋求這些療癒者的服務。在現代健康照護專家及傳統療癒者（表 6-1）的實踐範圍之間有許多形式上的差異性。

表 6-1　健康照顧提供者

傳統整體療癒者	現代醫療保健者
1. 維持非正式的、友誼的及全家人的感情關係。 2. 日或夜都可到府。 3. 與戶長商討診斷，創造一種敬畏的心情，且告知所有家庭成員，不是獨裁的，具有社會性的情感關係，	1. 業務性質的、正式關係。只處理病人，但有可能涉及家庭成員。 2. 病人必須去醫師的營業處或診所，且只有在白天診療時間。可能必須等候數小時才能輪到檢查。很少拜訪家庭。

傳統整體療癒者	現代醫療保健者
建立對治療的期待。 4. 費用通常比醫師便宜。 5. 與神聖的世界相連結；具有象徵性的、靈性的、有創造力的，或神聖力量的情感關係。 6. 與病人分享世界觀，亦即說相同的語言，居住在相同的社區中，或在一些相似的社會情境中。可能認識相同的人們。了解病人的生活方式。	3. 家庭的其他成員通常被忽略。單獨處理病人且可能只處理病人的一部分。獨裁的方式創造出恐懼。 4. 費用比療癒者昂貴。 5. 現世的。對既定生病狀態的宗教信仰或意義較不關注。 6. 通常不與病人共享世界觀，亦即：無法說相同的語言或生活在相同的社區中。或不了解社會經濟情況。不了解病人的生活方式。

　　我曾拜訪幾位傳統療癒師，當中有一位來自波多黎各的傳統療癒師Santero，他被賦予「能給最需要的人帶來安慰」的美譽。我約時間拜訪，但當我抵達時，他告知如果我想學習他的做法，那麼必須「靜坐」。我配合後，他詢問我的病史；檢查我的頭和手（觸診和視診）；而且，拋了多個瑪瑙貝殼（深入檢查）。然後他講述了一個故事，讓我詮釋它，再根據我的詮釋，教我如何面對自己的「問題」。2008 年，我因為膝蓋問題到洛杉磯拜訪另一家Santero 並接受了治療。他用深色液體按摩我的膝蓋，念了幾句咒語，隨後用白色的大床單裹住我，把我放在他的院子中央清潔（limpia）──讓酒精點染火焰圍繞在我周遭圍成一圈（圖 6-7）。我很欣賞這種治療，讓我的膝蓋好了一段很長的時間！

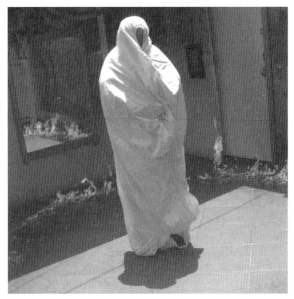

圖 6-7 火焰圍成一圈

與生命週期有關的古老儀式

今天，正如古代所執行的一樣，宗教在環繞於出生及死亡的儀式中也扮演著一個角色。許多在出生及死亡時遵行的儀式起源於遠古人類的實踐中。請將你閉上眼睛片刻並想像自己在數千年前的生活。沒有電、沒有自來水、沒有浴室、也沒有鉛工業，夜晚黑又冷，時間節律的唯一表象就是季節的改變及天空中出現不同行星及星星的明顯運行方式。你是被其他動物或未知物所獵食的動物之一。你如何持續生存？在此種經常充滿敵意的環境中，有哪些儀式及實踐協助你維持平衡？今天有許多的實踐迅速成長都是源自於此種環境。

一般而言，有兩個關乎傳統的關鍵時刻會發生在全人類生命中：出生與死亡。個人需要檢測過去這些伴隨出生及死亡所舉行的活動及儀式，並指出有哪些儀式不僅與我們現今的生命有關，更一直持續被施行著。

出生儀式

在早期人類的心靈中，邪靈的數量遠超過良善靈魂，且有許多專門用來阻

撓這些靈魂的能量及節律。一些天賦或儀式或許可擊敗邪靈，或是用贖回的祭品來促使邪靈移出體外。一旦邪靈被這些物件驅逐後，接著使用不同的巫術慶典及儀式來防止其返回。當某個慶典及咒文被認為是有效時，便會世代傳承。學者建議並支持從原古時代開始，宗教組織便已形成的說法。今天，有許多早期儀式也會用不同的形式持續存在且我們一直在實踐著。

　　一般相信邪靈的力量會持續一段時間。在嬰兒出生後及母親產後的第三、第七及第四十天是關鍵期。因此，在這些日期中或在第八天，會遵行大部分的儀式。一般相信，在這期間，新生兒及母親有最高的危險性遭受超自然存在的力量所影響，因此必須處在一個禁忌狀態中：「在禁忌的概念中，所有被超自然所創造或起源的事物都是屬於祂的，或至少是在祂的力量之下。」（Morgenstern, 1966, p. 31），個人仰賴既定社群的實踐來擺脫這些禁忌。當完成不同的儀式並在第四十天結束時，母親及新生兒才被相信是已從邪靈處贖回。使個人回復自由的慶典儀式具有雙重特徵：部分是巫術、部分則為宗教。

　　我刻意選擇閃族（semitic peoples）的早期做法，是由於他們的信念已演化並納入為今日的猶太教、基督教、伊斯蘭宗教之中。由於新生兒及母親被認為容易受邪靈的威脅，因此制定出許多保護他們的儀式。舉例來說，在一些社群中，母親及新生兒必須與社群其他成員隔離一段期間，通常是 40 天。不同人們也會執行預防措施，像是以不同的油或大蒜擦拭嬰兒，用紗布包紮嬰兒，點蠟燭等。在其他社群中，嬰兒及母親被嚴密監測一段特定期間，通常是 7 天，在此期間中，他們被強烈相信易受到邪靈的影響，因此，需依規定嚴密保護（Morgenstern, 1966, pp. 22-30）。

　　生育男嬰被認為比生女嬰更重要，因此會遵行並實踐許多儀式。有一種獻祭儀式是，在嬰兒出生後第八天時剪斷一撮嬰兒頭髮然後用羊血灑在其前額，這種儀式目前仍然在伊斯蘭教中可見。而在其他的閃族地區中，當兒童被命名時，會以一隻羊作為祭品以祈求保護嬰兒。依據區域及部落的差異性，或許會將羊的一部分送給母親。一般相信，若此獻祭儀式不在第七或第八天執行，兒童將會死亡。此外，羊皮會被保存、乾燥並放置在嬰兒床上 3 或 4 年以作為一種防止邪靈的保護物（Morgenstern, 1966, p. 87）。

　　同時包括剪斷一撮嬰兒頭髮並獻上動物祭品的實踐被視為是一種贖回儀式，也可以將銀幣（等同一撮頭髮的重量）贈送給貧民的方式從禁忌中贖回兒

童。儘管此儀式並不常被實行，但仍有一部分形式被遵行於穆斯林世界的一些社群中（Lee, 2015）。

　　割禮（circumcision）也與上述剪兒童頭髮的獻祭慶典一樣，有密切關係。有些專家認為此儀式的起始原為一種青春期儀式：亦即將身體一部分切斷以吸引異性（在古代世界各地都有許多民族都執行割禮）。有關割禮的其他導因源自於男性器官的神聖概念，並宣稱是起源於祖先崇拜儀式的實踐。古代以色列的猶太人，如同今天一樣，在出生後第八天執行割禮。穆斯林國家遵循穆罕默德建立的傳統，割禮儀式可在出生後第七天被執行。而割禮儀式會伴隨不同節慶來進行，有一些文化及親屬團體甚至設宴長達一星期之久。

　　洗禮的慶典儀式也深植於過去傳統。此儀式也是象徵性的驅逐邪靈，移除禁忌，並獲得贖回，主要施行於基督信仰者之中，但亞齊德派教徒（yezidis）及其他非基督教派也施行此儀式。水被認為擁有巫術的力量並用來淨化身體及心理的病症，因這些病症都含有邪惡及其他的雜質。通常，兒童在出生後第四十天被施以洗禮。然而，在一些社群中，兒童是出生後第八天接受洗禮。之所以選擇第四十天（或第八天）是因為祖先相信在這些特定日子中舉辦特殊儀式，以標示出邪靈影響到此結束的記號（Morganstern, 1966）。

　　今日大多數的基督徒都會接受洗禮，但所遵循的時序和作法不盡相同。例如：東正教、聖公會、羅馬天主教、俄國正統宗教和獨神論派為嬰兒施以洗禮；而基督教會、摩門教、衛理公會和五旬節派的教友則為較大年齡的兒童施以洗禮。洗禮的方法從灑水到浸入水中，再到完全浸入水中等作法不一。

　　有些儀式也牽涉到產後的新手母親。舉例來說，不僅是她（連同她的嬰兒）需要從家中及社群中遷出 40 天，在許多社群中，當她回到丈夫、家人及社群之前，也必須施行沐浴儀式。再者，這些實踐並不普遍，其範圍與密集程度會因人而異。

對今日出生儀式實踐的延伸

　　遠古人類為了求生存，努力對邪靈讓步以阻止其干擾生命。他們的信念似乎很單純天真，然而在那個時代開始的儀式便已一直發展並仍存在於今日。使用護身符、吉祥物，諸如此類的物件以防止遭受邪靈攻擊；朗誦祈禱及咒文；由於生存取決於撫慰邪靈的能力，於是便虔誠慎重的執行這些被囑咐的儀式。

無庸置疑，對於這些儀式的解釋有部分認為是為了使生命延續而舉辦的。舉例來說，即便是人們早已不再執行將兒童從禁忌狀態中釋放出來的儀式了，但割禮及洗禮仍然存在。同樣有趣的是，嚴守某個特定時間表仍然被遵行著，如先前所述，猶太人的宗教規定割禮儀式是在出生後第八天施行。

　　在出生後的數小時中嚴密保衛新生兒與母親對我們而言，肯定不陌生。母親被嚴格監測出血與感染的症狀，而剛出生的嬰兒則被注意異物哽塞或呼吸窘迫的症狀，這些形式非常嚴格的被遵循。我們的祖先會注意這些因素嗎？若遠古人類相信邪靈是導致所有新生兒合併症的因素時，那麼，他們也會藉由遵行機警的觀察、隔離及贖回儀式等方式，來控制或避免這些合併症。事實上，以現行的時代，使用傳統古老的做法來觀察以促進女性生育並不罕見，能採用傳統做法來保護女性與新生兒，才能確保安全懷孕、妊娠和分娩。

　　不同國家的移民對新生兒照顧的做法也不盡相同。在西方（西歐等國家，例如巴西、古巴、海地、愛爾蘭和菲律賓，這些國家人口以基督徒為主），父親參與分娩、助產士接生、母乳哺餵等都很常見，而卡介苗（Bacillus Calmette-Guérin, BCG）[1]疫苗注射常用來預防結核病。而來自阿富汗、阿爾巴尼亞、孟加拉共和國、埃及、印度尼西亞、伊拉克、巴基斯坦和敘利亞等移民，其信仰主要為伊斯蘭教，這些家庭可能選擇傳統助產士和／或在沒有助產士的情況下，偏好選擇女醫生接生。所有穆斯林父親都會在嬰兒的右耳唸誦一段阿贊（崇拜之乎），這是孩子來到世上聽到的第一句話。最常使用的宣禮是「上帝是唯一的神，穆罕默德是上帝的使者」（Lee, 2015）。嬰兒以母乳哺餵2年，出生於原國籍的嬰兒需接種卡介苗。在柬埔寨、中國、印度、日本、韓國、寮國和越南等東方國家，大多數人口主要為印度教或佛教徒，運用一些物品放置於家中以避開惡靈，嬰兒出生後不久以母乳哺餵並接種卡介苗。而美國則不提供卡介苗注射。

死亡儀式

　　一般人相信邪靈的工作及邪惡影響的期間（不論是否是7天或40天）是

---

[1] 卡介苗（BCG：bacillus calmette-gurin）常被使用於美國以外的國家來預防肺結核。

環繞在個人、家人與社群，及死亡之後。死亡儀式是涉及到保護瀕死與死者並維護家人以免於這些邪靈的侵害。瀕死者以一種特定的方式（儀式性的清洗）被照顧，並以既定的方式來準備墓穴，例如許多傳統習俗中，爲了死後旅程而儲存食物及水，此外，還會進行儀式以保護死者家屬免於被死者的鬼魂所傷害。一般相信，死者靈魂會從墓穴返回，若未愼重的慰藉它，將嚴重傷害其親屬（Morgenstern, 1966, pp. 117-160）。

在遵行瀕死、死亡及悲傷方式上，已發現有許多在民族文化及宗教上的差異性。數年來我以隨機閱讀當地報紙的死亡聲明而蒐集了對於死亡的表達術語。在觀察不同地區在死亡表達的差異性後，發現一些有趣的事：有些地區僅列出死者姓名，而有的則會出現如「日出……日落」及「往昔的生命」等關於死亡事件的註解，以下範例是關於死亡宣布的方式：

波士頓的馬薩諸塞州 ── 「太早離開這個世界」

紐約州紐約市 ── 「穿越彩虹找到路」

西維吉尼亞州的聖奧爾本斯 ── 「迎來天堂之家」

加利福尼亞州的洛杉磯 ── 「去世了」

德州的聖安東尼奧 ── 「進入主的懷抱」

德州的休斯頓的懷抱 ── 「與天上的父親同在」

夏威夷的檀香山 ── 「前往下一個空間」

如同許多移民者一樣，無論對新生兒的照顧，甚至是瀕死者或死亡的照顧，其作法也因不同國家而有差異。在西方（西歐或其他等國，主要人口爲基督徒），其作法爲隔離臨終者及隱瞞眞相；然而，亡者不孤單，在家裡臨終是至關重要的願望。親朋好友徹夜陪伴遺體，一般在 24 小時內下葬。海地等國家會穿著白色衣服表示對亡者的敬意，而其他國家例如希臘則會穿著黑色。實行注視或「叫醒」死者使其保持警戒以使邪靈遠離死者：是目前存在的死亡宗教儀式（U.S. Conference of Catholic Bishops, 2015）。

有些國家以伊斯蘭教爲主要信仰的移民會遵循穆斯林儀式。遺體一般會停留於家中，由家族成員照顧、清洗並用白布包裹。毛拉（穆斯林宗教師或領袖）經常出現拜訪亡者的朋友與家人。亡者於 24 小時後下葬，下葬後 2 天舉行儀式，進入後續的進餐。在印度教徒或佛教徒大多數的東方國家，許多人講究生活品質甚於數量，並且幫助垂死的人回憶過去的善行。非印度教徒不允許

觸摸遺體,而家人會關注此事。喪葬信仰和禮儀習俗會因爲家庭的宗教和民族血統而有差異。以下爲部分代表的範例:

- 佛教徒不允許孕婦參加葬禮,以免給嬰兒帶來厄運。
- 基督徒可能會在公共場合表現出含蓄的悲傷,但對非基督徒而言,悲傷是能被表現出來的。而許多傳統習俗中,寡婦會終生穿著深色的喪服,但在其他國家,則會穿著白色衣服。
- 印度教徒相信輪迴並實行火葬。
- 猶太人會儘快埋葬亡者;以進入 7 天的哀悼期。
- 穆斯林會在葬禮兩天後舉行儀式,後續進餐。

死亡和死亡儀式的表達也會表現在物品上。圖 6-8、6-9 和 6-10 說明幾種可能被使用的物品。

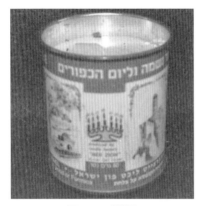

圖 6-8　蠟燭

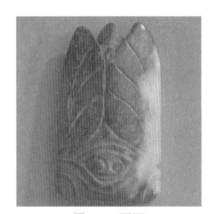

圖 6-9　玉石

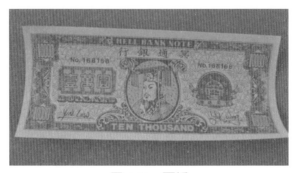

圖 6-10　冥紙

- 蠟燭（candles）（圖 6-8）被許多人用來作為一種點亮死後靈魂的方法。
- 產於中國的玉石（jade stone）（圖 6-9）被放在身體的孔道內以阻隔死後邪靈進入。
- 產於中國的冥紙（ghost money）（圖 6-10）被燃燒以作為給死者的錢並確保死後生活的安適。

健康、療癒和宗教之交集

　　有幾個範圍指出健康、療癒和宗教的交集點。下方表格呈現出前段內容與第 5 章節中所提及與靈性／宗教因素相關的範例。一個人處於複雜的生活下，許多事件都與宗教信仰有關。為了利於健康，宗教信仰常常是個人健康行為的背景因素。參與宗教活動即有社會支持，且帶來健康。除此之外，宗教的崇拜儀式會產生積極正向的情緒；同時有助於健康。表 6-2 說明了這幾個交集範圍是健康照顧提供者應該要知道的。本章針對幾個主題進行概述，其相關的知識能撰寫大量的書籍。章節內容中提出的議題無論對護理、醫學和健康照顧的實踐皆具有特殊意義。因此，我們必須察覺到：(1) 我們的思維可能有別於一般人；以及 (2) 現代醫學界之外存在著輔助支援。本章節嘗試討論特定社區成員所共同認同和使用的療癒師，並論述社區中那些療癒形式被使用；在後續的章節中將進一步探討民族社群的信仰。

表 6-2　健康照顧、健康、療癒和宗教間的交集領域

溝通	靈性和宗教的存在是沉默的；然而，需要有足夠的轉譯者來解決民眾的問題，同時必須讓一般人能接觸到自己所信仰社群的成員和領導者，這些人能運用較深層次和靈性層面來解釋有關病人和家人健康危機的事情。
性別	了解性別關懷的「規範」；在許多信仰傳統中——例如，在東正教猶太人和穆斯林中——關懷必須有性別考量，異性接觸可能是被禁止的。
禮儀	宗教人士和老年人對於直接稱呼極為敏感—除非得到允許，否則切勿直呼對方的名字。
謙遜	宗教人士和老年人可能非常謙卑，任何時候都必須捍衛謙虛。

飲食	宗教決定多數食物對個人的禁忌，必須確保不向患者提供不合適食物。
物件	護身符和雕像等神聖物件必須允許攜入患者的空間，且須遵守這些物件的防禦做法並保護它們；當一個人佩戴護身符時，須盡力保護此護身符並允許患者佩戴。
社會組織	靈性或宗教對於健康照顧情境帶來許多積極的因素；與信仰社群的領導者合作能為患者和家人帶來非常正向積極的結果。
空間	為患者和家人，私人空間的使用必須被定義和分配。
時間	健康照護者必須了解神聖的時間——例如，觀察患者和家人的休息日為哪一天——穆斯林為星期五、猶太人為星期五傍晚至星期六傍晚、基督復臨安息日會為星期六而基督徒為星期日；以日曆方式張貼，註記機構內特定服務者的所有信仰傳統的假期，且舉行會議應該避開這些日期；附錄 C 列出宗教節日每年不同的日期；必須與該信仰下的神職人員聯繫，取得每年的假期日期；重大會議不應安排在這些假期中。

學習資源

欲了解本章節相關的議題回溯、案例研究及教學內容，請連結 pearsonhighered. com/nursingresources 的學生資源網站。亦可在學生資源網站上找到文化照顧指南和文化照顧導覽。請點擊第六章以選擇本章相關單元。

Box 6-1

持續探索

　　無數組織和參考文獻都與療癒和靈性領域的資訊相關。

美國整體護理協會

　　為一個專業的護理組織，該協會以整體護理和療癒面向來推動護理教育。

國家文化能力中心

　　此中心位於喬治城大學，中心提供生物心理學社會—靈性模式、兒童靈

性、靈性痛苦和壓迫，以及靈性和宗教評估方面等近期的資源。

靈性能力資源中心

　　該中心是通過加州行為科學委員會批准，藉由繼續教育提供寬恕、正念、靈性導向介入措施和自我膚慰等以上主題相關的資源和課程。

參考文獻

Abadia de Montserrat. (2015). Retrieved from http://www.abadiamontserrat
.net/(S(nd0kxpyyvci2b3vh5tw2temn))/Default.aspx

Andrews, M. M., & Hanson, P. A. (1995). Religion, culture, and nursing. In
J. S. Boyle & M. M. Andrews (Eds.), *Transcultural concepts in nursing care*
(2nd ed., pp. 371–406). Philadelphia, PA: J. B. Lippincott.

Ausubel, N. (1964). *The book of Jewish knowledge.* New York, NY: Crown.

Beliefnet. (2015). *Transition rituals.* Retrieved from http://www.beliefnet.com
/Wellness/Health/Health-Support/Grief-and-Loss/2001/05/Transition
-Rituals.aspx?p=1

Bishop, G. (1967). *Faith healing: God or fraud?* Los Angeles, CA: Sherbourne.

Buxton, J. (1973). *Religion and healing in Mandari.* Oxford, England: Clarendon.

Catholic Saints Online. (2015). Retrieved from http://www.catholic.org/saints

Chopra, D. (1989) *Quantum healing: Exploring the frontiers of mind/body
medicine.* New York, NY: Bantam Books.

Cramer, E. (1923). *Divine science and healing.* Denver, CO: Colorado College of
Divine Science.

Dossey, L. (1993). *Healing words.* San Francisco, CA: HarperCollins.

Ford, P. S. (1971). *The healing trinity: Prescriptions for body, mind, and spirit.*
New York, NY: Harper & Row.

Fox, M. (2000). *One river, many wells.* New York, NY: Putnam.

Harner, M. (1988). Shaman's path. In Doore, G. (Ed.), *What is a Shaman?*
(pp. 7-16). New York, NY: Random House.

Illich, I. (1975). *Medical nemesis: The expropriation of health.* London, England:
Marion Bogars.

Krieger, D. (1979). *The therapeutic touch.* Englewood Cliffs, NJ: Prentice Hall.

Krippner, S., & Villaldo, A. (1976). *The realms of healing.* Millbrae, CA:
Celestial Arts.

Lee, M. (2015). Muslim customs and traditions relating to childbirth. *Synonym.*
Retrieved from http://classroom.synonym.com/muslim-customs-traditions
-relating-childbirth-5240.html

Lourdes, France. (n.d.). *Numerous links to information and history of the site*. Retrieved from http://en.lourdes-france.org

MacNutt, F. (1974). *Healing*, New York, NY: Ave Maria Press.

Matz. T. (2000). St. Blaise. *Catholic Online*. Retrieved from http://www.catholic.org/saints/saint.php?saint_id=28

Moorjani, A. (2012). *Dying to be me: My journey from cancer, to near death, to true healing*. Carlsbad, CA: Hay House (self-publishing).

Morgenstern, J. (1966). *Rites of birth, marriage, death and kindred occasions among the Semites*. Chicago, IL: Quadrangle Books.

Naegele, K. (1970). *Health and healing*. San Francisco, CA: Jossey-Bass.

Nightingale, F. (1860, 1946). *Notes on nursing—What it is, what it is not* (A facsimile of the first edition published by D. Appleton and Co.). New York, NY: Appleton-Century.

Progoff, I. (1959). *Depth psychology and modern man*. New York, NY: McGraw-Hill.

Russell, A. J. (1937). *Healing in his wings*. London, England: Methuen.

Santuario de Fatima. (2015). Retrieved from http://www.fatima.pt/pt/

Shames, R., & Sterin, C. (1978). *Healing with mind power*. Emmaus, PA: Rodale Press.

Shaw, W. (1975). *Aspects of Malaysian magic*. Kuala Lumpur, Malaysia: Nazibum Negara.

U.S. Conference of Catholic Bishops. (2015). *An overview of Catholic funeral rites*. Retrieved from http://www.usccb.org/prayer-and-worship/bereavement-and-funerals/overview-of-catholic-funeral-rites.cfm

Welcome to El Santuario de Chimayo. (2010). Author. Retrieved from http://www.elsantuariodechimayo.us/Pilgrim/Santuario.html#l

Wallace, G. (1979, November). Spiritual care—A reality in nursing education and practice. *The Nurses Lamp, 5*(2), 1–4.

第七章 家庭健康傳統

怡懋・蘇米 譯

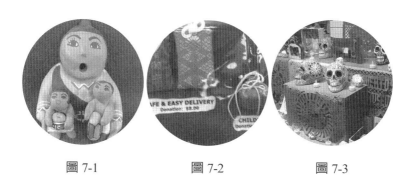

圖 7-1　　　　　圖 7-2　　　　　圖 7-3

　　當現代醫療變得更客觀時，人們同時也正喚起一些古老年代由父執輩所執行並歷經數世代後的治療渴望。

—— 1976 年肯尼特（F. Kennet）

目標

1. 追溯你家族的傳統習俗。
2. 描述你和家人在以下方面的信仰和做法：
   a. 健康／健康（HEALTH）維護
   b. 健康／健康（HEALTH）保護
   c. 健康／健康（HEALTH）恢復
   d. 治療／療癒（HEALING）
3. 比較你和跟你同齡的人在以下信仰和實踐方面的差異和相似之處：
   a. 健康／健康（HEALTH）維護
   b. 健康／健康（HEALTH）保護
   c. 健康／健康（HEALTH）恢復
   d. 治療／療癒（HEALING）

　　本章節提出傳統習俗鍊銜接健康與健康傳統可能是家庭傳統的一部分，新生兒出生後，就是一個新生命的開始。兒童跟隨著親生父母、繼父母或養父母回家，或跟隨生活於此國家幾世代的父母回到核心家庭、擴展家庭、單親家庭，或移民家庭中，習俗或許一致，但也可能不一致。家庭成員可以繼續使用幾世的祖先所保留下來的物件和療癒做法，或者選擇使用現代的療法來維持、保護和恢復家庭的健康／保健。

　　本文開頭的圖片呈現從生命開始到終點的家族傳說故事。圖 7-1 是一位母親或祖母，她告訴孩子們關於家族的故事。圖 7-2 是日本的護身符御守（omamori），從夏威夷檀香山的一座佛寺購得。它們被掛在家裡或穿戴於身上，一部分是爲了安全及方便贈與，另一部分是用來保護孩子免於受到疾病的侵害。圖 7-3 是爲了亡靈節的慶典所設立的神社，此爲 11 月 2 日慶祝墨西哥節，家人聚集在一起紀念已故的親人與友人。

　　∽　你的父母和祖父母傳承哪些家族故事給你？家人的傳統健康信仰和做法是什麼？如果可以，你可以列舉 2 或 3 個例子嗎？來自於家族的傳統健康／健康（HEALTH）實踐，這些會是什麼呢？

　　∽　構成你日常生活的重要部分，可能是來自於一個具有傳統的健康和疾病信仰和實踐的家庭。一方面，你可能對家庭中個人實踐的「民俗醫學」或傳統醫學所知之甚少，甚至毫無涉略。而你的傳統習俗會以哪一種形式影響你個人的健康信念和做法？在哪些方面你的背景會影響你的專業實踐？它與當代教義是互補還是互斥？

　　除了探討已知有關健康和疾病定義的現存問題之外，去了解個人對於自己如何維持、保護及（或）恢復健康的描述也非常有幫助。有一種常見的自我給藥及治療是使用非處方藥物，例如乙醯氨基酚（acetaminophen）來治療頭痛，去充血劑治療感冒以及偶爾補充維生素。起初，或許你會認同喝茶、蜂蜜及檸檬並用熱或冷敷來處理頭痛及輕微疼痛或各種疼痛。但大致上，我們仍傾向於期待健康照護體系來治療微恙。

　　美國有一種與自我照顧相關的非常豐富的傳統，這些傳統包括早期所使用的成藥。綜觀用藥歷史，成藥一直享有自由存在的空間，深受不適者喜愛。在二十世紀早期中的一些最常用藥物還包括：酒精及其他含有鴉片與古柯鹼的藥物，此類藥物打開了知名度且一直持續被使用，直到 1938 年美國通過「食

品、藥物及化妝品法案」為止（Armstrong & Armstrong, 1991）。今日隨著生活複雜度增加，健康照顧系統變得更加細緻、昂貴甚至利用困難，我們見證了自我保健和愈來愈多傳統和順勢療法健康照顧系統的回歸（見第 5 章和第 6 章）。

家庭的健康傳統

我們已經準備好銜接過渡期，是時候邁入文化照顧能力的階段了。一開始——討論傳統習俗、回顧人口議題、對健康與生病術語的探索，以及討論宗教與靈性相關的健康與生病——這些已被逐一提出，接續是往前邁進。在你閱讀前，先詢問自己關於健康信念與實踐的下列問題：

- 你使用哪些方法或製劑來維持、保護及恢復自身健康（health/HEALTH）？
- 你知道哪些健康（health/HEALTH）及生病（illness/ILLNESS）信念與實踐是你習俗的一部分？
- 你是否曾經想過足以致命的生病（ill/ILL）情形？
- 你的家庭主要照顧者如何照顧你？
- 你是否曾在自己的族群或宗教社群中請教某人，以發現錯誤的事？

本文前段已提到培養文化能力的第一步是了解你自己、你的傳統習俗，以及源自你習俗下的——文化、族群、宗教或甚是所有的一切健康／健康和生病／生病信念與實踐。第五章和第六章闡明，許多日常健康實踐來自於不同的習俗，然而，有些情況未必會被採用。

下列有用的步驟有助於讓你及家人認知所有的健康史、健康信念與實踐相關的民俗及民族文化知識。由於不同家庭的民族文化歷史都很獨特，你或許可依照此訪談大綱來探討更多的健康信念及實踐。詢問關於你自己的姓氏問題、名字的傳統、家庭故事、家庭「特質」或聲名狼藉的家庭成員歷史，這些歷史事件在過去世代中如何影響你的家庭，依此類推。然後，訪談你的祖母、曾祖母以及母親，來獲得以下問題的答案：

1. 他們用什麼方式來維護健康？他們的母親如何做？
2. 他們用什麼方式來保護健康？他們的母親如何做？
3. 他們是否佩戴、攜帶或掛物品於家中，以保護家人健康和家園？

4. 他們是否遵循特定的飲食習慣或不吃禁忌食物？

接著，以身體、心理、靈性等三種層面作爲以下三個問題的隱喻：

1. 他們使用何種家庭療法來恢復健康？他們的媽媽會用哪種療法？

2. 他們關於懷孕與分娩的傳統信念爲何？

3. 他們關於瀕死與死亡的傳統信念爲何？

探索你自己家庭傳統的理由有二。首先，可引起你注意到自己的民族文化及宗教傳統與健康相關的信念體系。你的許多日常生活習慣皆與生命早期階段被父親及其他重要家人所承傳的社會化實踐有關。許多行爲同時是潛意識與習慣的，你的大部分信念及實踐都是以此方式來傳遞。藉由深入過去的、久遠的及最近的事件，你也能回憶起一些遵行父親或祖父或祖母所實踐的一些儀式，然後你將對於這些儀式的起源及重要性有較多的體認。有許多信念及實踐具有民族的相似性，同時這些族群中的社會化過程也可能傾向較爲相似。宗教在健康／健康和生病／生病的觀點，與詮釋生病行爲中，發揮其角色。

如果可能，母系方面較適合選擇作爲訪談者，因爲現今的民族內（interethnic）、族群間（interracial）、宗教內（interreligious）及／或同性婚姻和複雜家庭組織的社會中，假設族群信念與健康及生病相關的家庭實踐，或許較多是由母系而非父系家庭成員來實踐。大體而言，在大部分的文化及社會中，養育家人並維護、保護及（或）恢復健康已成爲女性的範疇。當生病時，母親在家庭中較易成爲家庭成員的照顧者。她也較易成爲保護健康與尋求健康照護的推動者。告訴兒童該吃喝些什麼以及該吃喝多少，在惡劣天候期間睡覺時該穿什麼的人，是母親。她將知識與經驗分享給後代，但常只選擇女兒來分享這些經驗。然而，這不是一個「共通」的現象，許多家族傳承中，父親是家庭的照顧者。倘若這是你家中的事實，那麼你採訪的則爲父系的家庭成員。有鑑於當今家庭關係複雜度和社會的變化，有必要詢問所有參與撫養的家人。例如，同性伴侶關係或婚姻中，會有一個伴侶擔任主要照顧者的角色。

檢視家庭健康實踐的第二個理由是，可使你對於自己民族文化及宗教習俗展演上具有敏感性。你必須重新再分析健康／健康及生病／生病的概念，並再一次檢視你自己的定義。若你的家庭背景是屬於某個階層或其他群體，那麼同儕團體便可能以不同的眼光來看其他人，團體成員間也會彼此觀察其中的相似性及差異性，因此你便會發現原本所不存在的同儕信念及實踐等想法。然後，

你或許能認同隱藏在每日健康習慣、實踐及信念的背後的「原因」。你可能訝異於發現了健康實踐的起源。在仔細考慮其起源後，你或許便能解釋室友或朋友的「神祕」行為。去發現存在於自己族群中的跨民族實踐是件有趣的事，因為有些人相信一個既存的實踐是一種「原創」（original），只能由他們的家人來完成。然而，許多實踐是透過交叉繼承的，你有多常被提醒以下關於執行健康／健康維護行為的例子？

- **奧地利人**：吃新鮮蔬菜。
- **英國人**：晚上維持窗戶打開（即使是冬天）及充足的睡眠。
- **衣索比亞人、德國人、伊朗人、愛爾蘭人、挪威人**：保持清潔。
- **美洲原住民**：根據天氣合適穿著。
- **波蘭人**：良好的個人衛生。
- **瑞典人**：每天一勺魚肝油。

還有不勝枚舉的保護健康／健康的傳統做法，包括：

- **奧地利人**：樟腦裝入小布袋中掛在頸部（在冬季）以預防麻疹及猩紅熱。
- **加拿大人**：將樟腦掛在頸部上以防止任何邪靈。
- **英國人**：嚴謹的過生活。
- **法國人、德國人**：每年春天吃 3 天的硫磺物及糖蜜以作為驅蟲的輕瀉劑。
- **愛爾蘭人、西班牙人**：聖布萊斯日（Saint Blaise Day）祝福咽喉。
- **義大利人**：將蒜瓣串在嬰兒和兒童脖子上的一根繩子上，以防止感冒和其他人的「邪惡」凝視，據信這會導致頭痛和背部或頸部疼痛或僵硬。

　　表 7-1 列出關於健康維護、保護及恢復等的許多文化習俗範例。本書於學生資源網站上提供更多關於健康／健康維護、保護和恢復的範例。表 7-2 描述特定家庭民族文化與宗教信仰與出生及死亡相關之傳統習俗範例。

表 7-1　常見健康問題、健康恢復方式和相關習俗之範例

健康問題	健康恢復方式	傳統習俗
各種疼痛	熱瀉鹽（hot epsom）沐浴	加拿大
	熱芥子藥膏（hot mustard plasters）	德國
痤瘡、皮疹	塗抹嬰兒的尿液	愛爾蘭

健康問題	健康恢復方式	傳統習俗
背痛	在襪子裡塗上熱燕麥糊；將一塊銅板放在痛點，點燃一根火柴；在火柴燃燒時，將玻璃杯放在銅板上，輕輕抬起玻璃杯，讓它產生吸力，據說可以緩解疼痛	愛爾蘭
感冒	熱芥末膏 用酒精按摩 熱牛奶加蜂蜜 熱檸檬汁 水分、阿司匹林、休息 雞湯 將樟腦塗在胸部並以紅色圍巾包裹胸部 熱薄荷飲料	德國 俄羅斯 非洲 加拿大 東歐等國家 法國、波蘭 英國 挪威
便秘	象牙皂栓劑	加拿大
咳嗽	飲威士忌酒 蜂蜜 由蜂蜜、威士忌和檸檬製成的止咳糖漿 雞湯、蜂蜜 溫牛奶和黃油	加拿大 伊朗 愛爾蘭 波蘭 瑞典
耳痛	溫魚肝油滴入耳朵 耳朵裡滴幾滴溫牛奶 加熱鹽放進襪子裡置放耳後 溫油滴入耳朵	英國 德國 愛爾蘭 瑞典
邪惡之眼	把一些樹根放在火上燃燒，讓具有邪惡之眼的男性微笑並談論自己的生病情況	非洲黑人（衣索比亞）
眼睛感染	將馬鈴薯在眼睛上摩擦或將一個金婚戒放在眼睛上，並一天三次手劃十字形的符號。 茶葉冷敷 熱茶包覆患部	加拿大 德國 愛爾蘭
發燒	覆蓋大量毛毯使其發熱出汗 睡前飲用混合威士忌、水和檸檬汁——促使出汗和發熱	加拿大 瑞典 德國

健康問題	健康恢復方式	傳統習俗
	將幾口含有硝酸鉀的烈酒（spirits of niter）放在一顆乾方糖上並混合水	愛爾蘭
頭痛	將一塊牛骨頭煮熟並把土司撕碎加入湯中喝下	德國
	將冷水裝在湯碗中及一些橄欖油放在一大湯匙中。將湯匙放於碗上並平置於頭痛者之前。當如此做時，用義大利語背誦文字並將食指放入含油的湯匙中：從手指滴 3 滴油到碗中。當油在水中散開時，透過油所產生的圓形直徑就能確認頭痛的嚴重度（直徑越大表示越嚴重）。重複作 3 次之後，頭痛就會消失	義大利
高血壓	吸血蟲被繁殖於黏土中，同時也是它們出生處；有高血壓的人會在他的腰上放一個水蛭（吸血），促使它吸血；義大利人認為這會降低血壓	義大利
昆蟲咬傷	塗抹凡士林或硼酸	愛爾蘭 瑞典
失眠	飲用一杯酒	加拿大
飲食調養 造血	人參茶	中國
鼻炎	將樟腦放在一個小袋內並用針別在襯衫上。	加拿大
喉嚨痛	從蛋殼中吸取蛋黃	美國原住民
胃病、痙攣 及腳痛	蘇打餅乾 藥草茶	愛爾蘭 義大利
溼疣	以馬鈴薯摩擦在疣上，向外摩擦並將之以越過左肩部的方式丟棄	加拿大
傷口、切傷	將洋蔥切碎炒熟，擠壓後塗抹在感染部位	奧地利人

表 7-2　特定家庭民族文化、宗教信仰與出生及死亡相關之傳統習俗範例

宗教及起源國家	出生信念	死亡信念
英國—基督徒	• 洗禮。 • 自然的事件。	• 身體死亡。 • 是與基督同在的永恆生命。 • 葬禮及祈禱。
德國—路德教會	• 出生是神聖的。 • 直到洗禮前都不要帶嬰兒出去。 • 母親不要跟著去洗禮。	• 當我們死時身體便死，而靈魂則去天堂並擁有永恆的生命。 • 慶祝個人的生命及對永恆生命的許諾。 • 上帝的旨意。
希臘—東正宗教	• 在出生 40 天後母親帶嬰兒去做禮拜：嬰兒受到祝福並被祈禱防止邪靈。 • 在 2 歲時洗禮。 • 送禮物給嬰兒以保護免於邪惡之眼——將白及藍色珠子吉祥物戴在手腕上。 • 以毯子包裹嬰兒並用別針別在床單上以預防鬆脫。	• 在死亡後燃燒一個整夜的蠟燭。 • 在悲傷中，女性都要穿著黑衣，且男性要留鬍鬚。 • 在第四十天時舉行一個特別的服務。 • 每日掃墓。 • 善者去天堂；惡者去地獄。
愛爾蘭—天主教徒	• 在出生前準備洗澡盆直到出生後才準備嬰兒床。 • 男性在嬰兒出生時不出現。 • 在懷孕 3 個月之後才告知。	• 死亡後，由鄰居清潔遺體，在家中「喚醒」當事者和舉行彌撒 • 以油祝福並接受最後一次的聖餐。 • 瀕死：大聲以念珠祈禱，以避開邪靈並與上帝更接近

宗教及起源國家	出生信念	死亡信念
		靈魂從肉體中分離—靈魂持續存在並被送到上帝那裡。 • 喚醒—「一個人缺席的聚會」。
義大利—天主教徒	• 生命是從胚胎開始。	• 蓋上棺材並火化。
日本—神道 （神道教，Shintos）	• 保存臍帶：這是一條在母親及兒童之間的永久連結，嬰兒在第一百天時被帶到神殿中。	• 火化。
葡萄牙	• 為男孩的出生投入一個人力（特別是與需要男性在農場工作的時間有關）。 • 若孕婦懷女嬰時會變得較醜，女嬰奪去她的外表。	• 安慰親人的一個聚會。若個人在痛苦中死亡，則不會慶祝。 • 為一個無痛的死亡來慶祝：意謂個人很善良且現在正與耶穌在一起。 • 寡婦必須永遠穿著黑衣：此作為對於其他男性的一個警告，亦即：她正遭逢喪夫且不具吸引力，以避免為她帶來恥辱感。
西西里島—天主教徒	• 洗禮。	• 關上所有的遮光物並永不在白天外出。 • 女性哀傷數年，只穿著黑衣並很少到戶外。

意識提升

　　此經驗在某些方面可作為提升個人意識，並協助參與者以一種不同的脈絡來了解自己及他人對於這些病人的實踐增進了解度。

認知相似性

　　在我的經驗中，當團體持續進行討論時，人們了解到事實上個人的許多信

念及實踐的確與他們在護理或醫學教育被教導爲正確的方式非常不同。參與者開始承認當生病的第一症狀出現時，並不會尋求醫療保健。反之，會延遲尋求照護並選擇居家自我治療。他們也認知到在學校所學到了許多並不會去遵行的預防性及健康維護行爲。有時，他們是以完全的自我加強療法來處理與健康相關的問題，而不會向外尋求任何處置措施。

另一個團體討論的面向是，參與者針對健康（HEALTH）維持及保護方面揭露出存在於他們之間的相似性。令他們訝異及振奮的是，他們發現自己那些被認爲是理所當然的每日行爲常規，與健康維護及保護的方法有直接相關。

在大部分的大型團體中也常見學生在剛開始討論這些現象時似乎顯得害羞。然而，當愈來愈多的團體成員願意分享經驗時，其他的學生會覺得較舒服並更願意立即參與分享。而我自己則有一種作爲破冰的課堂策略是，揭露我的第一個孩子的出生經驗。我的婆婆是一位來自東歐的移民者，她用手指在嬰兒床周圍劃一個圓圈並在朝他吐了三口水以阻止邪靈傷害嬰兒。當我分享了此軼事後，其他的參與者就很容易得回憶自己在家庭中發生的可能類似活動。

學生對於自己家人的自我照顧實踐上有許多不同的感受。許多學生所討論的一種感受是羞恥。有些學生表達他們在態度上的衝突：他們無法決定是否應相信這些老舊方法，或將之放棄並採取他們在學校中所學的現代方式，例如，來自衣索比亞的一爲年輕人提到，當他因爲上呼吸道感染，而感到焦慮時，母親卻拿家鄉的草藥給他。（這是一個認知差異性的實例）。多數人承認這是他們第一次當眾揭露這些健康信念及實踐，而令他們比較安心的是，他們很訝異於其他學生也有類似的經驗。時常，也有關於一種既定的實踐爲什麼會有效的解釋邏輯。那些行爲可能有不同的名稱，或以一種些微不同的方式被執行著，但在這些實踐者之間的所有對話都是爲了預防生病並維持健康。

對病人或他人的移情作用

此種口語導引的結果使我長久記得並時常引述，或與課程中的其他內容一起被提及。我們所得到的認知有助於去了解病人的行爲及信念，以及就事而論，這將會使他人的感受更好。獲得此理解，我們將更能自在的詢問病人如何詮釋症狀及如何認爲症狀應被治療。對於那些延遲健康照護或不願遵行預防措施與治療處置的人們，我們開始更具敏感性，並且更醒悟到自己也在做相同的

事。我相信提升對於居家健康／健康實踐與處置的熟悉度有助於將此種認知與理解投射到所服務的病人上。

從一個「科學」的觀點來分析，這些實踐大部分確實有一個合理的基礎。在健康／健康維護（參見表 7-1）的範疇中，個人也注意到一種近乎普同性的遵行活動，包括：休息、均衡飲食、運動等。

在健康保護的範疇中呈現出不同差異性，從向醫師求診到配戴一個大蒜丁香在頸部等。儘管在頸部配戴大蒜的目的是使邪靈遠離，但此行爲也迫使人們避免冬季感冒：有什麼比避免與他人人密切接觸更能減少冬季感冒的方法呢？

有一個人記得在她的孩童時期，母親強迫她配戴大蒜在頸部。像大部分的兒童一樣，她表面上與其他同學一樣配合。但一段時間後，她開始出現頻繁的感冒，她的母親無法理解爲什麼會發生。幾星期之後，母親跟蹤她到學校才發現，她在上學途中將大蒜拆掉並藏在一塊岩石下，然後在回家路上再戴上。當然母女之間發生了一場戰爭！因爲她被同學嘲笑，或許這名小孩並不喜歡此種保護方式。

關於居家處置的討論所引起更多的興趣就是，去分析每一種方法可能具有的醫學相似性，以及在不同宗教與族群之中的流行性。有許多實踐及製劑都使學生感到訝異與寬心，這些實踐都傾向盛行於各族群中，但卻有不同的名稱或含有不同的組成。

相較於電腦化及尖端科技醫學的今天，包括移植、複製、複雜的外科手術等，傳統醫學的實踐者所表達的最普遍需求是保護某人並阻止邪靈傷害此人，並同時移除可能是健康問題導因的邪靈。身爲學習者，我們分析討論問題及其傳統處置，且開始去了解爲何邪靈一直被認爲是生病的導因，以及處置的目的在於消除疾病的頻率。

每個人都說明了傳統製劑的效果。許多人陳述當他們的祖母與母親與之分享這些製劑時，他們經驗到對於美好往昔的強烈懷舊情感，那時事物看似如此簡單。有些人可能表達出想要返回這些實踐年代的慾望，然而，有的則公開坦白他們一直在使用這些方式，偶爾請教醫療服務者所應採取的處置，甚至更常的是，不會造成醫療服務者的困擾。

此種意識提升章節內容的目標是，喚醒參與者重新認識自己或家人中的健康實踐的型態。此種分享的另一個目的是認知到這些相似性與差異性是跨民

族文化及宗教現象的一部分。當我們假設人們的思考與信念和我們一樣的同時，竟好奇的發現到，這些廣泛的信念一直存在於自己的同儕家人之中。第一次，無論是個別或團體，皆認識到我們所有人都在實踐一些傳統醫療，都有民族文化的特定方法來治療生病，同時也時常延遲尋求專業健康照護。我們學習到，大部分的人較喜愛居家自我治療且他們都有自己的方法來治療一些特定症狀，可能使用或不使用醫囑藥物。於是，先前所抱持「每個人都實行相同的方法」的概念便被推翻了。此章節的最大挑戰是鼓勵學生及其他人思考有關健康（HEALTH），並非僅是簡單的健康（health）而已，因此，本章節重點依序呈現給你。

學習資源

欲了解本章節相關的議題回溯、案例研究及教學內容，請連結 pearsonhighered. com/nursingresources 的學生資源網站。亦可在學生資源網站上找到文化照顧指南和文化照顧導覽。點擊第七章以選擇本章相關單元。

Box 7-1

持續探索

民俗生活中心（Folklife Centers）

以下是美國選定的民俗生活中心列表。從這些中心，以及網上（World Wide Web）很容易收尋到，我們可以獲得與民俗生活和醫學有關的電影和文學作品。

阿拉巴馬州

阿拉巴馬州俗民計畫和阿拉巴馬州民俗生活協會（The Alabama Folklife Program and The Alabama Folklife Association）

亞利桑那

亞利桑那大學南亞利桑那民俗中心（Southern Arizona Folklife Center University of Arizona）

加利福尼亞州

加州大學洛杉磯分校比較民間傳說和神話研究中心（Center for Study of Comparative Folklore and Mythology University of California, Los Ageles）

肯塔基州

蘋果商店（Appalshop）

密蘇里州

密蘇里民間藝術節目（Missouri Folk Arts Program）

新英格蘭

新英格蘭民間藝術中心（Folk Arts Center of New England）

猶他州

猶他州藝術委員會（The Utah Arts Council）

華盛頓特區

在聯邦政府內部，華盛頓特區民俗和民俗活動的資源集中在四個機構中：

1. 國會圖書館（The Library of Congress）
2. 史密森學會（The Smithsonian Institution）
3. 國家藝術基金會（National Endowment for the Arts）
4. 國家人文基金會（National Endowment of the Humanities）

美國民俗中心國會圖書館（The Library of Congress）

華盛頓特區 20540（Washington, DC 20540）

該中心由國會於 1976 年創建，旨在「保護和展示」美國的民俗生活。此為一個教育和研究項目。

民俗文化檔案

國會圖書館華盛頓特區 20540（The Library of Congress Washington, DC 20540）

美國民俗協會（The American Folklore Society）

參考文獻

Kennet, F. (1976). *Folk medicine—Fact and fiction: Age-old cures, alternative medicine, natural remedies.* New York, NY: Crescent Books.

第八章 當代醫療保健下的健康與生病

怡懋・蘇米　譯

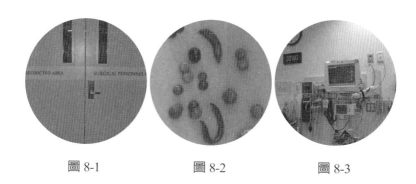

圖 8-1　　　　　　　　圖 8-2　　　　　　　　圖 8-3

目標

1. 討論護理師、醫生和醫療保健服務系統中其他成員的專業社會化。
2. 描述醫療照顧提供者的「文化」。
3. 總結美國的醫療保健的費用。
4. 確定當今現代醫療保健系統的發展趨勢。
5. 描述醫療保健系統內的問題。
6. 描述令人驚嘆的醫療保健迷宮現象。
7. 確認醫療保健的障礙。
8. 找出醫學成為社會控制機構的決定因素。
9. 比較和對比出現代醫療保健和文化照顧。

現代保健系統鏈結著傳統。本章一開始圖片象徵著具有深度的健康照護體系的文化。圖 8-1 是手術室的大門，代表手術人員被批准進入之外，所有人皆被關在門外，因此，註明「禁區」。

圖 8-2 是喬治亞州亞特蘭大疾病管制與預防中心（Centers for Disease Control and Prevention in Atlanta）大廳懸掛的微生物壁畫。其象徵著公共衛

生領域所獲得的眾多成就，並且彰顯遵循公共衛生的知識、政策和原則才得以預防疾病產生的數量。圖 8-3 是一個設備齊全的現代化急診單位。請留意小空間內一系列的技術設備。運用這些設備需要的知識和教育訓練是廣泛且昂貴的。設備極其昂貴，很多醫療機構會設置很多臺類似的配備，以利提供護理師提升精湛的技術。此圖片隱喻本章內容要討論的醫療保健成本高及昂貴背後的原因之一。事實證明，醫療保健的高成本並不能直接證明高品質的照顧（Abelson, 2007, p. A-1）。

  ∞ 現代醫療保健的整體文化中，象徵你職業的獨特性是什麼？你會選擇哪些定位或物品來代表你對現代醫療保健服務的體驗？

  現代醫療保健系統有著既定的概念，包括醫療服務提供者的文化、醫療照顧成本、現代醫療保健系統發展的特定趨勢、醫療保健系統中常見的問題、醫療照顧的障礙，以及原本就存在不同國家之間的差異性。現代醫療保健和文化照顧。主題間概念與聯結，能幫助你熟悉醫療保健服務所有相關的議題。

  我國的健康照護體系已多年處在危機中（John Knowles, 1970），事實上，自 1970 年後，醫學科學和護理領域取得卓越且代價高昂的躍進—心臟和腎臟移植、從新生兒照顧到疾病專科化其強化技術性的重症加護病房、機器人手臂和複雜的診斷程序等；但「預防保健和常規的醫療照顧的提供常常是不受到重視、劣質，且資金分配極為不公平」（Knowles, 1970）。我們的醫療保健系統其實踐過程中對人們產生什麼影響並持續遭受評論的有哪一些？ 本章概述了美國醫療保健服務者和醫療保健系統處在文化適應過程其固有既定的問題。內容首先討論醫療保健服務者的「文化」常模，之後檢視醫療保健系統下眾多明顯的議題。

醫療保健提供者的文化

  醫療保健提供者—護理師；醫師和醫師助理；社會工作者；營養師；物理治療、職能治療、呼吸和語言治療師；甚至是實驗室和其部門專業人員—已融入該職業文化多年。專業下的社會化教會學生一套信念、實踐、習慣、喜好、不喜歡、常模和儀式等。每個專業學科都有自己的語言和對象、儀式、服裝和神話，這些成為學生被教育、社會化和實踐範圍中既有的組成要素。許多醫療保健提供者以自己的方式來看待時序，他們相信面對特定的健康和疾病的情況

及伴隨而來的介入措施，是處理複雜健康的問題的唯一可能的答案。學習到健康和疾病的新知常與學生的傳統做法不盡相同。隨著學生對科學技術領域的了解愈來愈深入、知識亦愈來愈豐富，他們可能會擺脫過去的信仰體系，同時可能會偏離他們所服務的人群的傳統健康／健康（health/HEALTH）和生病／生病（illness/ILLNESS）信念。

　　正如我們經常聽到照顧提供者說「Etoh、bid、tid、im、iv」等等字眼，也聽到病人說「我不知道護理師和醫師在說什麼」這並不少見！「他們說的是外語！」「他們所做的事情對我來說太奇怪了。」此外，醫療保健提供者之間存在著一種潛在的文化常模，即「必須盡一切努力來拯救病人，無論病人和家人的意願如何」，也無論對病人和家屬、醫療保健系統或其經濟後果的影響為何。在整體的社會，這種信念所導致的結果為醫源性的健康問題增加和失控不斷上升的醫療費用。許多俗民將醫療保健提供者視為外來或外國文化或相異的族群。他們有自己的社會文化體系；透過自己與醫療消費者形成關係並體驗感受是否為同一「群體」。許多醫療保健提供者必須明白他們是種族中心主義的一群人，即便他們否認。他們不僅具有民族中心主義，而且當中許多人還帶著仇視外來者的心理。倘若要理解這個關鍵問題，則需要考慮以下事項。醫療保健提供者和消費者之間遇到困難，其主要原因是所有醫療保健提供者常會嚴格遵循現代對抗療法或西方醫療保健的邏輯思想。除了少數人之外，他們不會公開承認未經科學證明的任何有關維持、保護或恢復健康／健康的方法。醫療保健提供者通常無法識別或使用未經科學方式且被公認有效的藥物和其他療法。唯一能接受的合法療癒師類別是遵循該文化的要求下，已接受過教育、獲得許可和認證的療癒師。

　　那麼，當持這種信仰體系的人遇到對維持、保護和／或恢復健康／健康有其他信仰的人時，會發生什麼？提供者是否能夠滿足患者感知和定義的需求？兩人之間往往會產生誤解。此時，溝通就會中斷，消費者最終將處於不利地位。

　　醫療提供者認為他們了解健康和疾病的各面向，並且可能經常對健康和疾病以及傳統治療師抱持著敵對的態度。雖然醫療服務者在訓練及教育上遠較身為消費者的病人占有更明顯的優勢，但仍建議並堅持醫療人員去探索關於健康及生病的不同觀念，並將他們的方法調整到符合特定病人的需求上。醫療服務

者曾嘗試將西方醫療體系強加於所有體系之上，但卻忽略了結果。

下列略述在醫療服務者文化中比較明顯的面向，這些面向也與較後的章節有關，能作為其他不同族群的文化信念及實踐的參考架構。

1. 信念（beliefs）：健康及生病的標準化定義；科技的全能。
2. 實踐（practices）：透過避免壓力、疫苗注射及大量昂貴的藥物來維持與保護健康或預防疾病；每年進行身體檢查與診斷過程，如子宮頸抹片、乳房 X 光檢查和結腸鏡檢查檢查等。
3. 習慣（habits）：繪製列表；固定使用專業術語；使用系統性及問題解決的方式，以及觀察和依賴電子監視器和其他設備。
4. 喜好（likes）：敏捷；整潔及組織性；順從及遵照指示。
5. 討厭（dislikes）：緩慢；無秩序與無組織性。
6. 風俗（customs）：順從權勢階級的專業並依附在獨斷與官僚主義體系中；洗手；在出生及死亡過程使用特定醫療處置。
7. 期望（expectations）：只要能康復，無論治療費用或後果為何。

如我們所了解的，固有的社會化過程已進入健康照護專業（如護理、醫學、社會工作等）中，許多的治療不論是語言或非語言，都有非常多的文化特質。如同圖 8-1 中的大門象徵著整個醫療保健系統封閉的體制。

醫療保健費用（Healthcare Costs）

關於醫療保健費用，有三個基本問題：

1. 醫療保健費用為何？
2. 我們如何支付醫療費用？
3. 美國的醫療保健比地球上任何地方都好嗎？

醫療保健費用為何？

這個問題很關鍵，有無數種方法可以回答。然而，這毫無疑問的是我們目前所面臨問題的根源。美國的醫療保健系統既是民族優越感的來源—如果一個人擁有昂貴且足夠的醫療保險方案或資金，當然可以獲得世界上最好的醫療／護理技術—但這同時也是讓人深感尷尬的根源—那些窮人或沒有保險的人可能有照顧需求，因低家庭收入者沒有穩定的健康保險支持。舉一個例子，一名

21 歲的大學四年級學生前往波士頓一家大型醫院的衛星診所進行診療，20 分鐘的檢療費用卻超過 1,500 美元（Farragher, 2015）。根據 Kinney（2010）的說法，「在醫療保健方面，房間裡的大象就是它的成本。」她解釋說，美國醫療保健費用上漲的原因是：

1. 醫療科學技術和醫藥產品的先進。

2. 健康保險涵蓋層面變廣（Kinney, 2010, p. 406）。

技術的先進提高了醫療保健總體成本和支出。

如今，醫療照護服務的問題已呈倍數成長，但問題的解決方式卻較以往更難以捉摸。美國的醫師處理全世界最昂貴的醫療保健制度，美國的健康照護費用從 1940 年的 40 億美元上升到 1960 年的 275 億美元，2013 年達到驚人的 2.919 萬億美元（美國衛生與公眾服務部門，2015 年，第 304 頁），這是一項產值超過美國二分之一州其他貨物與服務的企業，健康已成為美國的最大業務，占國內生產總值的 17.4%（2013），事實上，2013 年，每位男性、女性、兒童和胎兒的人均醫療保健支出為 9,255 美元（美國衛生與公眾服務部門，2015 年，第 302 頁）。在表 8-1 中，可以查看 1960 年至 2013 年國家衛生支出的增長情形。值得注意的是同時期醫院護理、醫生和臨床服務、家庭醫療保健以及處方藥的成本也急劇上升。

以下是醫療保健成本改變的範例：

1960 年至 2013 年：

● 國家衛生支出成本為 276 億美元；飆升至 2013 年為 29,191 億美元。

● 醫院護理支出成本為 90 億美元；急遽飆升至 2013 年為 9,369 億美元。

● 醫師和臨床服務支出成本為 56 億美元；2013 年為 5,867 億美元。

● 研究經費支出為 7 億美元；2013 年增至 467 億美元。

事實上，醫療保健成本上升已遠遠超出食品、交通、旅行和娛樂等。然而，醫療技術明顯呈現爆炸式成長，醫療保健成本飆升，許多與醫療保健相關的計畫被視為「特權」。是的，醫療照顧至關重要，如前所述，然而對於這國家的某些人來說，醫療保健則是例外的。

表 8-1 從 1960 年至 2013 年間美國的國家健康照護支出（年份／金額以 10 億元為單位）

支出種類	1960	1980	2000	2013
國家健康照護支出	美金 27.4	美金 255.8	美金 1,378.0	美金 2,919.1
健康消費支出	24.8	235.7	1,290.0	2,754.5
個人健康照護	23.4	217.2	1,165.7	2,468.6
醫院照護	9.0	100.5	415.6	936.9
專業服務	8.0	64.6	390.2	777.9
醫師、臨床人員服務	5.6	47.7	290.9	586.7
居家健康照護	0.1	2.4	32.4	79.8
醫療產品零售	5.0	25.9	255.0	370.0
處方藥物	2.7	12.0	121.2	271.1
永久性醫療器材	0.7	4.1	25.2	43.0
健康保險淨成本	1.0	9.3	64.2	173.6
政府的公共衛生活動	0.4	6.4	43.0	75.4
投資	2.6	20.1	88.0	164.8
研究	0.7	5.4	25.5	46.7
興建設備	1.9	14.7	62.5	117.9

資料來源：Source: Health, United States, 2014: With Special Feature on Adults Aged 55–64, by National Center for Health Statistics,2015, p. 304, Hyattsville, MD: Author. Retrieved from http://www. cdc.gov/nchs/data/hus/hus14.pdf。

我們如何支付醫療費用？

1960 年代的醫療費用來源主要是個人自行給付或透過私人保險進行支付。而政府於 1965 年制定醫療保險和醫療補助計畫。涵蓋範圍從私人營利部門導向公共部門。如今，醫療保健費用由第三方支付，其方式爲保險公司、保單和申請程序等複雜網絡機制所構成。與其他發展國家十分不同，美國沒有單一支付系統。醫院服務的明細費用是隱藏的，病人通常無法獲得住院的費用明

細，倘若能得到，一般而言他們對於費用會感到相當驚訝，但仍然會表示，「我的保險已經涵蓋這些費用，且我不需要額外花任何錢或僅需要支付少許的費用。」然而，對於愈來愈多人來說，醫療保健成本變得如此之高，以至於健康保險公司不允許病患進行所必需的手術，不然就堅持病人更換其他手術；或是只針對手術的某些部分提供承保作業。許多家庭在面臨這些情況時，必須在昂貴的醫療照護和財務破產之間做抉擇。如果家庭成員遭受突發性的災難疾病或傷害，即便有健康保險的家庭也可能面臨破產。

2010 年 3 月 23 日，奧巴馬總統簽署《平價醫療法案》。這項法律雖有爭議卻是落實了全面的醫療保險改革，讓消費民眾重新掌控自己的醫療照顧。在大多數的州，醫療承保的範圍包括不得任意撤銷保險，不得終止兒童原有疾病的保險；依據父母的計畫為年輕人提供保險直至 26 歲；並保障對於拒絕付款的保險公司能提出上訴等權利。此法律結束了終身限制保險和醫療保險所認定的完美狀態。民眾有免費的預防保健，個人有權利選擇醫師。甚至依據需求而尋找急診照顧（美國衛生與公眾服務部，2015 年）。

無論個人或家庭是否透過工作來獲得健康福利、為自己購買保險、擁有小型企業並期望為員工提供健康保險、擁有醫療補助保險，或**目前毫無保險，《平價醫療法案》掌握健康保險的決策以提供最佳的保障。法案的作法在於透過小型企業稅收抵免以提供民眾保險，促使醫療保險變得民眾都負擔得起。**

美國的醫療保健比地球上任何地方都好嗎？

評估醫療保健服務系統的當中一種方法是觀察嬰兒死亡率。嬰兒死亡率是兒童出生後第一年的死亡率。2013 年美國嬰兒死亡率每 1,000 名活產嬰兒中約有 5.96 名死亡，這一歷史新低對美國來說是一個里程碑。然而，相較於瑞典（2.1）、日本（2.3）、芬蘭（2.4）和捷克共和國（2.7）的嬰兒死亡率，則遠低於美國（國家衛生統計中心，2015 年，第 82 頁）。從嬰兒死亡率來看，無論就人均消費金額，或是國內生產總值的消費比例，美國社會都比不上瑞典、芬蘭等幾個國家。中央情報局於 2015 年出版《世界概況》當中包含 2015 年嬰兒死亡率的估計。內容指出特定年份中，以每 1,000 個活產中 1 歲以下嬰兒的死亡人數，將最高到最低的國家進行排名，指出阿富汗每 1,000 人中有 115.05 名嬰兒死亡，排名最高；摩納哥有 1.82 名嬰兒死亡，排名最低，

排序第 222 名；美國嬰兒死亡人數為 5.98 人，排名為第 174 位（中央情報局，2015 年）。

我們是如何陷入這樣代價高昂且艱鉅的處境？哪些因素匯聚導致我們走進此種戲劇性的轉折點？由於生物醫學技術超前的發展，我們見證醫學科學的巨大躍進以及各種驚人的救生手術創舉；現在，我們不僅無法為這些夢想已久的奇蹟提供資金，而且夢想轉眼間也成為噩夢。

「為什麼醫療保健如此之昂貴？」這個問題必須透過了解醫療保健系統的發展趨勢得以回答，此分析也可考量人口的增長；醫療保健提供者、研究人員和廠商都期望治癒所有的疾病；甚至是民眾也是如此盼望。每一個事件都將醫療保健費用導入此處境，其結果則為今日我們所持續面臨的問題。

醫療衛生體系的發展趨勢

在早期的殖民開拓者時期，我們的健康照護是一種迷信及信心體系。但此體系已發展進入了另一個主張科學的信念體系、疾病的流行病學模式、高度發展的科技，以及個別性、競爭性與自由企業的強烈價值觀中。自由企業及科學等二種主要的力量大量形塑了我們現在所面對的問題，儘管肺結核及愛滋病等的傳染病再度爆發，但健康問題已從 1850 年的傳染病一路發展到現在的慢性病。在 1850 年之前，健康照護科技事實上還不存在，但現在卻是健康照護服務的主流。我們現在已將腎臟、心臟及肝臟移植等的手術過程視為是理所當然的情況，新科技與生物醫學的里程碑正體現於每日生活中。然而，這些活動的結果也造成驚人的花費及大量的錯誤日漸增加。

醫療保健是所有美國人基本權利的此種信念，仍是個主流的哲學觀，然而，此種權利的實現在目前仍是個問題。開始於 1980 至 1990 年代早期的這個趨勢，例如：聯邦政府縮減健康服務的經費並企圖減少社會性的研究計畫案，此種持續的趨勢已導致政府在人民健康議題上產生一種退步及被批評的角色。

然而，《平價醫療法案》的通過迫使政府必須再次主動參與。另一方面，2001 年 9 月 11 日的事件，也已指出這些經費刪減後的結果，以及人民對於提升公共衛生及國家安全努力上的龐大與必要的需求。

對於健康與健康照護基本人權的領悟是一項正在逐漸成長與認真關注的議

題。例如：有毒廢料、遊民、數以百萬人沒有健康保險等社會問題的浮現，使健康照護的情境被混淆，這些因素均會影響健康照護服務。如何獲得並利用健康照護體系的一些問題，一直在持續發生中。

1960 年成為醫療保健成本和重大事件發生的切點。以下針對這些里程碑進行簡要的事件概述。這些事件是導致我們今日醫療保健所面臨的「噩夢」。

我們所面臨的情況是許多醫療保健環境中，醫療保健服務變得愈來愈不個別化，而是傾向於科技化。醫療保健的障礙逐漸增加，誠如之前所證明，儘管擁有健康保險，然仍無法獲得醫療照顧。事件發生在醫療保健系統中，無論是在公共衛生部門或是醫療機構，更多時候是建立於大型社會架構背景下所發生的。公共部門事件包括面對大部分民眾負起多種健康的責任項目（預防、監測、疾病管制等），以及那一些事件會影響大部分人群的積極和消極作為。醫療事件包括診斷和／或治療方法的開發以針對特定問題並影響有限的人群。

公共與醫療的事件，包括一些最初被設計用來增加健康照護體系範圍的公共衛生事件，及之後用來作為控制用途的政府法律及政策。這些訊息正更進一步的出現於本世紀中，並在這 10 年間成為主要的健康體系議題、健康問題、健康策略等。主要的健康體系議題包括：專業化、建造公共建設，改善求醫管道、控制花費、市場力量及政府的再創新改革等。主要的健康問題包括：一些再度出現的傳染病、慢性病及現代照護的變遷。嬰兒潮年代人群的老齡化議題也發揮著重要的作用。

Box 8-1

當代醫療保健趨勢之描述

1900-2015 年醫療保健趨勢

- 自 1900 年至 1930 年間的世紀變遷中，努力確保醫療為一種專業，並根除不在福勒克斯納（Flexner）對於專業定義保護傘之下的所有照護哲學。一些醫療藥物也陸續被研究出，如：治療瘧疾的奎寧（quinine）、白喉抗毒素疫苗注射等製劑，及使用鐳（radium）放射線來治療癌症。

  包括肺炎及流行性感冒等的傳染病非常盛行。主要的健康策略是廣大新移民人口的母親及兒童健康。在 1929 年，健康照護的第三者付款制度（third-party payment）由美國藍盾公司（Blue Cross and Blue Shield）開始創立。

- 1930 年至 1960 年間的健康照護體系議題是興建公共建設。1946 年的「希爾—博頓法案」（Hill-Burton）通過撥款補助興建醫院及其他健康照護機構。此體系目前處於從事極為昂貴檢驗與治療的發展，促使開始興建一些作為使用這些檢驗設備的單位。疫苗及抗生素的發展也鋪設了一條減少傳染性疾病的道路，並開始發展出免於生病的想像。

- 1960 年代是醫療保健、公共衛生、健康問題處置方式和新資源導入產生深度轉變的十年。例如，開發小兒麻痺和麻疹疫苗（1961 和 1963），以及心臟移植手術（1967）和肝臟移植手術。1965 年，詹森（Lyndon B. Johnson）總統施行對抗貧窮的政策成為社會及健康政策的焦點，且此主張也開始存在於其他的法律、公費醫療服務及公費醫療保險制度中。

- 1970 年代，隨著 1978 年第一個試管嬰兒誕生，以及生物科技技術猛爆性的發展，醫療技術和公共衛生往前躍進一大步。1970 年代終末，總努力「控制」醫療照顧成本，但核磁共振等技術（1980）先進與誘惑，再次激起人們對卓越技術的渴望。

- 1990 年至今，醫療保健的可及性和可負擔性面臨著重大的挑戰。1993 年和 1994 年，柯林頓總統和夫人付出決大的努力來探討複雜的醫療保健系統，並尋求各種改革方式。雖然努力失敗了，於此，醫療保健費用仍然繼續飆升。例如，2015 年，美國聯邦藥物管制局批准一批病毒藥物 —— Imlygie —— 用於治療晚期黑色素瘤。這類治療費用要價一個療程為 65,000 美元（Tedeschi, 2015）。

- 《平價醫療法案》於 2010 年由奧巴馬總統簽署成為法律，目的在於提高健康保險的品質及可負擔性，通過擴大公共和私人保險涵蓋項目範圍來降低民眾的未投保率，進而降低個人和政府醫療照顧成本。

　　民眾對於昂貴的醫療費用表示嚴重的關切，醫療設備用品和藥物的成本仍在持續上漲。一方面，我們正在尋求不斷擴大發展的治療奇蹟；另一方面，不斷增加的醫療費用另人十分震驚和沮喪。

健康照護服務的常見問題

　　今日的醫療照護服務制度存在許多問題。有些問題影響我們所有人，有的問題則較針對特定貧民及新興的多數族群。學者認為醫療照護服務制度像是在供養消費者並維持其像一個兒童樣的依賴性及去人性的情況。下列單元描述大多數健康照護消費者經驗到如艾倫瑞契（Ehrenreich & Ehrenreich）所分類的問題（1971, pp. 4-12）。以下標題引用自該書本。

去發現一處以合理收費來提供適當照護之地

　　即便是一名知識分子消費者也很難接受適當的醫療照護。

　　如果你搬新家、改變健康保險項目或者醫療服務人員已退休，那麼尋找下一位新的醫療提供者，這過程可能會令人沮喪。

　　緊急照顧中心提供不定期的急性護理；然而，他們無法提供長期初級保健。

在眾多可利用的醫療照護類型中發現一種方法

　　一位朋友常有輕微的胃不適，剛開始是求診於一名家庭醫師，但他無法提供適當的治療。他得到的幾次的轉介，很快的就因為找不同的診察者而感到沮喪，每個醫療診察者都提供不同的意見，卻沒有一個真正的答案。她基本上是靠自己認為可靠的方式向腸胃科或外科醫師求診。由於她沒有充裕的費用在求診不同專科醫師上，最後她決定等候看看將會發生什麼事。值得高興的是，她很幸運身體沒有任何問題。

理解醫師在做什麼

　　當個人生病時，健康專業人員並非總能輕易了解在他們身上發生了什麼事。對於僅有少許醫療常規與實行知識或全無知識的一般大眾而言，所必須知道的到底是什麼？

　　假設你是一般民眾，你的所有衣物被脫掉並穿上一件紙衣。你正躺在一張陌生人凝視你的檢查臺上。蓋在你身上的床單被掀開，你接受一個簡單的指引：呼吸、咳嗽、停止呼吸、轉身、抬高腿部。在沒有任何預告的情況下，由

於沒有衣物，你感覺胸部及手背寒冷。當身體檢查過程持續進行時，你可能感覺到在肋骨上的一些電線、看到一束亮光照射到眼中、感覺耳中有一支冷管、一根探針放進口腔內等。到底發生什麼事？你聽到陌生的專業術語，你的身體正在被撥開、推、刺、凝視、放入並注射，但你卻不知道為何要這麼做。若你是女性且第一次接受骨盆腔診斷檢查，可能不知道該期待什麼。也許你聽到的只有輕聲低語，感覺非常恐懼與不安。當窺陰器插入使你感到冰冷且不舒服時，加諸而來的是受辱所造成的傷害：「醫師正在做什麼以及為什麼這麼做？」

發現錯誤之處

　　病人的基本人權宣言，此宣言內容是允許病人有權閱讀他自己的病歷並清楚了解即將要面臨哪些狀況。然而是真的理解這些資訊嗎？假設某人進入醫院時，一般被認為是簡單的內科或外科問題，若每件事都依照常規來進行是最好的，但當合併症出現時會發生什麼事？當病人愈是決定要探討疾病問題或為什麼會有合併症時，他就會愈相信醫療服務者正在隱藏某些事情。這種循環本身會一直存在，也會在醫療服務者與個案之間發展出一個巨大的裂痕。時常，當醫療人員被詢問更多的問題時，愈傾向於保持沉默，此種不愉快的情況可能會一直持續，直到病人被鎖入他自己的主觀世界中。很少有病人能真正了解那些無法預測的合併症，護理人員經常完全參與此類共謀中，並與醫師及機構共同扮演沉默的伙伴角色。

克服根深蒂固的種族主義及醫師與醫院的男性沙文主義

　　描述許多種族主義及男性沙文主義的事件並不困難，課堂討論有助於確認種族主義的敏感事件。舉例來說，最慢接受日間與夜間照護或用餐的對象，可能是黑人病患。若這是一種正常發生的現象，則它就會形成一種控訴，所以種族主義可能導致另一項行動方案。黑人病患是最後一位接受常規照護者，是一個意外嗎？或他有意識到被要求等候？這到底是說明了一個意識層次上的種族主義？或這只是潛意識的？

　　護理人員認知到他們自己與女性病人間共同存在著敏感的父權主義。例如，醫師經常將護理師和女性病人（無論年齡）稱為女孩，經常性的貶低女性

的各種觀點，一旦探討並迸出此情況時，對於那些帶著種族主義或父權主義思想來提供醫療照護的人，對他們就應該採取一種去敏感性的現實態度。

通往健康服務的路徑

圖 8-4 說明一個「令人驚訝的健康照護迷宮」及病人在嘗試去航行於此種複雜體系中所必須克服的重要阻礙。的確，病人不但需要航行於醫院的內部體系中，還需要了解可利用的所有照護類型，依此類推。只是目前這些體系會更加複雜化，許多病人所接受的是完全相反的訊息，例如關於乳癌的診斷與治療或是動情激素替代療法（estrogen replacement therapy），然後，病人被要求選擇其一。

當個人發生健康問題時，會去尋求一個既有的健康照護體系。家人通常是第一個資源。在家庭的範疇中，個人會去尋求並確認他所經驗到的確是一種生病，一旦此信念被確認時，便向家庭之外尋求健康照護。一個家庭成員接受許多不同醫療服務者照護的情況並非少見，因他與提供照顧者之間常僅是有限的溝通。當某一位醫療服務者不了解其他醫療服務者所提供的照護時，便會爆發一些問題與合併症。但對於那些無奈必須利用醫療機構的病人來說，由於實習醫師與住院醫師每年不斷輪替，以致於他們無法獲得持續性的照護。這即是我們所了解的進入健康照護體系內的第一級接觸程度。

倘若需要，第二層照護是存在於專家的層次上，亦即診所、私人機構或醫院中。產科醫師、婦科醫師、外科醫師、神經科醫師及其他專家構成了一個龐大的百分比。然而，他們是誰？又可以協助什麼？

第三層次的照護是存在於提供住院病人照護與服務的醫院中。照護與否是因需要而定，不論是否為長期（像是精神科單位或復健單位）或短期（像是急性照護單位及社區醫院）。

在深入探討這些不同類型的醫院後，無論是營利或非營利機構，單獨預約醫療服務是更適合的方式（在參閱本書後所附的參考書目）。若放在目前的脈絡下，這些議題是：病人對於這些機構單位了解了多少，以及他能期待接受哪些照護？自費醫院的照護與公立醫院的照護有什麼不同嗎？我的保險將如何影響我所接受的照顧？保險能支付多少？

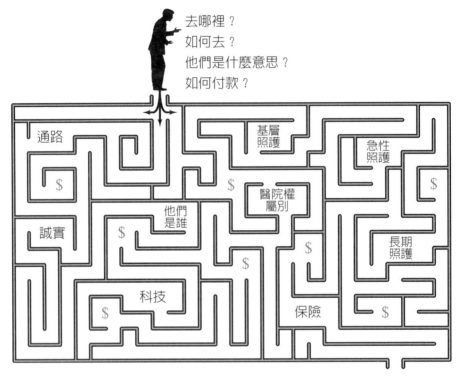

圖 8-4　航行於一個令人驚訝的健康照護迷宮

醫療保健的障礙

除了經濟因素之外，還有各種因素或障礙阻礙個人或家庭可能獲得更好獲得或運用醫療保健系統的能力。如以下因素：

- 通路（Access）：意指個人無法進入醫療保健系統，是因缺乏金錢、健康保險或無法享有醫療照護中心的服務。或是另一個因素是，部分基層保健醫師離開目前的診所，或是退休，或是將自己服務執業範圍界定成「貴賓」服務。
- 年齡：意指個人年紀太小或過於年長以至於無法進入系統，且不知道克服此問題的方法。
- 階級：意指個人不屬於主流文化的階層，此限制他或她有能力確定醫療保健需求及理解醫療保健系統而做出選擇的能力。

- 教育：個人可能不知道如何讀和寫英語，同時也可能無法以他或她的母語讀和寫。
- 性別：現有服務可能不限於特定性別人群，相對的也影響系統中不願意或無法使用不提供性別照顧的人群
- 地理：個人並非住在醫療機構附近，導致前往某個醫療院所的費用難以承擔。
- 遊民：系統不提供遊民醫療保健的地方，或是遊民不清楚系統內使用醫療的管道。
- 保險：個人可能無投保健康保險，或者投保無法涵蓋個人的醫療照顧範圍。
- 語言：個人可能不會聽或說英語，系統無法提供足夠的口譯服務。
- 方式：個人的表現方式與醫療提供者的期望不一致。
- 理念：機構的理念可能與個人的宗教或哲學觀不一致。
- 偏見：尋求醫療照顧的個人可能感受到醫療提供者和機構所表現的偏見。
- 族群：種族偏見可能存在被視為機構理念的一部分。
- 種族主義：機構已存有特定的障礙，不處置非機構以外不同種族的人。
- 宗教：病人不願意在非屬於自身宗教的機構中接受治療，且病人和機構雙方都可能存在明顯的偏見。特定宗教下對於健康和生病的教條，可能與現代醫療保健作法產生矛盾。
- 社會經濟地位：社會經濟地位的兩端是貧窮和財富。貧窮會限制獲取醫療照顧的機會；財富可能會阻礙個人不願意前往病人眾多的機構尋求治療。
- 技術：個人可能無法負擔或不願意接受他人所提供眾多的診斷檢查和治療。
- 交通：病人從居住地到醫療機構沒有大眾交通運輸。

醫學成為一個社會控制的機構

　　對死亡持否定態度及以年輕為導向的現代社會中的人們，對於療癒者有異常高度的期待。我們期待一種治療並將之視為是生病時的正常結果（有病治

病，沒病養身）。現代健康照護科技宰制我們對於醫療處置的期望，並將焦點放在醫療的治病面上，而不是預防上。

對個人行為的控制也已從家庭及教會轉移到醫師上，「很好」一詞也已變成是「服用你的藥物」。「社會控制」一詞形容醫師在社會中所扮演的角色日益重要，因此，對於哪些是可接受的行為符碼，以及二種專業的相對地位等議題上，在醫療與法律之間時常發生衝突。左拉（Zola, 1966, 1972）以下列的例子說明社會的「醫療化」現象。

將生命中被認為是有意義的事物擴展到醫療的良善實踐上

此點是透過從一個疾病的特定病因學模式轉變到一種多因果模式上。在此新模式中的參與者對於全面性醫療的接受度日益增加，並使用電腦及實施預防醫療等。然而，在預防醫療上，醫療人員必須在疾病發生之前就能預先掌握到俗民情況，亦即「必須找到個案」。因此，社會控制的形式浮現出一種要去預防疾病的現象，包括：低膽固醇食物、避免壓力、停止吸菸、避免熱狗和培根等加工肉類（因為據稱有致癌作用），及執行適合與充分的鍛鍊。有趣的是，隨著時間的推移，「新」的預防和治療往往會被更新的方法所取代。

對特定的技術過程維持絕對的控制

此過程在實質上是一種執行外科手術及開立處方藥物的權利。在人類的生命中，現代醫療能透過遺傳諮詢、流產、外科，以及像是電腦、呼吸器及生命支持系統等的機械裝置來決定老年壽命或死亡。醫療能指定從抗生素到對抗癌症的化學療法等的藥物，來治療或殺死一個人。醫療也能控制哪些藥物能合法被開立作為治療之用。隨著時間的進展而改變，如同美國已有幾州將大麻用於娛樂和／或醫藥使用合法化。

將醫療中被認為是有意義的事物擴展到生活的良善實踐上

此種擴展透過使用醫學專業術語而成為一種存在的狀態，例如國族健康或經濟健康。只要能增進前述所關注的健康議題之任何政治或經濟計畫或目標，都能贏得認同。

　　與醫療、宗教及法律中有許多相互重疊的領域。舉例來說，在建立一套隔離檢疫及疫苗注射的法律上，公共衛生實踐、法律及醫療領域是相互重疊的。墮胎和同性婚姻是充滿衝突的議題，其涉及政治、法律、宗教和醫學。支持者將這些議題視為「權利」，反對者則基於道德和宗教理由進行爭論。然而，墮胎和同性婚姻都是合法的。另一個高度緊張的且具有衝突的議題是安樂死的做法。截至撰寫本章節時，「有尊嚴死亡法」已在俄勒岡州、華盛頓州、蒙大拿州、新墨西哥州和加州（Oregon, Washington, Montana, New Mexico, and California）五個州獲得通過，其他州也開始考量該法案的適用性（Barone, 2014）。

　　最後，個人可能會想像到，儘管許多日常實踐都是假藉健康名義而開始的，如：服用維生素、執行衛生保健、使用生育控制、參與飲食或運動計畫，但「富人病」（例如：癌症、心臟病及中風）遠比「貧民病」（例如：營養不良、母親及嬰兒死亡率高、鐮刀型血球細胞性貧血症及鉛中毒）更容易取得較多的公眾注意與經費援助。

　　在本章中，我以非常有限的篇幅探索了在美國醫療照護服務制度中的許多議題，透過列出與此體系相關的所有照護與花費來了解導致現今醫療特性的因素及趨勢，並審視個人在嘗試獲得進入健康照護專業之內的經驗，以及醫療保健中難以克服的障礙因素，認識醫學如何成為一種社會控制的機構。最終，了解醫療保健和文化照顧之間的差異與其至關的重要性。然而：

　　醫療是一門「診斷、疾病處置和維持健康的藝術和科學」；文化照顧（Culture Care）是具有文化敏感性、文化合適性和文化能力的專業醫療照顧。

　　醫療照顧將健康定義為「安適感與身心完整」；文化照顧（Culture Care）將健康定義為「人的平衡，包括內在的身體、心理和靈性，還有外在世界的自然、共有和有形無形的本質」。

　　醫療保健的目標是預防疾病和傷害、促進和維持健康、減少疾病引起的疼痛和苦痛、照顧和治癒病人、避免過早死亡以及安詳平靜的臨終。相較之下，文化照顧是基於對不同文化群體健康傳統的了解並且以建設性的態度提供護理，站在病人／家庭的健康和康復上提供的幫助。

　　對抗療法的理念是針對身體及心理的照顧，以及對科學的熱衷；文化照顧（Culture Care）基於特定病人／家庭／社區的健康和傳統療癒的全貌性護理。

醫療保健起源於複雜且昂貴的科學技術的發展；文化照顧是理解並尊重族群文化傳統與健康相關的事物（Hanson & Callahan, 1999）。

我們嘗試在 21 世紀的高科技技術，以及初級預防保健和強大的公共醫療保健系統之間尋求平衡時，挑戰不斷持續存在著，我們深知現代醫療保健和文化關懷的力量，兩者必須保持平衡發展。

學習資源

本章節相關的問題、案例分析及教學活動等都能在 pearsonhighered.com/nursingresources 的網站上找到。文化照顧指南和相關訊息導覽內容也可以在此網站上找到。點選第八章便是本章所選擇的活動。

Box 8-2

持續探索

可想而知，當你閱讀本章節所提供的數據時，部分數據已過期。然而，本文於撰寫當下已引用最新資訊。若要了解最新訊息可參考以下資訊，將可幫助你即時了解醫療保健、成本管控和政策等事健之變化：

1. 國家衛生統計中心《美國健康》衛生統計趨勢年度之報告。

2. 《平價醫療法案》可以透過搜尋《平價醫療法案》網站找到。

3. 衛生統計數據及以全球為背景的相關訊息，可在中央情報局每年出版的《世界概況》中找到。

參考文獻

Abelson, R. (2007, June 14). In healthcare, cost isn't proof of high quality. *New York Times*, p. A-1.

Barone, E. (2014, November 3). See which states allow assisted suicide. *Time*. Retrieved from http://time.com/3551560/brittany-maynard-right-to-die-laws/

Central Intelligence Agency. (2015). *The World Factbook*. Washington, DC: Author. Retrieved from https://www.cia.gov/library/publications/the-world-factbook/index.html

Ehrenreich, B., & Ehrenreich, J. (1971). *The American health empire: Power, profits, and politics.* New York, NY: Random House, Vintage Books.

Farragher, T. (2015, October 24). Big hospitals' prices remain a big concern, check up reveals. *Boston Globe*, p. 3.

Hanson, M. J., & Callahan, D. (Eds.). (1999). *The goals of medicine: The forgotten issue in health care reform.* Washington, DC: Georgetown University Press.

Kinney, E. D. (2010). For profit enterprise in healthcare: Can it contribute to health reform? *American Journal of Law and Medicine, 36*, 405–435.

Knowles, J. (1970, January). It's time to operate. *Fortune*, p. 79.

National Center for Health Statistics. (2015). *Health, United States, 2014: With special feature on adults aged 55–64.* Hyattsville, MD: Author. Retrieved from http://www.cdc.gov/nchs/data/hus/hus14.pdf

Tedeschi, B. (2015, October 28). FDA approves virus to treat advanced melanoma. *Boston Globe*, p. 1.

U.S. Department of Health and Human Services. (2015). *Affordable Care Act: About the law.* Retrieved from http://www.hhs.gov/healthcare/about-the-law/index.html

Zola, I. K. (1972, November). Medicine as an institution of social control. *Sociological Review, 20*(4), 487–504.

第三單元

健康與生病的族群全貌

怡懋・蘇米　譯

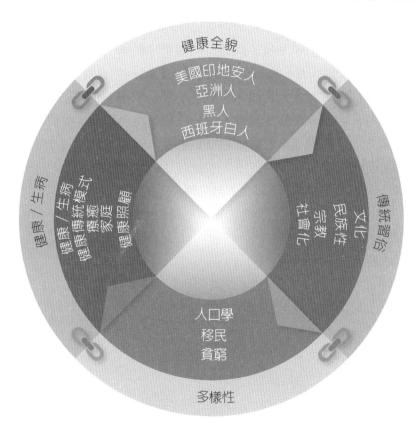

截至本章節，本書已經描述了關於傳統文化的幾項重點，並討論文化能力六個步驟中的其中四個；而前八個章節介紹文化能力的理論基礎，並引導讀者打開前言所述的透明之門，「看見」文化能力養成中需考量的重點環節、哲學

觀、概念和各種情境：

- 第一章：介紹文化能力發展的理論基礎和基本概念。
- 第二章：第一步先奠定理論基礎，此為了解個人的傳統習俗，並回顧傳統內部的社會要素。
- 第三章：了解大環境下不斷變化的人口結構，及其提供醫療保健發揮成效時所需要的背景知識，此為第二步。
- 第四、五及六章：探討健康、生病／疾病以及治療／療癒之間的關聯—為第三步。
- 第七章：從個人經歷深入窺探這道門內的機會，並提供關於個人傳統文化與家庭健康、生病／疾病信仰和實踐等，令人興奮和具挑戰性多元訊息。承上所述，此為達到文化能力的第一步亦為最重要的一步。
- 第八章：探討醫療保健服務者的「文化」與醫療保健服務系統之間的相關性，進而介紹醫療保健系統的發展趨勢及常見問題、醫療服務的管道，以及醫學機構如同一種社會控制，並比較醫療保健服務下現代和傳統的哲學觀。

　　本單元的各章節皆涵蓋第五步—傳統醫療保健，本文將提供一個架構讓你了解目前服務的社區。每一章節會介紹特定人群的傳統健康、生病和療癒信念和實踐作法，以及相關例子。

- 人口背景
  - 健康／生病／療癒的傳統定義
  - 健康維護和保護的傳統作法
  - 健康恢復的傳統方法
  - 當前的健康問題
  - 發病率和死亡率的健康差異性

　　這些範疇與資訊可以運用在你目前正在照顧和合作的人群上。全球資訊網（WWW）對於特定人口群的統計和當今的健康議題相關資料的收集是非常有幫助的。第十四章闡述前進文化能力之旅，以及這些知識對於一個人在此專業的成長和發展是極為重要的。

　　我的經驗告訴我，人們渴望了解傳統有關的知識，無論是自己的或是他人的、渴望從自己的民族文化習俗、同儕以及其他人的習俗中學習傳統、了解健

康傳統作法和其他文化事務。因此，努力保存古文獻的完整性；此為我撰寫本書 40 多年裡獲取健康信念和相關實踐作法的主要資料來源。在現代、科學、技術和「學術」致力淨相的情境中，家庭與其相關的健康傳統可能隨著世代而消失。

第三單元前五章中將概述相關的歷史和當代理論論述，此將幫助你：

1. 發展出多數族群與白人族群健康／健康問題的背景及認知程度。

2. 了解並描述特定傳統的健康信念。

3. 了解通往健康照護的傳統路徑。

下列練習在第十四章中是既定的，對於第三單元中的所有章節都非常合適：

1. 使你自己熟悉一些既定社區的文獻，亦即：閱讀文獻、詩，或每個社群成員的傳記。

2. 使你自己熟悉每個社群的歷史及社會政治背景。

下列問題也應深思考慮：

∞　每一個社群中健康及生病的傳統定義是什麼？是相同或有差異的？

∞　維護健康的傳統方法是什麼？

∞　保護健康的傳統方法是什麼？

∞　恢復健康的傳統方法是什麼？

∞　傳統的療癒者是誰？他們執行什麼功能？

這是建立社群聯結及了解不同民族文化和宗教群體間有多少共同點的非傳統方式。因為健康是一種隱喻，能帶來分析和理解健康和醫療照顧的部分變異性。

第九章 美國印地安人及阿拉斯加原住民的健康與生病

怡懋·蘇米 譯

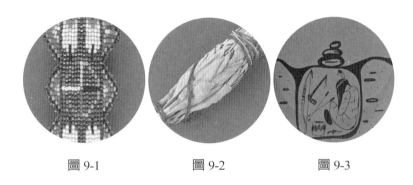

圖 9-1　　　　　　　圖 9-2　　　　　　　圖 9-3

「製藥」就是要經歷一段特殊的禁食、感恩、祈禱、克己甚至自我折磨的時期。

——木腿（Wooden Leg）（十九世紀末）夏延（Cheyenne）

目標

1. 討論美洲印地安人和阿拉斯加原住民的歷史和人口學背景。
2. 闡述美洲印地安人和阿拉斯加原住民對健康和生病的傳統定義。
3. 解釋美洲印地安人和阿拉斯加原住民的傳統療癒的方法。
4. 討論傳統療癒者的做法。
5. 闡述美洲印地安人和阿拉斯加原住民當今的醫療保健問題。
6. 總結美國印地安人衛生保健機構的服務情況。

本文針對美國印地安人和阿拉斯加原住民的歷史、人口學背景、健康和生病的傳統以及醫療保健等問題。開頭的圖片主要是象徵美洲印地安人傳統健康信念和做法的物件。圖 9-1 是交織錯雜的串珠。圓型部分被分為四個象限，箭頭被編織在串飾中，而串珠是公認的保護、維護和恢復健康的傳統象徵物。

圖 9-2 是鼠尾草，爲一種神聖的植物，儀式中常被用來淨化環境（如房間、整棟家子或商店），甚至是個人。鼠尾草底部可以點燃，將火吹熄，煙霧可用來塗抹身體，其目的爲聚精會神，驅走負能量，以及恢復健康。圖 9-3，印地安 Micmac 部落，已故藝術家 Philip Young 的「埋葬月亮（Burial Moon）」，爲一種傳統的安葬方式。逝者以坐姿方式被安置於淺墓穴中，穿戴整齊象徵面對來世的挑戰。弓箭、斧頭、刀和碗爲必要的工具，皆被置於墓穴中，墳墓並以三塊石頭標記。

背景

北美大陸及阿拉斯加州原始居民的後代在 2014 年總計是 540 萬人，占 1.2% 的美國總人口。

相較於美國所有族群，美國印地安人／阿拉斯加原住民（AI／AN）人口在多項指標上明顯落後，包括教育程度低和失業率高。AI／AN 印地安年輕人口居多，平均年齡爲 31.4 歲；此反應出家庭人口數較多，醫療保險較少，貧窮是其他人口群的兩倍之多。能受到印地安衛生服務局照顧的美國印地安人壽命較 20 年甚至是 30 年前還長。

事實上，於 1972 年至 1974 年間，死亡年齡統計，美國印地安人出生後平均餘命約 63.6 歲，目前已上升至 73.7 歲，但仍較美國所有族群平均餘命 78.1 歲，縮短 4.4 歲（2013）（NCHS, 2015; IHS, 2015d）。

在 1860 年的人口調查中，美國印地安人第一次被當作是一個單獨族群來計算，且在 1890 年首先調查美國各地的印地安人數目。在 1890 年之前，美國印地安人的計算僅限於不同地區的一般大眾人口，不包括居住於美國印地安領土及在美國印地安保留區中的所有美國印地安人。雖然自 1880 年以後在阿拉斯加州的阿拉斯加原住民已被列入計算，但他們通常被歸類爲「美國印地安人」的族群類別中。在 1940 年之前所施行的人口普查中，並沒有將愛斯基摩人（Eskimo）及阿留申人（Aleut）區分爲分別獨立的項目，直到 1970 年，在阿拉斯加州的族群才開始被分別列出（如愛斯基摩人及阿留申人），之後也僅在阿拉斯加州是如此。

美國印地安原住民中的最大民族是切羅基人（Cherokee）、納瓦霍人（Navajo）、拉丁美洲裔印地安人（Latin American Indian）、喬克托人

（Choctaw）、蘇族人（Sioux）及奇珀瓦人（Chippewa）。而最大的阿拉斯加原住民族群是愛斯基摩人（Eskimo）（U.S. Department of the Interior, Bureau of Indian Affairs, n.d.）。

　　若要了解今日美國印地安人的困境，則有必要回到當初白人殖民這片土地的時光。在歐洲人到達之前，這大塊土地還沒有名字，居住於此的不同族群有各自的國名。他們對自己的土地知識有豐富的了解，個個都是善戰的勇士。於西元 1010 年，維京人（Viking）由海路抵達這片土地，上岸後卻一直無法順利殖民，掙扎了 10 年後只好離去。又過了一段時間，當時被稱為「失落的殖民」的另外一批殖民者也被擊退了。但一批離去，一批又來，歐洲人終究占領了這片土地。

　　再向西擴張領土的同時，這些占領者跟印地安人簽訂了和平條約或土地轉讓條約。這些條約就像是國與國之間的平等條約，但實際上卻是大國強壓於小國的不平等條款，其實歐洲人只是想替自己找一個占領的合法藉口而已。當時土地一被歐洲人發現後，他們就先瓜分，然後再進行他們所謂的合法占領的假動作。印地安人簽了歐洲人侵占後擬好的條約，土地被蠶食般的吞掉，剩餘的才留給自己。時間久了，白人迅速增加，印地安人數則因戰爭及疾病慢慢減少。當這一切都發生之後，條約就慢慢的失去了本身的意義，淪為歐洲人茶餘飯後的笑話罷了。他們私自決定這些當地人沒有土地權，且把他們當貨物一樣，從一個保護區趕到另一個保護區。雖然印地安人曾經由法律途徑來爭取合法的土地權益，卻無法爭回當初經不當手法被掠奪的土地。舉 1831 年的例子來說，切羅基人（Cherokee）人在喬治亞州的法庭上訴，想要取回自己的國度，但卻敗訴了，就像歐洲早期殖民時印地安人的命運一樣，被迫西移。當初不得已的向西轉進，許多印地安人卻是死的死、傷的傷。現在，許多印地安民族還在循法律途徑，重新要回他們的土地（Brown, 1970; Deloria 1969, 1974; Fortney, 1977），部分的案例已成功，例如緬因州的佩諾布斯科特人（Penobscot）及帕薩馬克迪印地安人（Passamaquody）。被美國聯邦政府承認的印地安部落，才由不久前 1980 年代的 100 個增加到最近（2015）的 566 個（U.S. Department of the Interior, Bureau of Indian Affairs, n.d.）。

　　在印地安人向西遷移的同時，只能帶著片斷的文化。正常的生活被迫中斷，土地也失去了，許多部落的領導者及靈性導師們逐漸的老死，但是他們的

文化及歷史卻留下來了。今日，愈來愈多的印地安人在尋求了解自己的文化。美國的開拓及殖民故事現在有了不同的詮釋。美國印地安人國家博物館等機構也致力於讓民眾了解美國印地安人爲國家所做的貢獻（National Museum of the American Indian, 2016）。

美國印地安人一直在找尋社群重建與延續的方法。美國印地安人組織（AIM）於 1968 年在明尼蘇達州創立，此組織透過政策制定與倡導以提供計畫服務諸多的印地安社群。而政策制定來自於社群的意見領袖和耆老共同協商。該組織倡導的一個例子爲啟動全國體育和媒體種族主義聯盟，該聯盟成立於 1971 年，其目的是對抗媒體將美國印地安人身分認定爲運動隊，造成大眾對其形象的誤解與扭曲的影響力，最終結果導致種族、文化和靈性上的刻板印象（體育和媒體種族主義全國聯盟，n.d.）。事實上，該組織的成立常喚起印地安人更關注於靈性層面的重建。AIM 的核心是深厚的靈性和所有印度人彼此相互連結的信念（Wittstock & Salinas, 2006）。

美國的印地安人主要分布在 26 州（包括阿拉斯加州），由於他們被迫往西遷移，故大部分都住在美國的西半部。雖然許多印地安人仍然居住在鄉村或保護區中，尤其是西岸，但也有許多人居住在都市中。大部分的美國印地安人居住在奧克拉荷馬州、亞歷桑那州、加州、新墨西哥州及阿拉斯加州（IHS, 2015f）。今日，愈來愈多人找到他們的根，聲稱他們是美國印地安人。

健康與生病的傳統定義

雖然每個美國印地安民族或種族有自己對健康與生病的價值觀及歷史，也有一些對生病的傳統療法，但一些特定的部落觀念是凌駕於一般的信仰及技能之上。健康與生病，在一般傳統的民族中，隱約被指涉爲全貌的，如同第五及六章所定義的。這裡所蒐集的資料是由持續的閱讀文獻及這些部落成員訪談紀錄的結果：納瓦霍人（Navajo）、赫必族（Hopis）、切羅基人（Cherokees）、印地安休休尼人（Shoshones），以及與我密切合作的新英格蘭印地安人（New England Indians）。

美國印地安人對於健康的傳統觀念反映了其生活與自然本身的一種和諧性，以及所具有對大自然嚴苛條件的抗衡能力（Zuckoff, 1995）。人類與自然有一種很親密的關係（Boyd, 1974, 1996），地球被認爲是一個活的生物體，

是一個比較高等生物的身體，它有意志，也渴望健康。地球時而健康時而不健康，就像人類一樣。根據美國印地安人的價值觀，人應該尊重自己的身體，就如地球的身體也應該被尊重一樣。當地球被傷害時，人類也會被傷害。反之，當人類傷害自己，也同時傷害了地球。地球提供食物、住所、醫療等給人類，正因爲如此，所以地球上的所有東西皆歸人類及大自然所有。「土地爲生命擁有，生命也爲土地擁有，土地則歸自己擁有」，爲了要維持健康，印地安人必須與自然保持良好的關係。大自然像母親一樣孕育著全人類，是印地安人的朋友，其土地也屬於印地安人（Boyd, 1974）。

如同「滾動雷」（Rolling Thunder）的印地安巫師解釋，依據他們的信仰，人的身體被分爲加與減兩半，（另一位的版本則說每一個整體〔whole〕都是由此相對的兩半所組成）。同時還有另一種說法是，每一個整體都是由兩極的能量所形成：正極和負極。身體的能量被一種靈魂的形式控制。此外，他們相信每個存在體（being）都有其目的及主體性。每個存在的個體均有權利去掌控他自己，而這種力量，及對此力量強烈的信念，會激發自己的超自然能力（Boyd, 1974）。

在所有的美國印地安文化中，生病與社會的宗教面有關，而超自然力則是與病因及治癒生病有相關。生病的導因形形色色，有可能是因爲沒穿戴或使用某種預防生病的幸運符，或是經由巫術，使某種物體的靈體進入了身體，再則，就是靈魂出竅了（Lyon, 1996, pp. 60-61）。舉例來說，土耳其的一種稱之爲綠杜克里奇（Duklij）的一種綠色孔雀石吉祥物，被認爲是可以防止邪靈，祈求降雨，且具超自然能力的寶石（Lyon, 1996, p. 68）。

許多傾向於抱持著傳統價值觀的美國印地安人相信，每一種疼痛或生病都有原因。他們相信「生病」是爲過去或未來將做之事所付出的代價。即便這是「罪有應得」，但病人還是應受到照顧。每件事都導因於另一件事，因果關係，生生不息。美國印地安人並不理會現代醫療的細菌理論這一套，生病一定是與某件事有關係，即便是正在生病中的此人不了解到底病因爲何，但事實上，它最可能是在爲過去或是將來所做的事來付出代價（Boyd, 1974）。

赫必族印地安人（Hopi Indians）則把生病與邪靈聯想在一起。巫師會將生病發生的責任歸咎爲邪靈，而治療生病的良藥就是修理邪靈（Leek, 1975, p. 16）。

　　傳統來說，生病、不和諧及悲傷都導因於下列幾種行為的不同組合：
1. 得罪聖者；2. 驚動元素；3. 打擾動植物生活；4. 疏忽天體；5. 錯用印地安
的神聖慶典儀式；6. 擅自干涉巫術的進行（Bilagody, 1969, p. 57）。若是不
和諧存在，生病就可能產生。納瓦霍人將生病區分為兩類：(1) 接觸傳染病：
如麻疹、天花、白喉、梅毒及淋病；(2) 一般性生病：如身體發燒及身體疼
痛。生病是由微生物或生理學因素導致的，此種概念對納瓦霍人來說，既外
來又陌生。生病的原因、人或物的受傷，甚至不斷的衰運等，都是因為過去
做了不該做的事。舉個違反的例子來說，像是打破禁忌，或連絡鬼魂及巫師
等。身為納瓦霍人，生病的治療必須與外在的肇因有關，而非生病或傷害本身
（Kluckhohn & Leighton, 1962, pp. 192-193）。

療癒的傳統方法

傳統的療癒者

　　美國印地安的傳統療癒者通常是由男巫師或女巫師擔任。大致上，印地安
人一直都維持他們對兩性的信心，男巫師及女巫師對於土地及自然有其深度的
智慧。他們非常了解人類複雜的關係、地球及我們的宇宙。對於植物及動物、
太陽、月亮、星辰，也非常熟悉。男女巫師會先花時間了解病因再決定治療方
式。但若要確認生病的原因及其療法，則必須執行一些特殊的儀式，有時儀式
會持續進行好幾天。

　　赫必族的男女巫師會以靜坐冥想的方式來確認病因，有時甚至用水晶球來
協助他們專注。此外，巫師們還會咀嚼曼陀羅的樹根，這是一種很強的藥草，
來幫助他們進入一種晃神的境界。赫必族人宣稱這種藥草會讓巫師看見造成生
病的邪魔形象。當冥想結束時，巫師就能對症下藥，找到藥草。舉例來說，高
燒就是用一種聞起來像是閃電的藥來治療，所以，赫必族稱發燒為「閃電疾
病」（lightning sickness）（Leek, 1975, p.16）。

　　納瓦霍人認為生病是打破禁忌，或是被巫術攻擊的結果。而較詳細的病
因則是透過占卜的方式來診斷，治療的儀式也用占卜來決定。占卜的方式有三
種：手部移動（女巫師最常用）、觀星、傾聽。診斷師的功能首先是要確認生
病的原因；再者，才是推薦療程，也就是決定最有效的驅魔歌及能執行該驅魔

儀式的最佳巫師。藥師治療明顯的症狀，診斷師則負責確認疾病的肇因（如果先找來診斷醫師，則此人必定非常有智慧）。同一位藥師往往既可占卜（診斷），也可吟誦（治療）。當任何一種占卜的方式被用來診斷時，診斷師通常會先與病人的家人見面，並討論如何收費。

手部移動包括下列幾種儀式：將花粉或沙子灑在病人四周後，診斷師坐下，眼睛閉著，面對病人的反方向，在吟誦歌時移動手。當手移動時，診斷師腦海中會浮現各式各樣的疾病及病因。當手臂開始以某種方式移動時，診斷師則會發現正確的疾病及其原因，藥師則會對症下藥（Wyman, 1966, pp. 8-14）。手移動的儀式也可能會結合砂畫（這種砂畫的形式廣為人知）。這種砂畫使用四種基本的顏色：白色、藍色、黃色、黑色，每一種顏色都有其象徵意義。砂畫就在吟誦時進行，而砂畫的形狀則會決定疾病的原因及療程。吟誦可能持續一段時間（Kluckhohn & Leighton, 1962, p. 230），時間長短則取決於吟唱者的能力及家人的經濟能力。手移動的過程，有時是家傳，有時則是學徒學來的。這種技巧，是突然其來的一種天賦，傳說能診斷自己疾病的人，自然就會練習如何移動手（Wyman, 1966, p. 14）。

不像手的移動，觀星就一定得學習一番了。砂畫的製作常常於觀星過程中完成。沒有完成的原因通常是病人付不起費用或是時間不夠長。觀星者會對星星神靈禱告，祈求神靈開示，告知病因為何。如果光線的顏色是白色或黃色，則代表病人會康復，如果是紅色的話，可能就會很嚴重，如果白光照射在病人家中的屋頂上，病人會康復，如果他家很黑暗，則病人就會死亡（Wyman, 1966, p. 15）。

傾聽，是第三種占卜方式，跟觀星略微類似，但是用聽而不是用看的。在此例中，生病的導因由被聽到的聲音來決定，若聽到某人哭泣，則代表病人會死（Wyman, 1966, p. 16）。

傳統的納瓦霍人在生病時會持續求助於男女巫師。他們之所以會利用此種服務的原因乃是由於在許多實例中，傳統療癒者所提供的療程比醫療機構更有效。歌者所提供的治療包括按摩及熱敷、汗浴（sweatbath）、使用樹根等，這些方法跟物理療法很類似（Kluckhohn & Leighton, 1962, p. 230）。

歌手所產生的主要效果是心理上的。在吟唱聖歌時，病人深深的感到歌手的關心，得到全然的重視，因為病人的問題正是為何歌手在此出現的原因。

當歌手告訴病人病因且他會痊癒時，病人會對他所聽到的話產生信心。歌手被視爲是一位權威顯赫、卓越且有天賦並向聖人學習的人，是個超凡的人。由高度聲譽、通靈及權力圍繞的慶典將病人帶進此儀式的圓圈裡，最後病人參加特別爲他舉辦的歌唱，因而達到與聖人合而爲一的境界，病人再度感到與宇宙合諧共生，接著就完全與疾病及邪靈無緣（Kluckhohn & Leighton, 1962, p. 232）。

　　當納瓦霍人生病或遭受不幸事件時，宗教就成爲一種正向的希望。他們的信仰及實踐體系協助其度過生死危機。在儀式進行中所敘述的故事，會讓他們瞥見已過去的世界，進而產生一種安全感，因爲他們了解到自己其實屬於過去無數世代其中的一環（Kluckhohn & Leighton, 1962, p. 233）。

　　許多納瓦霍人信仰巫術，而當巫術被認爲是生病的導因時，特殊的慶典儀式就會被用來驅除女巫在人身上所下的惡咒。有許多方法被應用來操縱超自然的力量，雖然大部分這些活動可能遭到社會成員的強烈反對聲音，但納瓦霍人了解到，其實把生病及不幸事件歸咎於巫術非常有用。有關巫術及女巫的故事多得不勝枚舉，並非所有的納瓦霍人都相信巫術，但對於相信的人來說，它提供了一個怪罪他人的機制，替生活苦不堪言、充滿焦慮的人們找到另一條出路。

　　像進入晃神的情形就可稱得上是女巫的傑作。要治療一個被巫術附身的人，必須舉行非常複雜的祈禱儀式，並由出席的家人及朋友幫忙表達同情之意。被施以巫術的受害者完全不需爲自己的疾病負責，因此，若是病人因病而行爲異常時，完全不會受到社會的制裁。但是，若被施巫術者，就眞的沒救了，他的社會功能蕩然無存，受害者很有可能會被社會遺棄（Kluckhohn & Leighton, 1962, p. 244）。Box 9-1 爲切羅基巫師的特定傳統信念。

傳統的製劑

　　美國印地安人使用潔淨的活動來潔淨身體及心靈，以維持他們與自然的和諧。他們將全身都浸泡在水中，還會使用到：蒸汗棚屋、有療效的藥草及特殊的儀式。潔淨被視爲是控制意識的首要步驟，是一種喚醒身體及感官的儀式，其目的是爲了在冥想前做準備。參加者認爲這是一個全新的開始（Boyd, 1974, pp. 97-100）。

Box 9-1

霍克‧利特爾約翰（Hawk Littlejohn），1941-2000

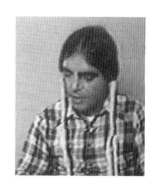

1979 年，我有幸在波士頓（麻薩諸塞州）和印地安人理事會與傳統醫學家霍克‧利特爾約翰（Hawk Littlejohn）一起工作。他是北卡羅來納州西部人，也是切羅基族東部樂隊的成員。他在切羅基人和整個社群中被認為是一位備受尊敬和技術精湛的醫生，而且擁有切羅基民族歷史淵博的知識。我在 1979 年 6 月採訪過他。以下為他的觀點：

在我的部落中，一名巫醫認為自己是一個擁有極多東西的人，不僅是一位療癒者或是牧師。我們喜歡將自己視為手上的手指。彼此是分開的，也可以分別執行手邊工作，但每隻手指頭仍然是全部整體的一部分。只要有需求，手指中的每一隻都能做不同的事情。如同當我去拜訪一個家庭時，一個罹患營養不良的孩子，在我們醫學過程，我們更感興趣的是原因而不是症狀。所以，我把自己作為療育者和牧師的角色，轉換為可能是社會或政治的角色，去找出孩子為什麼飢餓，孩子的感受。這可能從部落的政治或某種社會情境來解決此議題。我們選擇將自己視為居民需求的代表。

我部落中的巫醫或療癒者被認定是經由偉大的靈魂選擇而來的。數年來，療癒者檢查所有孩童是否有異常標記，並非是身體上的任何特殊標記，而是他們認為非常不尋常的象徵。我身上不尋常的痕跡是猿猴摺痕，此痕跡穿越我的手。有人告訴我，擁有其中一個是不尋常的，但擁有兩個，每隻手一個，則是非常罕見的。當我被選中時，當時我僅僅兩三歲。

當我還是孩子的時候，我就被教導人有三個部分，最明顯的部分是身體方面，第二部分是智力部分，再者，第三部分是人的靈性方面。物質是有形的，我們可以隨時看到、觸摸並與之相處。我們接受身體的存在，這就是我必須走的人生道路。智力方面是提供你能解釋事物的部分——夢想、異象、感覺以及靈性所對你說的話。一個人的靈性層面在大多數情況下是最慢、最晚成熟的。靈性方面透過察覺周遭而保持和諧與平衡。我們相信所有生命形式都有靈性，人與所有生物間為一種靈性關係。當這三個方面共同作用時，就稱為平衡與和

諧，或地球的中心。

　　比如說，一個學生非常注重智力，而忽視身體和靈性方面，我們就會相信有自然力量想試圖尋求當中的平衡。例如，如果你被割傷，那麼必然就會痊癒，這種嘗試尋求平衡是很自然的過程。我們相信，偉大的靈性創造許多微妙的事物，也創造了非常重要有意義的事務，例如大象、鯨魚等生物。還有更微小的生物，比如你們所說的細菌和病毒，當我們相信偉大的靈性創造生命時，祂創造了統治生命的律法，狼有一天不會吃掉鹿，會有律法來管理一切，當中的一條法則就是所謂的「技能」，是存在著或創造出，沒有好壞之分。當一個人為了智力而忽視了靈性和肉體，不尋求平衡時，技能就會出現，而技能所帶來的影響之一就是疾病。

　　待人接物是一種間接的方法。當我看到居民，並與他們談論玉米和生活時，他們也同我談論玉米和我的生活，然後我們開始討論我在那裡的原因。他們沒有告訴我，他們的身體症狀。我們察覺到一件事，疾病讓人與人產生隔離，疾病讓人與社群和家人分離。因此，我們會自然而然地，嘗試讓他們擺脫這種孤立，而我們這樣做的方法之一，就是讓家人和朋友參與到治療過程中。

● 在我的部落中，有大約 500 種不同的植物是我們所熟悉的，當中約 350 種經常被使用。我們將植物視為一種生命的形式，所有生命形式間的共同點就是靈性層面。我們相信每一個有生命的物體都有靈，物體的靈具有個性，所以我用植物的靈來治療另一個靈─當疾病的靈與植物的靈不相容時，疾病就會消散。我們稱植物為植物者。我俗民醫學是從反覆試驗這些植物而開始的，就像大多數醫學一樣。例如，如果得了一種讓他們想起兔子的病，就會用一種讓他們想起狐狸的植物來治療。

　　我認為解決印地安問題的辦法是讓印地安人開始認同自己。作為一個傳統的人，我認為在這段漫長旅程的步驟之一，就是獲得自己的自豪和尊嚴。當然，我相信這是傳統主義，傳統主義是一種哲學，一種生命和生活的方式，是我們的整體。

資料來源：Hawk Littlejohn，個人訪談，1979 年。

　　治療的基礎源自於自然，而使用藥草處方也本於自然。採集藥草時須按照一些特定的儀式，每種植物被摘下後做成乾燥處理以備日後使用。除非很適合，否則植物不會被摘下來，且蒐集者只摘取所需的用量。摘取的時間點極為重要，而摘取步驟也有很嚴格的流程。人類與自然的合諧深植其文化中，採藥者小心翼翼，深怕打擾到自然界的任何動植物（Boyd, 1974, pp.101-136）。

　　舉一個常用的植物，一般的蒲公英，它的莖中含有乳狀的汁，被認為可增加哺乳中母親乳房的乳汁量。另一種植物，薊（thistle），據說含有一種物質，可緩解居住於沙漠地區人們的咽喉痛，而過去被用來催產的藥被稱為「鼬鼠藥」（weasel medicine），因為鼬鼠聰明機伶，並擅長挖掘非常難挖地形的土（Leek, 1975, p.17）。

　　印地安人治療法及藥草一直很受大眾歡迎。在奧內達湖印地安人（Oneida Indians）仍使用下列的藥劑（Knox & Adams, 1988）：

生病種類	製劑
感冒	金縷梅，白菖（witch hazel，sweet flag）。
喉嚨痛	紫草科植物（comfrey）。
腹瀉	接骨木之果實開花（elderberry flowers）。
頭痛	艾菊及聖人（tansy and sage）。
耳感	臭鼬油（skunk oil）。
口腔疼痛	乾燥的覆盆子樹葉（dried raspberry leaves）。

　　鼓是另一個治療的來源。治療的儀式伴隨著打鼓聲，嘎嘎的邊鼓聲及唱歌聲。此種雜音是由不同的聲音所組成，是一種會干擾致病邪靈的負面工作。鼓的旋律在改變人類意識層次上扮演很重要的角色（Lyon, 1996, p. 67）。打鼓是協助巫師從正常的意識過渡到巫師特殊的意識狀態所不可或缺的（p. 68），而無聲的醫療慶典則是從未聽說過。

目前的健康照護問題

今日，美國印地安人面對了一些與健康相關的問題。許多舊的診斷及治療方法並沒有在大批遷徙過程中及生活方式的變遷時保存下來，由於傳統醫療技術及現代設備的缺乏，印地安人常處在一種窘困的情境中，得不到適當的醫療照顧。

許多白人常罹患的疾病在美國印地安人身上表現不盡相同。與全國其他族群或族裔相較，美國原住民族罹病率偏高，平均餘命則較低。糖尿病、身心疾病、心血管疾病、肺炎、流感和事故傷害等，印地安人的好發率為全國民眾的兩倍之多，而嬰兒死亡率也較白人還高，根據統計 2013 年，15 歲至 24 歲年輕男性的自殺率，每 10 萬人為 29.1 人，25 歲至 44 歲男性的兇殺率，每 10 萬人為 15.4 人（NCHS, 2015, p. 135, 139）。造成整個社群極大的影響。

此外，至少有三分之一的美國印地安人生活在瀕臨貧窮的狀態。伴隨這種貧窮而來的是，貧困的生活條件與照顧問題，以及貧窮的疾病：包括營養、肺結核、孕產婦及嬰兒高死亡率。即便僅有有限的醫療設施可利用，貧窮及被隔絕的生活方式仍進一步的阻擋了美國印地安人使用它們（IHS, 2015d）。

美國印地安人過去 340 多年來經歷的歷史創傷，如早期的菲利普國王戰爭（1675 年 -1676 年）、被迫離鄉的「血淚之路」（1830 年代早期）和傷膝河大屠殺（1890 年），成為一段美國的衝突歷史，同時土地被掠奪和文化被剝削為一大議題（History.com Staff, 2009）。

不幸的是，過去歷史創傷的經歷仍影響著美國印地安人的生活。縱使在這片土地上人際暴力和兒童虐待層出不窮且發生率高，然而美國司法部長辦公室於 2014 年提出，聯邦政府對於暴力的預防與其對應的工作，經費已明顯限縮（美國司法部長辦公室，2014）。美洲印地安人和阿拉斯加原住民的歷史創傷造成他們當今的生活與醫療保健系統的運用產生巨大而深遠的影響。

罹病率及死亡率

美洲印地安人和阿拉斯加原住民的健康狀況長期以來較其他美國人不足。平均餘命較短及疾病的好發與負荷過重，其背後可能源自較育程度不足、貧窮比例高、醫療服務環境的歧視以及文化差異。生活品質議題主要來自於經濟的

困頓和較差的社會條件。2013 年美洲印地安人和阿拉斯加原住民的粗出生率（Crude birth rate）為 10.3，每 1,000 名婦女中分娩的最大年齡在 20 至 24 歲之間。2012 年嬰兒死亡率每 1,000 名活產嬰兒為 8.4 人，相較於全國每 1,000 人為 6.0 人還高（NCHS, 2015, p. 76）。表 9-1 所有的種族及美國印地安人與阿拉斯加原住民的健康狀態指標。

表 9-1　比較 2013 年的一些健康狀態指標：所有的種族及美國印地安人與阿拉斯加原住民

健康指標	所有的種族	美國印地安人及阿拉斯加原住民
依母親種族而計算的每 1,000 名人口之粗出生率（Crude birth rate）	12.4	10.3
2013 年 18 歲以下青少年女性分娩出活產的百分比	5.0	**8.7**
2013 年生出體重低於 2,500 公克嬰兒的百分比	8.02	7.48
2012 年每一千個活產嬰兒死亡數	6.0	**8.4**
2012-2013 年間所有地區成年人的癌症盛行率	5.9	4.3
2012-2013 年間所有地區成年人的心臟病盛行率	10.6	10.1
2012-2013 年間所有地區成年人的中風盛行率	2.5	3.3
2013 年間，每 10 萬住民人口中所有年齡男性自殺致死的死亡率	20.3	18.1
1999-2013 年間，每 10 萬住民人口中所有年齡男性被殺致死的死亡率	8.2	8.2

資料來源：*Health, United States, 2014: With Special Feature on Adults Aged 55-64*, by National Center for Health Statistics, 2015, Hyattsville, MD: Author, pp. 58, 61, 64, 76, 134, 135, 138, 139, 161.

心理疾病

家庭組成通常以核心家庭居多，血緣關係及親屬關係組成龐大的家庭網路。兒童被教導要尊重傳統，且社區及組織在強度及數量上均有漸增趨勢。許多美國印地安人傾向使用傳統的醫療及療癒者，並對這些資源有豐富的知識。人們可能時常使用傳統的巫師治療，有些診斷的技術還包括占卜、召喚、觀星。蒸汗棚屋是一個封閉及黑暗的空間爲治療所用，棚屋內放置極熱的石頭或其他發熱器促使屋內溫度上升，參與者在淨化過程中吟唱聖歌或背誦祈禱文（Lyon, 1996, p. 270）。

「鬼魂疾病」（ghost sickness）影響一些美國印地安人。此種心理健康問題是圍繞著對於死亡及死者的著迷，且與巫術有關。人們認爲此爲被鬼魂觸摸所引起的。特別是剛去世的人其鬼魂可能會導致活著的人生病甚至死亡。徵狀包括惡夢、虛弱、恐懼感、食慾不振、不知所措等的感覺。

甲基苯丙胺（冰毒）的濫用和自殺是印地安村落最關切的兩大議題；由於冰毒的進入破壞印地安村落整個衛生體系和社群的穩定性。此毒品一種低成本及高度成癮的興奮劑，對大腦和身體多處部位造成影響；使用此化學合成／人工興奮劑的人，使用後可能會表現出高度的攻擊性，進而傷害自己或殺人。冰毒還會導致嚴重的併發症，包括神經／器質性大腦病變，冰毒的濫用與高度的自殺率有著密切的相關（Nieves, 2007）。促使青少年置身於「陷入麻煩」的全面的風險下，並證實與青少年自殺相關。

美國印地安人和阿拉斯加原住民年輕人會面臨此類風險，甚至是更爲嚴重的情境；15 歲至 24 歲的美洲印地安人和阿拉斯加原住民年輕男性，經年齡調整後自殺率爲 29.1，而全國該同一年齡層男性自殺率爲 17.3。2013 年，25歲至 44 歲的美洲印地安人和阿拉斯加原住民男性自殺率爲 29.1，而全國男性的自殺率爲 24.1（NCHS, 2015, pp. 138-139）。強化他們對自己文化的歸屬感，強烈的部落靈性取向和文化延續是保護原住民青年和年輕人免於自殺的重要因素。印地安教育局向提供社群預防青少年自殺的直接行動方案。提供技術支援與區域學校安全專家的監控，促使學校遵守行動策略和計畫執行進而維護學生安全。自殺防治培訓計畫於 2012 年展開（Hawk, 2011）。

酒精中毒也是美國印地安人的主要心理健康問題。比較美國印地安人、阿

拉斯加原住民及一般大眾的十大死因，顯示了排名第 3 位事故傷害、第四位慢性肝病及肝硬化、第六位自殺，這幾項比一般大眾要高，而這些死因都與心理健康問題及酗酒有關。

　　表 9-2 比較所有美國人與美國印地安人之間的十大死因。第二大死亡原因是事故傷害；第四是慢性肝病和肝硬化；兇殺案排名第七，自殺排名第十一，這些都與酗酒有關。美洲印地安人和阿拉斯加原住民的意外死亡率是其他美國人的 2.4 倍（IHS, 2015e）。

表 9-2　比較 2013 年間阿拉斯加原住民與美國印地安人以及所有美國人的十大死亡原因

美國印地安人或阿拉斯加原住民	所有美國人
心臟病	心臟病
惡性腫瘤	惡性腫瘤
事故傷害	慢性下呼吸道疾病
糖尿病	事故傷害
慢性肝病及肝硬化	腦血管疾病
慢性下呼吸道疾病	阿茲海默症
腦血管疾病	糖尿病
自殺	流行性感冒及肺炎
流行性感冒及肺炎	腎炎、腎病症候群及腎病變
腎炎、腎病症候群及腎病變	自殺

資料來源：*Health, United States, 2014: With Special Feature on Adults Aged 55-64*, by National Center for Health Statistics, 2015, Hyattsville, MD: Author, pp. 97, 98. Statistics.

胎兒酒精症候群

　　「我兒將永遠旅行在一個沒有月光的夜晚，伴隨的是狂風怒吼，叫喊著孤寂的名字」（Dorris, 1989）。這段引言反映了胎兒酒精症候群的悲劇，影響與折磨多數美國印地安兒童。酒精和藥物濫用、心理健康問題和自殺，仍然是美國印地安人和阿拉斯加原住民面臨最嚴重的健康和社會議題（http://www.

samhsa.gov/tribal-affairs）。

在懷孕任何階段飲酒會干擾胎兒的發育，包括孕婦在得知自己懷孕的早期，此容易增加胎兒酒精症候群的風險（PubMed Health, n.d.）。

胎兒酒精症候群的症狀包括：

- 不正常的身高、體重，及（或）頭圍，如小頭症。
- 中樞神經系統出現行為及心理問題，如學習障礙、睡眠和飲食的異常。
- 在外觀上呈特定型態的明顯變形，如三種典型的面部特性，人中變平、上唇變薄及眼瞼裂隙變小。

患有胎兒酒精症候群的人通常在行為協調、情緒控制、學業、社交和工作方面障礙與困難。他們經常做出錯誤的決定，重複相同的錯誤，誤判人，且常無法理解自己的選擇和行為產生的後果（PubMed Health, n.d.）。

家庭暴力

另一個與美國印地安人酗酒有關的問題則是家庭（親密伴侶）暴力及以身體、情感及性虐待或疏忽兒童等。這種虐待在美國印地安人的生活中，並非傳統，而是演化而成。印地安人的真愛是建立在一種互相尊重的傳統上，男人與女人都屬於一個有秩序宇宙的一部分，必須和平相處。在傳統的美國印地安人家庭中，兒女必須尊敬父母，且父母不體罰子女。他們不施加暴力於女性。然而，在現代社會中，對於家庭暴力的譴責及給與女性的保護都減少了，女性因此更加脆弱。家庭暴力對社區及家人都產生極深的影響。虐待的模式很容易就被養成，通常是由緊張狀態開始，女性保持緘默及和平，男性則無法壓制自己，於是衝突產生，然後危機來臨。雙方可能重修舊好，但不久後又會惡性循環，衝突再起。此時需尋求協助，否則衝突只會愈演愈烈，這是一個非常複雜的問題。

都市的問題

超過 70% 的美國印地安人生活在都市中。雖然這些人口並沒有特別密集，但都市印地安人與全國印地安人皆面臨相同的健康問題，像是白喉、肺結核、中耳炎及聽覺障礙合併症、酗酒、免疫力缺乏、缺鐵性貧血、兒童發展遲緩、心理問題（包括憂鬱症、焦慮及處事能力低）、齲齒及其他牙齒問題等，

比例相對都較高。由於家庭缺乏傳統文化的環境，身心健康問題更為嚴重。印地安都市青少年面臨嚴重心理健康和藥物濫用的風險、導致自殺、結交幫派、青少年懷孕、虐待和疏忽等問題（IHS, 2015f）。誠如伴隨家庭功能失調而來的一些家庭問題，也會因婚姻困難、失業及缺乏教育或專業知識所導致的財務壓力等，使問題衍生。這些緊張常因酗酒問題而更進一步升溫。

醫療照護服務

在健康照護中的一些歷史差異其實與地理位置有關。美國東部大部分都市區中的印地安人，並未被公共醫療服務所涵蓋，但這些公共醫療的服務卻涵蓋了在西部原住民保留區中所居住的美國印地安人。1923 年，在印地安公共醫療服務（Indian Health Service）權限下的部落政府開始由納瓦霍人運作。納瓦霍人與美國政府訂立條約，但在健康及教育這兩方面，美國政府卻不予承認，導致印地安保留區的醫療服務並不足夠。結果，像是肺結核及心理疾病等的疾病，只能向外轉診以求治療。以最近的 1930 年來說，在遙遠的納瓦霍族土地上，只有 7 家醫院，每家只有 25 張床。一直到 1955 年，印地安人才開始有集中式的醫療服務及現代的醫師。至於比較廣泛的服務則是到了 1965 年才開始提供。

印地安公共醫療服務

印地安公共醫療服務（HIS）是衛生署（Department of Health and Human Services）所屬的一個單位，其職責在提供聯邦的醫療服務給美國印地安人及阿拉斯加原住民。聯邦所認可的部落，其健康醫療條款來自於聯邦政府與印地安部落這種特別政府之間的關係，此種關係是於 1787 年所建立，是立基於憲法第八章的第一條，並由許多條約、法律、最高法院的決定及行政命令來定義並給與效力。印地安公共醫療服務（IHS）是印地安人主要的健康服務提供者及健康的提倡者，其目的在於增加人們的健康狀態到達最高的標準。印地安公共醫療的使命是提升美國印地安人及阿拉斯加原住民在身體、心理、社會、靈性等健康的最高層次。印地安公共醫療服務（HIS）在美國分有 12 個分部；阿拉斯加（Alaska）、阿爾伯克基（Albuquerque）、伯米吉（Bemidji）、比林斯（Billings）、加州（California）、大平原（Great Plains）、納什維爾

（Nashville）、納瓦霍（Navajo）、俄克拉荷馬州（Oklahoma）、菲尼克斯（Phoenix）、波特蘭（Portland）和圖森（Tucson）。每區都有一個獨特的部落社群，彼此合作無間，IHS 總部位於馬里蘭州的羅克威市（Rockville）。

印地安人醫療保健改善法案（IHCIA）是美國印地安人和阿拉斯加原住民醫療保健的最強而有力的法律保障，爲 2010 年 3 月 23 日由歐巴馬總統簽署的法案，也是病人保護暨可負擔醫療法（Patient Protection and Affordable Care Act, PPACA）的一部分。IHCI 已於 2000 年失效，而 IHCIA 沒有失效日。一個人可以運用多種方式取的 HIS 的照顧，如：一個人可以出示印地安／或阿拉斯加原住民的血統證明，或是此人居住於印地安或阿拉斯加原住民的社區中或積極參該部落事務等證明。《平價醫療法案》透過商業醫療保險的規制來增加人民獲得平價醫療保險的機會以解決健康的差距。該法案爲美國印地安人和阿拉斯加原住民提供更多的醫療選擇，此保險提供範圍則是依據他們的資格及居住地。

許多健康照護及社會工作的醫療服務者並不了解在東岸的印地安人擁有雙重國籍，這是因爲 1794 年的「傑條約」（Jay Treaty）使得他們可同時擁有美國及加拿大國籍。這造成了兩種問題，就是印地安人是否可以自由跨越美國與加拿大邊界，以及是否生活在美國的印地安人可以符合福利制度及公費醫療補助制度的標準。

文化及溝通問題

使得印地安人不願利用白人所主掌的醫療服務是個很深層的文化問題，此乃因美國印地安人在與白人醫療服務人員接觸時曾遭受的一些折磨所致。導致美國印地安人不安的原因是由於多年來他們一直受到不充分的照顧與無禮的對待。時常，導致衝突的原因是由於印地安人所認爲的疾病，與醫師所診斷的結果並不相同。如同一般人，美國印地安人不喜歡在診所裡排很久的隊，與他們的家人分開，陌生且嚴格管理的醫院環境；或是不習慣醫師及護理人員的行爲，因他們常表現出一種很不屑及不尊重的態度。對於此點，美國印地安人反應不一，有時他們保持緘默，有時他們離去後再也不回來。有許多印地安人會要求，對於一些不需要掛急診的問題，他們比較想先見自己的藥師，然後再來醫師這裡看診。時常，當一位病人害怕接受醫師的照顧時，藥師反而會鼓勵他

去醫院。

　　當與美國印地安人溝通時，醫療服務者必須了解幾項因素，而其中之一便是非語言溝通的重要。時常，美國印地安人會觀察照顧者且極少開口，印地安病人會期望他們的醫師用本能來推斷問題，而不是一直問診病史。此點一方面源自於一種信仰，因為直接詢問是對個人隱私的一種侵犯。因此，當檢查一名有明顯咳嗽症狀的美國印地安人時，建議醫療服務者最好能直接描述「你晚上咳嗽，睡不著」，然後給病人時間對於此描述做出回應。

　　印地安人習慣用非常低的聲音來交談，交談時應集中注意力，全神貫注的聆聽對方說了什麼。說「嗯，請再說一次」，或任何看來你沒注意聽的樣子，都非常不禮貌。因此，應該努力創造一個安靜的環境，以便仔細傾聽病人。

　　記錄筆記是禁忌。印地安的歷史都是以口述的方式代代相傳而保留下來。美國印地安人對筆錄這件事非常敏感。當一個人在記錄病歷或訪談內容時，最好使用記憶的方式來代替筆記。此種較為口語的方式能在病人與醫療服務員之間搭起一座比較寬的橋梁。

　　另外一項要考慮的因素是，美國印地安人與醫療服務者之間對於時間有不同的認知。在保留區中的生活並不是由時鐘所支配，而是由需要來決定。當美國印地安人從保留區搬到城市時，這種與時間有關的文化衝突就會以遲到方式突顯出。有一個解決方案是建議診所利用先到先看診的方式。

　　本章闡述了美國印地安人／阿拉斯加原住民社群的健康和生病／疾病的狀況，並討論該主題與傳統文化間的相關性。

關於文化的研究

　　在美國印地安人和阿拉斯加原住民中進行大量研究。舉例以下研究：
Strickland, C. J., & Cooper, M. (2011). Getting into trouble: Perspectives on stress and suicide prevention among Pacific Northwest Indian youth. Journal of Transcultural Nursing, 22(3), 240-247.

這是針對太平洋西北的部落，研究設計爲描述性及民族誌，研究目的爲了解被研究者部落年輕人的生活經歷。選取 30 位 14 至 19 歲的印地安青少年，以焦點團體和觀察性方式進行。針對年輕人的壓力源、家庭和社群意識，以及對未來的希望。年輕人陳述主要的壓力並且提到朋友和家人既是支持也是壓力的來源。壓力源包括「陷入麻煩」，導致需遭受家庭、社區或社群的制裁或紀律的事情。研究發現，因應的技巧是「爲自己說話」常會帶來更多的麻煩。同時進一步發現，年輕人期望「保持正軌」，強化自己的文化價值觀，體驗經濟的發展和未來的機會。此研究結果提供印地安年輕人自殺風險因素的相關解析。

學習資源

本章節相關的問題、案例分析及教學活動等都能在 pearsonhighered.com/nursingresources 的網站上找到。文化照顧指南和相關訊息導覽內容也可以在此網站上找到。點選第九章便是本章所選擇的活動。

Box 9-2

持續探索

可想而知，當你閱讀本章節所提供的數據時，部分數據已過期。然而，本文於撰寫當下已引用最新資訊。若要了解最新訊息可參考以下資訊，將可幫助你即時了解美洲印地安人和阿拉斯加原住民社群的健康和疾病的變化：

以下資源將最有助於你了解：

1. 國家衛生統計中心《美國健康》衛生統計趨勢年度之報告。
2. 疾病管制中心所提供的健康與其他統計數據。
3. 美國印地安人全國代表大會。
4. 美國衛生與公眾服務部，印地安人衛生服務狀況報告書。
5. 美國內政部印地安人事務局。
6. 美國內政部印地安教育局。

參考文獻

Bertrand, J., Floyd, R. L., & Weber, M. K. (2005). Guidelines for identifying and referring persons with fetal alcohol syndrome. *MMWR, 54*(RR-11).

Bilagody, H. (1969). An American Indian looks at health care. In R. Feldman & D. Buch (Eds.), *The ninth annual training institute for psychiatrist-teachers of practicing physicians*. Boulder, CO: WICHE, No. 3A30.

Boyd, D. (1974). *Rolling thunder*. New York, NY: Random House.

Brown, D. (1970). *Bury my heart at Wounded Knee*. New York, NY: Holt.

Deloria, V., Jr. (1969). *Custer died for your sins*. New York, NY: Avon Books.

Deloria, V., Jr. (1974). *Behind the trail of broken treaties*. New York, NY: Delacorte.

Dorris, M. (1989). *The broken cord*. New York, NY: Harper & Row.

Fortney, A. J. (1977, January 23). Has White man's lease expired? *Boston Sunday Globe*, pp. 8–30.

Hawk, L. E. (2011). *Oversight field hearing: Helping our people engage to protect our youth*. U.S. Department of the Interior, Committee on Indian Affairs. Washington, DC: U.S. Senate. Retrieved from http://www.bia.gov/cs/groups/xocl/documents/text/idc015409.pdf

History.com Staff. (2009). *Native American cultures*. A&E Television Networks. Retrieved from http://www.history.com/topics/native-american-history/native-american-cultures

Kluckhohn, C., & Leighton, D. (1962). *The Navaho* (Rev. ed.). Garden City, NY: Doubleday.

Knox, M. E., & Adams, L. (1988). *Traditional health practices of the Oneida Indian*. Oshkosh, WI: University of Wisconsin, College of Nursing.

Leek, S. (1975). *Herbs: Medicine and mysticism*. Chicago, IL: Henry Regnery.

Littlejohn, H. (1979). Personal interview. Boston, MA.

Lyon, W. S. (1996). *Encyclopedia of Native American healing*. New York, NY: Norton.

National Center for Health Statistics (NCHS). (2015). *Health, United States, 2014: With special feature on adults aged 55–64*. Hyattsville, MD: Author. Retrieved from http://www.cdc.gov/nchs/data/hus/hus14.pdf

National Coalition on Racism in Sports and Media. (n.d.). http://www.aimovement.org/ncrsm/

National Museum of the American Indian. (2016). Home Page. Washington, DC: Smithsonian Institution. Retrieved from http://www.nmai.si.edu/

Nieves, E. (2007, June 9). Indian reservation reeling in weave of youth suicides and attempts. *New York Times*, p. A-9.

PubMed Health. (n.d.). *Fetal alcohol syndrome.* Retrieved from http://www.ncbi
.nlm.nih.gov/pubmedhealth/PMHT0024268/

Strickland, C. J., & Cooper, M. (2011). Getting into trouble: Perspectives on
stress and suicide prevention among Pacific Northwest Indian youth. *Journal
of Transcultural Nursing. 22*(3), 240–247.

U.S. Attorney General's Office. (2014). *Ending violence so children can thrive:
Executive summary.* Attorney General's Advisory Committee on American In-
dian/Alaskan Native Children Exposed to Violence. Retrieved from https://www
.washingtonpost.com/r/2010-2019/WashingtonPost/2014/11/17
/National-Security/Graphics/Report_re5.pdf

U.S. Department of Commerce, U.S. Census Bureau. (2015). *Census 2014 esti-
mates.* Retrieved from http://www.census.gov/

U.S. Department of Health and Human Services, Indian Health Service (IHS).
(2015a). *Fact sheet: Basis for health services.* Retrieved from https://www.ihs
.gov/newsroom/factsheets/basisforhealthservices/

U.S. Department of Health and Human Services, Indian Health Service (IHS).
(2015b). *Fact sheet: Behavioral health.* Retrieved from https://www.ihs.gov
/newsroom/factsheets/behavioralhealth/

U.S. Department of Health and Human Services, Indian Health Service (IHS).
(2015c). *Fact sheet: Child maltreatment.* Retrieved from https://www.ihs.gov
/forpatients/index.cfm/healthtopics/ChildMaltreatment/

U.S. Department of Health and Human Services, Indian Health Service (IHS).
(2015d). *Fact sheet: Disparities.* Retrieved from https://www.ihs.gov
/newsroom/factsheets/disparities/

U.S. Department of Health and Human Services, Indian Health Service
(IHS). (2015e). *Fact sheet: Injuries.* Retrieved from https://www.ihs.gov
/newsroom/factsheets/injuries/

U.S. Department of Health and Human Services, Indian Health Service (IHS).
(2015f). *Fact sheet: Urban Indian Health Program.* Retrieved from https://
www.ihs.gov/newsroom/factsheets/uihp/

U.S. Department of the Interior, Bureau of Indian Affairs. (n.d.). *Who we are.*
Retrieved from http://www.indianaffairs.gov/WhoWeAre/index.htm

Wittstock, L., & Salinas, E. J. (2006). *A brief history of the American Indian
Movement.* Retrieved from http://www.aimovement.org/ggc/history.html

Wyman, L. C. (1966). Navaho diagnosticians. In W. R. Scott & E. H. Volkhart
(Eds.), *Medical care.* New York, NY: John Wiley & Sons.

Zuckoff, M. (1995, April 18). More and more claiming American Indian heritage.
Boston Globe, p. A8.

進階閱讀

Bear, S., & Bear, W. (1996). *The medicine wheel.* New York, NY: Fireside.

Catlin, G. (1993). *North American Indian portfolio.* Washington, DC: Library of Congress.

Erdrich, L. (2012). *The round house.* New York, NY: HarperCollins.

Neihardt, J. G. (1991). *When the tree flowered.* Lincoln: University of Nebraska Press (Original work published 1951).

Neihardt, J. G. (1998). *Black Elk speaks.* Lincoln: University of Nebraska Press (Original work published 1961).

Neihardt, N. (1993). *The sacred hoop.* Tekamah, NE: Neihardt.

Noble, M. (1997). *Sweet Grass: Lives of contemporary Native women of the Northeast.* Mashpee, MA: C. J. Mills.

Peltier, L. (1999). *Prison writings: My life is my sun dance.* New York, NY: St Martin's Press.

Silko, L. M. (1977). *Ceremony.* New York, NY: Penguin.

Senier, S. (2001). *Voices of American Indian assimilation and resistance.* Norman: University of Oklahoma Press.

Wiebe, R., & Johnson, Y. (1998). *Stolen life—The journey of a Cree woman.* Athens: Ohio University Press.

Wolfson, E. (1993). *From the Earth to the sky.* Boston, MA: Houghton Mifflin.

第十章 亞洲人群的健康與疾病

周雨樺　譯

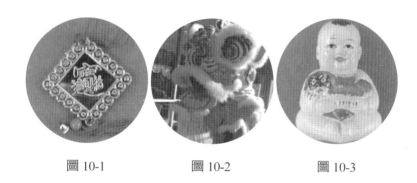

| 圖 10-1 | 圖 10-2 | 圖 10-3 |

當她抵達新的國家，當地移民官員把天鵝從她身邊拉走，留下女人揮舞的手和天鵝的羽毛作為回憶。

——艾米譚（Amy Tan）

目標

1. 討論亞裔美國人的歷史和人口背景。
2. 描述傳統定義亞裔美國人的健康與疾病。
3. 解釋傳統亞裔美國人的治療方法。
4. 描述傳統治療師的方法。
5. 總結亞裔美國人當前的醫療保健問題。

從古蹟、遺跡中探索美國的亞裔美國人其歷史與人口背景、傳統健康與疾病和醫療保健議題，及中國的傳統健康信仰和實踐、阿育吠陀醫學（梵文：Ayurvedic medicine）的簡要概述。本章開頭運用圖 10-1 象徵維持、保護或恢復健康地帶有紅繩的金屬護身符為物件圖片，可將其掛於家裡或工作場所以保持空間平衡以及帶來好運和健康；圖 10-2 是每年 1 月 1 日，新年時或是其他中國節日會出現的舞龍舞獅，牠帶來身體和精神上的健康、力量、運氣和繁

榮，象徵著英雄主義、自信、卓越、堅持與幸福；圖 10-3 是一尊微笑佛像，是一個強大的精神象徵，許多家庭都以佛陀作爲中心人物擺置神龕中，並以獻上水果和大米作爲供品來祭拜。

背景

美國約有 1890 萬人口也就是超過 5.3% 是亞裔美國人（McDonnell-Smith, 2013；美國商務部，美國人口普查局，2014 年），而亞洲人泛指的是起源於遠東、東南亞、印度大陸的任何國家（例如：柬埔寨、中國、印度、日本、韓國、馬來西亞、巴基斯坦、菲律賓群島、泰國和越南），亞洲人不以國籍限制，而是以多樣性爲特徵，具有超過 30 種不同的語言，包括中文、日文、韓文、泰文、印度文和烏爾都語（美國商務部，美國人口普查局，2014 年）以及相似的文化和許多不同的宗教，包括佛教、儒教、印度教、伊斯蘭教和道教。所有報告指出超過半數以上的亞裔美國人居住於 3 個州：夏威夷、加勒福尼亞、華盛頓，而亞裔人口最多的城市紐約、洛杉磯、聖荷西、舊金山和檀香山。其中夏威夷州的檀香山有著 60.9%，最高比例的亞裔人口（McDonnell-Smith, 2013）。

本章節重點介紹美籍華人的傳統健康和疾病信仰與實踐，因爲許多亞洲人和太平洋島民的健康和疾病信仰與實踐接分歧於中國的健康傳統。本章包括中醫學的前身阿育吠陀保健系統的概述。

華人移民至美國起源超過 150 年。西元 1850 年，那時只有 1,000 位華人在美國，到了西元 1880 年華人人口已達到 10 萬人，人口的快速增加一部分是由於在加勒福尼亞發現黃金，另一部分則是需要廉價勞工來建造橫貫大陸的鐵路，移民者滿足了當時社會的勞力需求，而且早期移民群體來到這裡只是做爲臨時工人。移民者多爲男性，他們帶著自己的文化與信仰相聚在一個社區，然而，來到美國時對更好的生活所抱有的希望並沒有實現，隨後，許多移工和他們的親屬在 1930 年之前又回到了中國。移民者感到幻滅，因爲不是白人身分，且不管是語言、文化、習慣都與白人不相同，使得移民者不受待見，許多工作也被排除在外，例如：橫貫大陸的鐵路主要是由中國勞工建造的，然而華人移民工作者被排除在除了採礦、建造和其他艱苦勞動等的工作之外。在 1880 年至 1930 年期間，華人移民人口減少了近 20%，移民的排外法案加劇華

人人口下降。留下來的移民者淪爲做像是煮飯和洗碗盤的粗活，一開始在美洲西部從事這些工作，後來逐漸向東遷移，他們搬到允許他們發揮創業才能的城市，主要從事經營小型洗衣店、食品店和餐館。

華人移工定居於都市旁，形成緊密的社區稱爲「唐人街」，在這裡他們可以維持家鄉的傳統，僅管通常從事枯燥、瑣碎的工作，但他們是一群勤勞的工人，還是得以生存。

美國的移民法和中國的政治問題造就了現今中國的人口特性，1882 年美國排外法案通過後，許多人被留在美國與家庭分開，導致許多人多年只能獨善其身，此外，當時在美國的華人也經歷嚴重的政治壓迫。二戰後，移民法放寬，卻由於中國的新法規，人們受限無法返回或留在中國。1965 年，有親屬的難民大量湧入美國的唐人街，造成人口激增。

健康與疾病的傳統定義

中醫主張健康是一種身心靈與自然達到和諧的一個狀態。在中國古代，醫生的任務是預防疾病的發生。一流的醫生不僅可以治癒疾病，而且還能預防疾病的發生，次等的醫生能僅能等待病患生病後再進行治療，病人健康後會支付費用給醫師。事實上，當病人生病時，醫生不僅得不到服務費，而且還必須提供和支付所需的藥品（Mann, 1972, p. 222）。

爲了理解中國的健康和疾病哲學，勢必要回顧一下古老的哲學，有許多的思想是從這些哲學中演變出來的。大約生於公元前 604 年的一名叫老子的人創建「道教」的宗教哲學教派。「道」這個詞有數個意思，包含方式、路徑或論述，在精神層面上，它是終極現實的方式，它是遵循自然的方式，是管理所有天上和地上事務的原始律法。要按照「道」生活，就必須使自己適應大自然的秩序，中國的醫學著作推崇那些懂得道，「以道爲生」的古代聖人（Smith, 1958, pp. 175-192）。

中國人認爲宇宙是一個巨大的、不可分割的實體，每個生命在這之中都有明確的功能，任何事物的存在彼此具有關聯性，由一個鏈條中被聯繫起來，於和諧的平衡中相互牽制。然而，就像把混亂、戰爭和災難發生於人類，破壞這種和諧，最終結果是導致疾病。每個個體需在環境中調整自己。而五個元素——木、火、土、金屬和水，構成了人類環境的指導原則，這些元素既能創

造亦能破壞彼此，例如：「木能生火」兩塊木頭搓揉在一起會產生火花、「木頭破壞地球」、「樹從地球上吸取力量」。指導原則產生於這種宇宙的「對應」理論中（Wallnöfer & von Rottauscher, 1972, p. 12-16, 19-21）。呂不韋大約在公元前 230 年去世，其《呂氏春秋》中記載了實現「要保持健康，人的行為必須符合『對應』的移動週期」此目標的方法。

　　亞洲宗教的教義，包括儒家和佛教，皆是相輔相成的，塑造亞洲的文化價值觀方面發揮了重要作用（Smith, 1958）：

- **佛教**教導人和諧／不對抗（沉默是一種美德），對生命的尊重、行為的節制、自律、耐心和謙遜。
- **儒家**思想教導人們通過遵守社會關係和基本的五個等級角色來實現環境和諧，如統治者和被統治者、父親和兒子、朋友之間，以及重要的家庭關係。
- **道教**教導人與自然的和諧、慈善、幸福和長壽。

1988 年 P. K. Chan 博士解釋，傳統中醫藥預防和治療疾病的一個重要理念，它有兩個主要組成部分：

1. 人體被視為完整的有機體，特別強調內臟和表層結構在這些密切的生理聯繫中的和諧與完整的相互關係，以及之間的病理聯繫，在中醫中，不會只單獨查看局部的病理變化，而是與整個身體的其他組織和器官結合起來一起查看。
2. 特別注意人體與外界環境的結合，疾病的發生、演變和變化都要與地理、社會和其他環境因素結合起來視察。

　　在英國醫生威廉－哈維於 1628 年描述循環系統之前，已知四千年前《黃帝內經》更早的描述了血液循環，它描述了血液的攜氧能力，並定義了兩個基本的世界原則：陰和陽，調節宇宙的力量。「陽」代表男性和能產生光、溫暖和充實之正能量。「陰」代表女性和能產生黑暗、寒冷的力量和空虛之負能量。陰和陽不僅對宇宙，乃至對人類施加力量。

　　陳博士進一步解釋說，陰和陽為是中國古代的一種哲學理論，這一理論後來被納入中國醫學，因為該理論支持「宇宙中的一切事物包含兩個面向──陰和陽，它們既對立又統一，因此，事物被推動著發展和變化」。在傳統中國醫學中，這些現像被進一步解釋如下：

- ■「陽」是具有活力的、外向的、向上的、上升的、輝煌的（燦爛的）。
- ■「陰」是具有靜態、內向的、向下的、下降的、倒退的、沉悶的。
- ■ 陰氣旺盛，陽氣穩定生氣，是健康的狀態。陰陽自我調節以促進生命的正常活動爲基本原則。
- ■ 疾病是陰陽的不和諧，這種不和諧導致了病理變化，一方過剩，另一方不足，氣血紊亂和內臟功能失調等等（Chan, 1988）。

人體各個部分對應著陰陽的二分法原則，體內是陰，體表是陽；身體的前部是陰，後部是陽；人體五臟有肝、心、脾、肺爲陽；六腑有膽囊、胃、大腸、小腸和淋巴系統爲陰；冬天和春天的疾病屬於陰，夏天和秋天的疾病是陽性的，脈搏則是由陰陽控制。如果陰氣太重，人就會緊張和憂慮，容易感冒，倘若不能適當地控制陰陽的平衡，那麼生命終將短暫。人至 40 歲時，一半的陰氣力量被耗盡，身體遲緩；人至 60 歲時，身體就會退化，陰氣全部耗盡，而陰氣儲存爲生命的重要力量；陽氣則保護身體不受外部力量的影響，必須小心維護，倘若未照顧周到，那麼臟器就會陷入混亂，血液循環就會停止。陰和陽不能被邪惡的影響所傷害，當陰陽健全時，人就會生活在和諧的互動中，精神和身體都有適當的秩序（Wallnöfer & von Rottauscher, 1972）。

中醫歷史淵遠流長，要從逝世於公元前 2697 年的神農皇帝被稱爲農業的守護神說起，他之所以被賦予這個稱號，是由於他在自己身上做了 70 次實驗，每天吞下不同的植物並研究其效用，在此自我實驗期間，神農發現了許多有毒的草藥，並使用他發現的解毒劑讓它們變得無害，他的守護元素是火，因此他被稱爲「紅帝」，天下共主神農氏之後是黃帝，其守護元素是土。

從公元前 2697 年統治到公元前 2595 年，黃帝一生中大部分時間都致力於醫學研究，許多人認爲是他記錄了幾乎涵蓋中國醫學全部領域知識的《內經》，其中的治療方法成爲了中醫慣例，幾乎能完全地重建疾病發生時身體內失去的平衡，導致疾病的唯一原因就是破壞體內和諧，因此手術很少被採用，除了用於切除惡性腫瘤。《內經》是黃帝和他的大臣歧伯之間的對話，它從「道」的概念和宇宙學的模式開始，接著描述了陰陽的力量，這部博學著作詳細地討論了脈搏的治療方法和如何根據脈搏的變化進行診斷以及描述了各種發燒和針灸的使用（Wallnöfer & von Rottauscher, 1972）。

中國人認爲「身體髮膚受之父母」，自己的身體不僅僅是自己的個人財

產，身體必須得到照顧和良好的維護，孔子說：「只有那些在生命結束時將自己的身體完整無缺地歸還的人，才是眞正受到尊敬的人。」

身體由 5 個實體器官和 5 個空心器官組成，前者負責收集和儲存分泌物，後者負責排泄。心臟和肝臟被認爲是高貴的器官；頭部是知識的儲藏室；背部是胸部的家，腰部是儲存腎臟；膝蓋是儲存肌肉；骨骼是儲存骨髓。

中國人隱諭各種器官的功能如政府中處於權力和責任地位的人的功能，例如：心臟是所有其他公務員的統治者，肺是管理者，肝是發起所有戰略行動的將軍，而膽囊是決策者。這些器官有著複雜的關係，維繫著身體的平衡與和諧。每個器官都與一種顏色有關，例如：心臟是紅色的，脈搏控制著腎臟，並與苦味相協調，除此之外，各器官都有代表健康的「光環」，由各器官的顏色決定的，顏色看起來是新鮮和有光澤的表示平衡、健康的身體。

陰陽失衡會導致疾病，天氣也會影響身體的平衡和身體與陰陽的調節，例如：熱會對心臟造成傷害、冷會對肺部造成傷害、過度勞累對身體有害、長時間坐著對肉體和脊椎有害、長時間躺在床上會對肺部有害。

中醫師使用觀察和觸診來診斷疾病，在觀察過程中，中醫師看舌頭（舌苔），聽和聞（嗅覺），並問問題（病史）；在觸診過程中，醫生要感受脈搏（脈搏觸診）。

中國人相信有許多不同的脈搏類型，它們都被歸納在一起且必須用 3 根手指來感受，認爲脈搏是血液的儲倉，當一個人的脈搏強勁、規律則被認爲是健康的，通過脈搏的特質，醫生能夠確切知曉各種疾病，例如：如果脈搏微弱並跳動，這個人可能有心臟問題，倘若脈搏太強，這個人的身體就會鼓起（Wallnöfer & von Rottauscher, 1972）。有 6 種不同的脈搏型態，各一隻手有 3 種，每個脈搏都與各種器官相關，每個脈搏都有自己的特點。根據中國古代資料，有 15 種描述脈搏的方法，這些描述中各個皆能能準確地確定診斷。有 7 種沉脈（piao pulses）和 8 種緩脈（li pulses）。舉一些疾病爲例，頭痛會有沉脈的脈象，焦慮則表現爲緩脈的脈象，脈象在各種情況下也具有特定的性質，例如：特定的脈搏與癲癇、懷孕和死亡前的時間有關。

中醫在診斷時會以病人舌頭的外觀來協助診斷，超過 100 種情況可以通過舌象檢查來確定，從舌頭的顏色和舌頭上不正常的部分都是重要的診斷線索（羅，個人訪談，2006 年 10 月 18 日）。

而中國人很早就知道乳腺癌，「這種疾病開始於乳房中的一個結，如豆子般大小，並逐漸膨脹到雞蛋般大小，七、八個月之後它就會穿孔，一旦穿孔，就很難治癒」（Wallnöfer & von Rottauscher, 1972）。

維持與保護健康的傳統方法

有無數種維持健康的方法，其中一個例子是日常營養補充的做法，像是雞蛋為每日攝入的基礎，人體進行醫療行為的前後，如分娩和手術，對食物的搭配和必須用的食物都有嚴格的飲食管控，而日常鍛鍊也很重要，不少人學習太極拳作為鍛鍊。

中國人經常準備護身符，以防止惡靈上身和保護健康，這些護身符是在一張黃紙上透過紅色或黑色墨水繪製神像或漢字，然後掛在門上或貼在窗簾或牆上或戴在頭髮上，亦或放在一個紅袋子裡面並別在衣服上，也可以將紙燒掉，將灰燼混在熱茶中吞下以驅除邪惡。另一個常準備的為玉，被認為是所有石頭中最珍貴的，因為它被視為孩子健康、不朽、智慧、力量、勝利、成長和食物的賜予者，佩戴玉符可以帶來健康，如果玉符變鈍或破裂，佩戴者肯定會遭遇不幸。所以符咒可以防止受傷害和事故，兒童佩戴玉符可保平安，成人佩戴玉符可使人變得純潔、公正、有人情味和聰明（Law，個人訪談，2006）。

健康恢復的傳統方法

正如有無數的方法來維護健康一樣，也有無數的方法來恢復健康，下面的討論介紹了恢復健康的傳統方法，從 Box 10-1 中概述了阿育吠陀醫學。

針灸

針灸是一種中國古老的治療方法，透過刺穿身體來治療疾病或緩解疼痛，用特殊的金屬針頭在為治療特定症狀而精確刺入身體中特定點穴位置。根據資料調查，針灸最早使用記錄是介於公元前 106 年至公元 200 年間，也有調查顯示使用時間甚至更早。這種治療方法源於前面描述的中醫診斷程序，針灸實踐中最重要的方面，是獲得知道該於何處下針的技術和能力，在針灸中使用九種針，每種針都有特定的用途。以下是一些針頭的例子和它們的用途（Wallnöfer & von Rottauscher, 1972）：

- 淺層扎針：箭頭針。
- 按摩：圓針。
- 敲擊或按壓：鈍針。
- 使用最廣泛的：絲狀針。

針頭很細，在穿刺時幾乎不會穿透皮膚、很少抽血，針刺入身體的特定點被稱爲**經絡**，某些經絡在內部延伸到整個身體，以固定的網絡形式在身體內部延伸，經絡線路連結至皮膚出口，已知皮膚上共有 365 個點，所以治療內部問題的方法就是穿刺經絡，而這些經絡和疾病一樣也是依照陰陽來分類的。治療的目的是恢復陰陽的平衡（Wallnöfer & von Rottauscher, 1972）。然而針灸實踐是非常複雜的，在此頁中就不詳細解釋了。

讀者可能會發現訪問地區的針灸診所，並在治療師仔細解釋了針灸的藝術和科學之後會覺得有趣，人們也就能掌握這種古老療法的基本概念了。針灸的實踐是建立在古代的基礎上的，然而它花了很長時間才被西醫執業醫生們接受爲一種合法的治療方法，許多的針灸診所也吸引了越來越多的非亞裔顧客，並且在一些醫院，針灸被用作麻醉和止痛的方法，當由有經驗的醫師使用無菌針頭進行針灸，一般認爲是安全的（NCCIH, 2015）。

艾灸、拔罐、放血和推拿

艾灸和針灸的歷史一樣悠久，其目的皆是爲了恢復陰陽的平衡。艾灸是用熱來做治療，而針灸是一種冷的治療；針灸主要治療陽氣過盛的疾病，而艾灸則治療陰氣過盛的疾病，艾灸是通過加熱艾條將其置於皮膚之上來進行的，但不接觸到皮膚，使用時要謹慎，因爲有些經絡是不能使用的，只能在特定的經絡上進行。其他恢復健康的傳統做法是拔罐、放血和傳統的按摩方式——推拿：

- **拔罐**，通過燃燒小玻璃中的氧氣來以產生眞空，然後迅速將玻璃罐放在人的皮膚表面，使得身體血液和淋巴被吸引到杯子下方，這能增加了局部循環，而目的便是爲了清除體內寒溼的「邪氣」或幫助血液循環，該方法經常用於治療肺部充血（圖 10-4）。
- **放血**是爲了「清除體內的熱量」，經常使用水蛭來清除少量的血液。
- **推拿**是一種複雜的按摩形式，手動刺激穴位，用於骨科和神經科疾病（Ergil, 1996, pp. 208-209）。

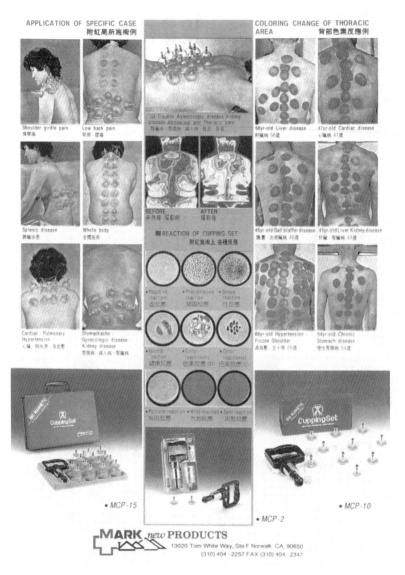

圖 10-4　拔罐

草藥療法

　　草藥材到現在為止都被廣泛用於中國的治療中，草藥學是一個有趣的課題，其採集季節與時辰將影響其效用，有些草藥在夜間採集則更有效，而有些

草藥在黎明時分採集則更有效果，例如：葉子上的露水已經乾了或者根部在土
裡待的時間太長，那麼這種植物可能就沒有效用。中醫專家認為人參的根必須
在滿月的午夜時分才能採摘，這樣才具有治療價值，人參的治療價值是由於它
的非特異性作用。

　　中國有許多藥材，但屬人參最有名。人參的治療特性的釋放和製備是至關
重要的，不能用金屬製成的東西來製備，因為有些必要的成分會在金屬的作用
下被滲出，且它必須保存在陶器中，它在水中煮沸直到留下沉澱物，然後儲存
在陶罐中。人參有許多用途，包括提高免疫系統、降低低密度脂蛋白膽固醇、
降低血糖、提高敏捷性（馬里蘭大學醫學中心，2014）。

　　我把學生帶到波士頓唐人街的一家傳統中國藥店，那裡出售草藥，可臨
櫃買也有處方，藥房的一面牆擺放著無數的非處方藥，另一面牆的抽屜內則擺
放不同的草藥，會根據處方進行秤重和配藥，中醫師的診所就在藥房裡，檢查
病患並根據對病患病根進行診斷和開出處方，開處方的費用取決於所使用的草
藥，從 5 美元到幾百美元不等。圖 10-5A 和 10-5B 顯示了這家中國藥店的內

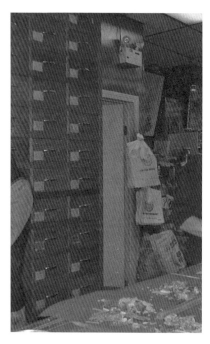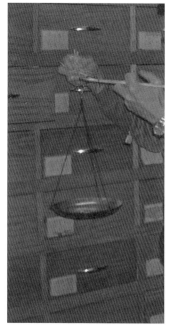

圖 10-5A 左圖，中藥房、處方櫃檯；圖 10-5B 右圖，稱量藥材以便開具處方。

部情況，裝有草藥的抽屜，準備處方時稱量草藥的方法，以及各種非處方藥，填寫處方所需的草藥被擺在紙上，並向病人仔細說明配製方法，一般來說，草藥的製備包括將其包裹在奶酪布中，並在水中熬製一定的時間，然後將液體過濾、冷卻，水的多寡和草藥熬製的時間決定了藥物的濃度，並按照處方每日特定時間和日飲用分量使用。

除了草藥植物外，中國人還使用其他具有藥用和治療作用的物質，流行的中國藥方包括：

- **鹿茸**：用於增強骨骼，提高男人的性能力、驅除惡夢。
- **石灰鈣**：用於清除過多的黏液。
- **流星銀**：外用治療性病。
- **犀牛角**：塗抹在膿瘡上非常有效；是治療蛇咬傷的抗毒素。
- **龜甲**：用於刺激虛弱的腎臟和清除膽結石。

傳統醫者

中醫師是中國醫學中主要的治療者，由於不允許男人直接接觸非家庭成員的婦女，因此治療婦女的醫生窒礙難行，不過可以透過繫在婦女手腕上的絲帶進行診斷，並用在雪花石像上指出疼痛部位的方法來表示婦女身上的不適部位（Dolan, 1973, p. 30）。人們對女醫生的了解不多，只知道她們確實存在，婦女擁有大量的醫學天賦，也有助產士和女性巫師。女巫師擁有預言的天賦，她們用舞蹈使自己進入精神振奮狀態，對周圍的人產生深刻的影響。據說她們知道所有關於生命、死亡和出生等的知識，而非常人所認知與理解，因此她們被人們所懼怕，也不被尊重。

Box 10-1

阿育吠陀醫學

迪帕克・喬普拉將阿育吠陀醫學描述為「生命的科學」（Hay, 1994）。1984年他將其引入美國，並成為東方和西方療法創新結合的主要支持者之一。阿育吠陀醫學起源於印度，是世界上最古老的醫學體系之一，在3,000多年前演變，從世界上最古老和最大的宗教之一的印度教及古代波斯人關於健康和治療

的思想中發展而來的，阿育吠陀建立健康和疾病的理論以及預防、管理或治療健康問題的方法，是全面性的，因為它整合並平衡了身體、思想和精神健康，並有助於預防疾病，無論是身體還是精神問題，它都有治療健康問題的具體方針，其中清除身體中可能導致疾病的物質，以重建和諧與平衡為阿育吠陀實踐的目標之一。阿育吠陀一詞是由梵文生命（ayur）和科學或知識（veda）組成，許多阿育吠陀的醫學做法是透過口耳相傳的，後來才有書面記載，兩千多年前有三本用梵文寫成的古書，被認為是阿育吠陀醫學的大三部曲：《卡拉卡三部曲》、《蘇斯魯塔三部曲》、《阿斯坦加-赫里達亞》（NCCIH, 2015）。

在阿育吠陀哲學中人、健康、宇宙是相關的，當這些關係失去平衡時就會產生健康問題，草藥、金屬、按摩以及其他技術與產品的使用目的是為了淨化身體和恢復平衡，許多阿育吠陀的做法是透過口耳相傳，在有書面記錄之前就已經使用了。

阿育吠陀是印度的主要醫療照護系統，並在巴基斯坦、尼泊爾、孟加拉國、斯里蘭卡和西藏已經實行了幾個世紀，印度約有70%的人口生活在農村地區，約三分之二的農村人口仍然使用阿育吠陀和藥用植物來滿足他們的初級照護需求，此外印度大多數主要城市都有阿育吠陀學院和醫院。

傳統健康信仰和實踐的例子

基本健康信仰和實踐包括以下內容。

體質或健康，被稱為prakriti，被認為是生理和心理特徵以及身體功能方式的獨特組合，它受到諸如消化和身體如何處理廢物等因素的影響，據信prakriti在一個人的一生中是不變的。

在診斷病人時，醫生會：
- 詢問飲食、行為、生活方式，以及病人最近的疾病和症狀的原因。
- 仔細觀察牙齒、皮膚、眼睛和體重等身體特徵。
- 測量人的脈搏，因為每個生物能量（*Doshas*）被認為會產生不同特殊的脈搏。

　　除了詢問之外，阿育吠陀醫師還使用觀察、觸摸、治療和建議，在檢查過程中，醫師會檢查病人的尿液、糞便、舌頭、身體的聲音、眼睛、皮膚和整體外觀，還將考慮這個人的消化、飲食、個人習慣和復原力（從疾病或挫折中迅速恢復的能力），找出問題所在，醫生會開出針對性的治療。

　　治療一般是為了恢復特定體質的平衡，生物能量控制著身體的活動，例如：Pitta dosha代表火元素，據說控制著荷爾蒙和消化系統，醫師制定治療計畫，並與熟悉病患能提供幫助的家人和朋友合作，有助於病人感到情感上的支持和安慰，病患應該積極地參與治療，因為許多阿育吠陀療法需要改變飲食、生活方式和習慣，一般來說，治療方法通常不止一種。

　　在阿育吠陀中，食物和藥物之間的區別並不像西醫那樣明確，像是食物和飲食習慣是阿育吠陀療法的重要組成部分。阿育吠陀的治療方法主要依靠草藥和植物、油（如芝麻油）、常見的香料（如薑黃）等其他自然產生的物質，有些產品可能含有草藥、礦物質或金屬，需在訓練有素的醫生的指導下使用，如果使用不當或沒有受過訓練的醫生的指導，可能使其有害，有些草藥可能導致副作用或與常規藥物相互作用，例如：攝取一些鉛金屬，是有毒的，研究對阿育吠陀醫學，包括草藥產品進行了研究，然而，沒有足夠的良好的臨床試驗對照和系統性病理診斷的研究回顧（西方醫學研究的黃金標準），來證明這些方法是有益的（NCCIH, 2015）。

傳統的醫治者

　　印度傳統治療師–賽巴巴，被稱為下凡的神。1918年離開凡人身體的斯里·賽巴巴被認為是活生生的精神力量，吸引著來自各行各業、世界各地的人們加入他的行列，人們相信他是來為人類服務的並把他們從恐懼的魔掌中解救出來，他透過他「存在的本質」來實現他的信念，包含教導生活與普通人的關係，他散發著神祕的微笑和深沉的內視，是一種全然理解的和平。

資料來源：Shri SaiBaba of Shirdi: The Perfect Master of the Age, by Sai Movement, 2002, Shirdi, India:Shri SaiBaba Trust, retrieved from http://www.shrisaibabasansthan.org/, November 6, 2015; and Ayurvedic Medicine: In Depth, by U.S. Department of Health and Human Services, National Center for Complementary and Integrative Health, 2015, retrieved from https://nccih.nih.gov/health/ayurveda/introduction.htm, November 20, 2015.

現代健康問題

出生於美國的人與他們在這裡生活了幾代的家庭，在醫療照護的理念上與普通人基本上沒有區別，然而新移民等其他群體，在許多社會和健康相關的問題上與一般人群不同，表 10-1 比較了亞裔／太平洋島民與所有種族人口的部分健康指標，在大多數選定的類別中，亞裔／太平洋島民人口的比率都低於一般人口的比率，例如：亞裔／太平洋島民的少女生育率較低、嬰兒死亡率較低、癌症發病率較低、兇殺和自殺率也較低，表 10-2 比較了 2013 年亞裔人口與所有人的死亡原因。

表 10-1　部分健康狀況指標的比較：2013 年所有種族和亞裔美國人

健康狀況指標	所有種族	亞裔美國人
2013 年按母親種族劃分的每千人粗略出生率	12.4	14.3
2013 年 18-19 歲青少年育齡婦女人口的百分比	5.0	1.4
2013 年每嬰兒低出生體重的人口百分比 >2500 克	8.02	8.34
2012 年每千名嬰兒人口死亡率	6.0	4.1
受訪者報告的成人患病率：2012-2013 年，18 歲及以上的癌症者	5.9	3.4
受訪者報告的成人患病率：心臟病—2012-2013 年，18 歲及以上人群	10.6	6.4
受訪者報告的成人患病率：中風—2012-2013 年，18 歲及以上人群	2.5	1.8
2013 年，所有年齡段的男性自殺死亡率，經年齡調整後，每 10 萬居民人口的自殺率	20.3	9.1
所有年齡段的男性兇殺死亡率，1999-2003 年，經年齡調整後每 10 萬居民人口的兇殺案男性死亡率	8.2	2.3

資料來源：Health, United States, 2014: With Special Feature on Adults Aged 55-64, by National Center for Health Statistics, 2015, Hyattsville, MD: Author, pp. 58, 59, 61, 64, 76, 134, 135, 138, 139, 161.

表 10-2　2013 年亞洲或太平洋島民和所有人的 10 大主要死亡原因的比較

亞洲或太平洋島民	所有人
1. 惡性腫瘤	1. 心臟疾病
2. 心臟疾病	2. 惡性腫瘤
3. 腦血管疾病	3. 慢性下呼吸道疾病
4. 意外傷害	4. 意外傷害
5. 糖尿病	5. 腦血管疾病
6. 流感和肺炎	6. 阿爾茨海默氏病
7. 慢性下呼吸道疾病	7. 糖尿病
8. 阿滋海默症	8. 流感和肺炎
9. 腎炎、腎病綜合徵和腎炎	9. 腎炎、腎病綜合徵和腎炎
10. 自殺	10. 自殺

資料來源：*Health, United States, 2014: With Special Feature on Adults Aged 55-64*, by National Center for Health Statistics, 2015, Hyattsville, MD: Author, pp. 97-98.

　　由於工作和擁擠的生活條件不佳，許多人在餐館和洗衣店工作了很長時間，他們的辛勤工作卻獲得低工資，因此一些美國亞裔健康狀況不佳，許多人甚至負擔不起最低限度的醫療保健，更不用說預防了。有亞裔血統的美國人經常遇到多重障礙，包括語言和文化差異，當他們試圖進入不熟悉的醫療系統時，經常遇到一些障礙，包括語言和文化差異。

　　語言上的困難和對中國本土文化的堅持，使已經與貧困、擁擠和健康狀況不佳有關的問題更加複雜。許多人仍然喜歡傳統形式的中醫，並向唐人街的「中醫」尋求幫助，那裡的中醫師用傳統草藥和其他方法治療他們，通常除非症狀完全無法控制，不然亞洲人不會向西方醫學尋求幫助，儘管中國人認為西醫的許多方面令人厭惡，仍有人選擇使用中國的傳統方法與西方的保健方法相結合，例如：他們無法理解為什麼要做那麼多的診斷性檢查，其中還有些是痛苦的，然而，他們確實也接受免疫治療和使用 X 光診斷。

　　中國人可能不理解為什麼要經常抽取血液樣本，但此卻是西醫檢查的基本操作。血液被中國人視為整個身體的生命之源，相信血液是不會再生的，可

能是源於孔子的崇高教義，亞洲人不願意抽血做診斷性檢查。中國人還相信一個好的醫生應該能夠透過簡單檢查個體就足以做出診斷，因此，他們對西方診斷工作中經常使用的痛苦程序反應很大。有些人因為不喜歡抽血而離開西醫系統，不願意忍受痛苦，並且中國人對自己的身體有著深深的敬意，認為人最好是在身體完整的情況下死去，出於該原因許多人拒絕手術，或者只在最可怕的情況下才同意手術，這種不願意接受侵入性手術的態度對那些關心為亞裔美國人提供醫療服務的人來說，難伸以援手。

對許多亞洲人來說醫院是一個陌生的地方，不僅風俗習慣很奇怪、病患常面臨需要與其他同胞隔絕，這加強了語言障礙和無助的感覺，且醫院的食物和提供食物的方式對亞洲病患來說是陌生的。典型的亞洲病患很少抱怨他們有什麼煩惱，通常情況下，唯一可能存在的問題跡象為未觸及的食物盤和病患的沉默，不幸的是，護士們可能認為這種沉默反映了良好的、滿意的行為，因此醫療團隊也很少花精力再去推翻他們的行為。亞裔病患很少說話，並服從所有的治療，這被認為是一種堅忍不拔的行為，人們很少意識到這種「模範」行為背後可能隱藏著憂患，可能會給病人帶來巨大的痛苦。

近年來採取了很多行動，使西方的醫療服務對亞洲人口來說具有有吸引力、可信任的，例如：在波士頓的一個健康診所，其工作人員主要是講漢語方言和其他亞洲語言，大多數與健康有關的小冊子都被翻譯成中文和越南語、柬埔寨語和寮國語，並分發給病患有關於乳房自我檢查和戒菸等主題的小冊子。照護是客製化的，使病患感到舒適和盡可能地避免了檢查的痛苦，此外，該診所開放時間長，提供社會服務和就業安置，頗受社區歡迎，雖然開始時只是一個兼職的店面經營，但診所現在已經有自己的辦公大樓。

以下是關於亞裔人的心理健康和疾病的文化信仰、心理疾病的可能原因以及預防心理疾病的方法的概要介紹。亞裔社區缺乏心理健康治療的知識或技能，因為精神疾病在醫學經典中多被忽視，有兩點必須注意：家庭在照顧精神病患者方面的重要性，以及用身體的術語識別精神疾病的傾向，然而精神病有巨大的恥辱感，亞裔病患往往在病程的後期才受到心理健康工作者的關注，他們帶著絕望的感覺來到這裡（Lin, 1982, pp. 69-73）。

日本的森田療法為跨文化治療之一，這種有 70 年歷史的治療方法起源於對 shinkeishitsu 的治療，這是一種帶有神經衰弱方面的強迫性神經症，病人

與家人分開 1 至 2 週，引導他們，一個人的感覺就像日本的天空一樣，是可以立即改變的，人無法對自己的感覺負責，卻能對自己的行為負責，在治療結束時，病人專注於正在做的事情，而能較少關注他們的內心感受、症狀、擔憂或強迫性想法（Yamamoto, 1982, p. 50），此外，在亞裔社區中可能會發現無數文化背景下的精神健康綜合徵：

- Hwa-byung：對死亡的恐懼，由現實和憤怒之間的不平衡導致的疲憊。
- Koro：當一個男人認為他的陰莖折入他的身體並導致死亡時，突然發生的強烈焦慮。
- Taijin kyofusho：對可能冒犯他人感到內疚（Paniagua, 2000）。

本章介紹了選定的文化現象、健康傳統和亞洲人的健康問題的概況，毋庸置疑地，對這一現象的描述可以寫滿很多書。然而，考慮到大量的亞洲新移民，特別是來自中國和印度的新移民，一開始這個討論是非常必要的。

關於文化的研究

在亞裔美國人中已經進行了大量的研究。以下文章中描述的研究就是一個例子。

Lee, J., & Bell, K. (2011). 癌症對中國患者家庭關係的影響。*Journal of Transcultural Nursing, 22*(3), 225-234.

這項定性研究探討了癌症對中國癌症支持成員的家庭關係的影響，在 8 個月的時間裡，有 96 人參加了小組會議，其中 40% 是家庭成員，採用的方法包括參與觀察，並對 7 名小組成員進行了深入訪談，訪談日程表已在文章中公布。調查結果顯示，家庭成員是支持小組的部分，病患對家庭成員表示關注，而家庭成員在照顧病患時發現了「情緒感染的痛苦」，他們非常強調需要隱瞞情緒，病人也很擔心會給家人帶來負擔。

作者總結，強調了醫事從業人員在制定介入措施幫助癌症患者時需要關注整個家庭，他們建議研究應關注中國家庭在癌症經歷方面的性別差異以及根據移民時間長短可能出現的差異。

學習資源

學生資源網站：pearsonhighered.com／nursingresources，了解與本章有關的複習問題、案例研究和活動、文化關懷指南和文化關懷博物館的內容也可以在學生資源網站上找到，點擊第十章，選擇本章的活動。

Box 10-2

持續探索

　　不言而喻，當你閱讀這篇文章時，本章中的許多數據可能已經過時了，然而，在寫作的最後階段，它是最新的信息。以下資源對你了解醫療保健事件、成本和政策的頻繁變化將是最有幫助的：

　　國家衛生統計中心的出版物《健康，美國——關於衛生統計趨勢的年度報告》美國人口普查

參考文獻

Chan, P. K. (1988, August 3). Herb specialist, interview by author, New York City. Dr. Chan prepared a supplemental written statement in Chinese and English for inclusion in this text.

Dolan, J. (1973). *Nursing in society: A historical perspective*. Philadelphia, PA: W. B. Saunders. National Center for Health Statistics.

Ergil, K. V. (1996). China's traditional medicine. In M. S. Micozzi (Ed.), *Fundamentals of complementary and alternative medicine*. New York, NY: Churchill Livingstone.

Hay, V. (1994). An interview with Deepak Chopra. *A Magazine of People and Possibilities* (online). Retrieved from http://www.intouchmag.com/chopra.html

Lee, J., & Bell, K. (2011). The impact of cancer on family relationships among Chinese patients. *Journal of Transcultural Nursing, 22*(3), 225–234.

Lin, K. M. (1982). Cultural aspects in mental health for Asian Americans. In A. Gaw (Ed.), *Cross-cultural psychiatry*. Boston, MA: John Wright.

Mann, F. (1972). *Acupuncture*. New York, NY: Vintage Books.

McDonnell-Smith, M. (2013). Asians are fastest-growing U.S. ethnic group, Blacks are slowest, reports U.S. Census Bureau. *DiversityInc*. Rctrieved from http://www.diversityinc.com/diversity-and-inclusion/asians-are-fastest-growing-u-s-ethnic-group-in-2012-blacks-are-slowest-reports-u-s-census-bureau/

National Center for Health Statistics. (2015). *Health, United States, 2014: With special feature on adults aged 55–64.* Hyattsville, MD: Author. Retrieved from http://www.cdc.gov/nchs/data/hus/hus14.pdf

Paniagua, F. A. (2000). Culture-bound syndromes, cultural variations, and psychopathology. In I. Cuéllar & F. A. Paniagua (Eds.), *Handbook of multicultural mental health: Assessment and treatment of diverse populations* (pp. 140–141). New York, NY: Academic Press. Retrieved from https://www.msu.edu/course/sw/850/stocks/pack/u02/cltsyndr.pdf

Sai Movement. (2002). *Shri SaiBaba of Shirdi*: The perfect master of the age. Shirdi, India: *Shri SaiBaba* Trust. Retrieved from http://www.shrisaibabasansthan.org/

Smith, H. (1958). *The religions of man.* New York, NY: Harper & Row.

University of Maryland Medical Center. (2014). *American ginseng.* Retrieved from http://umm.edu/health/medical/altmed/herb/american-ginseng

U.S. Department of Commerce, U.S. Census Bureau. (2014). *Quickfacts 2014.* Retrieved from http://quickfacts.census.gov/qfd/states/00000.html

U.S. Department of Health and Human Services, National Center for Complimentary and Integrative Health (NCCIH). (2015). *Ayurvedic medicine: In depth.* Retrieved from https://nccih.nih.gov/health/ayurveda/introduction.htm

Wallnöfer, H., & von Rottauscher, A. (1972). *Chinese folk medicine* (M. Palmedo, Trans.). New York, NY: American Library.

第十一章 黑人族群的健康與疾病

周雨樺　譯

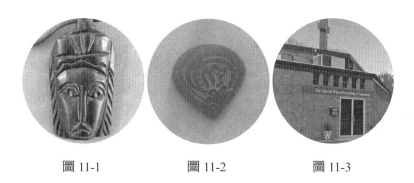

圖 11-1　　　　　圖 11-2　　　　　圖 11-3

　　願上帝保佑那一天，人類的鮮血將停止流淌！在每個地方，人類之間的情誼的都能被理解，每一次以善報惡，而不是以惡報惡；有一天將會結束所有的仇恨，將每個敵人轉為忠誠的朋友。

　　　　　　　　——弗雷德里克・道格拉斯，1852 年《七月四日演講》

目標

1. 討論黑人或非裔美國人口的歷史和人口統計背景。
2. 描述黑人或非裔美國人口在健康和疾病的傳統定義。
3. 解釋黑人或非裔美國人口中的傳統療法。
4. 描述傳統療法治療師的治療方式。
5. 分析黑人或非裔美國人口目前面臨的醫療保健問題。

　　文化遺產鏈的下一環提供了有關美國黑人或非裔美國人族群的歷史和人口背景、健康與疾病傳統以及醫療保健相關議題的概述。圖 11-1 是一個可能被用於守護健康的非洲護身符。圖 11-2 是一個佩戴在包包上，或者放在口袋、錢包中，以守護健康的伊斯蘭教護身符。圖 11-3 是位於美國密西根州弗林特

市的聖喬治貝瑟爾教堂。教堂門口的標誌上寫著：「在教會中每個人都是重要的。」

　　根據 2010 年的人口普查定義，「黑人或非裔美國人」指的是具有任一非洲黑人種族血統的人。黑人種族的類別包括在人口普查表上勾選「黑人、非洲裔美國人」選項的人。它還包括選擇撒哈拉以南的非洲國家（例如：肯亞和奈及利亞）和加勒比海國家（例如：海地和牙買加）的人。根據 2013 年的人口普查估計，2014 年 4 月 1 的美國人口總數為 3.189 億人，而其中的 4,450 萬人，占人口總數的 13.2%，自認只屬於黑人或非裔美國人。在該國，黑人種族的增長速度比其他主要種族和民族群體要慢。紐約市的黑人人口數量最多，有 370 萬人；而伊利諾伊州的庫克縣則是全國黑人人口數量最多的縣，有 130 萬人（McDonnell-Smith, 2013）。

背景

　　在本章節中，「黑人」一詞指涉的是黑人或非裔美國人，而「黑人或非裔美國人」的詞彙則是使用在政府單位量測的相關數據中，這符合人口普查局的使用模式。現今的美國黑人族群大多都擁有非洲的根源，其中大多數是過去生活在非洲西海岸的黑人被帶到美國作為奴隸的後代。奴隸的大規模輸入是發生在 17 世紀，這代表黑人已經在美國生活了許多世代（Allen & Majidi-Ahi, 1989, p. 148）。目前，一些黑人正在從非洲國家（如蘇丹和加納）以及多明尼加共和國、海地和牙買加移民到美國。

　　黑人在每個社經地位中皆有代表，然而，在 2013 年，有 320 萬黑人或非洲裔美國人生活在貧困水平以下（NCHS, 2015, p. 57）。此外，超過一半的美國黑人生活在具有貧困特徵的城市地區中——包括擁擠和不足的住房空間、糟糕的學校和高犯罪率。Kotlowitz（1991）將芝加哥的亨利・霍納住宅區描述為「占了八個街區的 16 座高樓層建築，在最後一次人口普查統計時居住了 6,000 人，其中有 4,000 人是兒童」。這種情況仍持續存在，而從 1990 年至 2013 年中，社會和經濟變化程度非常微小。戴維斯（2013）發表了關於在持續貧困的狀態以及在惡劣條件中生活的深入探討。他談到了家庭暴力、藥物成癮和街頭暴力。他還描述了一些能夠改變這些情況的辦法（Davis, 2013）。Genero（1995）則談到關於黑人家庭的韌性，描述他們如何繼續進行正常的日

常生活——照顧老人、養育和教育孩子、慶祝節日等等。她指出，「日常的維持需要有很高程度的動力、毅力去投入並堅持下去」（p. 32）。

　　根據一些資料來源，第一批黑人比清教徒的朝聖移民者（Pilgrims）早了一年進入這個國家，即 1619 年。儘管最早到北美洲的黑人並非是奴隸的身分，但在 1619 年至 1860 年間，有超過 400 萬的黑人是作為奴隸被運送到這裡。只需閱讀一些關於奴隸制度的記述，就能理解到被俘、被奴役的人當時所經歷的巨大苦難。他們不只在日常生活中非常艱辛，被俘虜、銬鏈和被置於船艙中運送的經歷更是令人震驚。許多人在抵達之前就已經死亡。最強壯和最健康的人被奴隸販子從家中擄走，大批大批地被運送到北美洲的船艙中。通常黑人俘虜得不到照顧，也不被視為人類。一旦到達這裡，他們就會被販賣，分散到全國各地的農園或家中，只是後來這種做法才侷限在南方。他們的家庭被分散，孩子被奪走賣給其他買家。一些奴隸的主人像畜牧農場中養殖牲畜一樣地培育奴隸，購買男性奴隸將其當作馬來用，然後依據女性奴隸是否能與特定男子生育出理想的後代來做評斷（Haley, 1976）。然而，在這所有不人道的對待當中，這些黑人家庭仍成長和生存下來了。古特曼（Gutman, 1976）在他對農園和家庭的詳細記載中，追溯了從 1750 年到 1925 年的黑人家庭歷史，並指出了在內戰前後存在的家庭和家族關係，解開了對於黑人家庭及其結構的許多迷思。儘管面臨著巨大的困難和被強制分離的風險，人們在大多數情況下都能維持家庭和群體意識。

　　從西非來到美國的人們從尊重祖靈的宗教傳統中帶來了非常豐富多樣的傳統信仰和習俗。他們崇拜多神體系，這些神明監督著日常生活的各種面向，如季節的變化、自然的豐饒、身心靈健康和集體的成就。入教儀式和命名儀式、民間故事和療癒、舞蹈、歌唱和打鼓都是宗教遺產的一部分。許多現今基督教的習俗被認為起源於傳統宗教。例如，天主教和巫毒教被視為融合宗教。此外，據估計，在 1711 年至 1808 年間被帶到美國的奴隸中，有 10% 至 30% 是穆斯林。這些人帶來了他們的祈禱儀式、禁食和進食的習慣，以及《古蘭經》的知識（Eck, 1994）。

　　表面上，內戰結束了奴隸制度，但在許多方面並未真正解放黑人。戰後的日常生活充滿了巨大的困難，黑人仍依照慣例被剝奪公民權利。在南方，黑人明顯被隔離，大多生活在極度艱苦和貧困的條件下（Blackmon, 2008）。遷移

到北方的黑人多年來面臨著都市生活的各種問題：貧困、種族歧視和隱蔽的隔離問題（Bullough & Bullough, 1972, p. 43; Kain, 1969, pp. 1-30）。

　　醫療保健機構在試圖將現代與傳統的健康和疾病觀念並置時，需要先理解黑人族群的歷史議題。此外，醫療保健機構必須意識到那些正在持續發生或者歷史上對人民生活產生影響的公民權利鬥爭事件。Box 11-1 標示了早期歷史中的幾個鬥爭事件。2007 年，美國最高法院在「父母訴西雅圖學校」和「梅雷迪思訴杰斐遜學校」案中裁定公立學校在分配學生時不能考慮種族。這可以視為對推翻 1954 年具有里程碑意義的「布朗訴托彼卡教育局裁決案」所做的努力。同樣的，在 2007 年，密西西比州三 K 黨的成員詹姆斯・福特・希爾，因為 1964 年的摩爾迪謀殺案而被判終身監禁。自 2007 年以來，已經發生了無數個與種族相關的殺人事件，像是 2012 年在佛羅里達州發生的特雷馮・馬丁被射殺；2014 年在密蘇里州弗格森市發生警察開槍射殺麥可・布朗引發全國動蕩；以及艾瑞克・加納在紐約市的死亡案。在 2015 年 11 月，密蘇里大學校長因學生和運動員團結起來對校園內數起未得到回應的種族侮辱事件進行抗議而被迫辭職。

　　很難相信被稱為「小岩城事件」的案件，也就是學生在阿肯色州小岩城的中央高中實現種族融合的事件距離現今已過了近 60 年（圖 11-4）。我清晰地記得 1957 年電視上的場景——9 名勇敢的青少年試圖進入學校，憤怒的白人群眾向他們吐口水，喊罵，並且重兵把守這些少年。這些影像深深地刻在我的腦中成為不可抹滅地記憶。我每天的日常——早上起床，走去上學，上課，和朋友待在一起等等，對於這些學生來說完全被打斷了。還記得當時我想著：這不是歐洲，這不是亞美尼亞、俄羅斯或德國；這正發生在美國。那些可能是我鄰居的人，違背了我所學到的對人應有的尊重和尊嚴。兩年後，我在護理學校的小妹妹就是小岩城事件九人中的一員——我第一手經歷了這事件對她生活所造成的傷害，我相信，這對我們所有人的生活都產生了影響。中央高中對我而言極具有意義。

Box 11-1

非裔美國人民權運動

1. 1954 年，《布朗訴托彼卡教育局案》——具有指標意義的最高法院判決宣布種族隔離在公立學校中是非法的。

2. 1955 年，羅莎‧帕克斯拒絕在阿拉巴馬州蒙哥馬利縣的公車上讓座，聯合抵制蒙哥馬利巴士運動開始。

   艾米特‧提爾在密西西比州被謀殺。

3. 1957 年，阿肯色州小岩城的中央高中因「小岩城九人事件」取消種族隔離。

4. 1959 年，進行餐館的靜坐示威。

5. 1961 年，最高法院裁定州際巴士站的種族隔離是違憲的。

   自由乘車者遭到襲擊。

   詹姆斯‧莫瑞德是密西西比大學首位黑人學生。

6. 1962 年，非裔美國人民權運動正式組織。

7. 1963 年，馬丁‧路德‧金恩博士寫了具重要影響力的《從伯明罕市監獄發出的信》（Letter from Birmingham Jail），他在信中主張人們有責任違抗不公正的法律。

   馬丁‧路德‧金恩博士帶領了在華盛頓的遊行。

8. 1964 年，查爾斯‧摩爾和亨利‧迪被殺害。

   民權法案通過。

9. 1965 年，麥爾坎‧X 遭到暗殺。

   《選舉權法》通過。

10. 1965 年至 1968 年，美國城市發生 100 多起種族暴動。

11. 1968 年，馬丁‧路德‧金恩博士遭到暗殺。

12. 1991 年，羅德尼‧金被毆打事件。

13. 1992 年，洛杉磯發生重大種族暴動。

14. 1995 年，百萬人大遊行。

15. 2007 年，《家長對西雅圖學校》和《梅雷迪思對傑佛遜學校》案件。

    路易斯安那州珍娜市，黑人高中生因毆打一名白人學生而被扣留，被以成年人身分審判。

16. 2008 年，詹姆斯·福特·希爾因參與 1964 年摩爾和迪的殺人案而被判處終身監禁。

參議員愛德華·肯尼迪（Edward Kennedy）提出了《2008 年民權法案》（Civil Rights Act of 2008），其中包括確保聯邦資金不資助種族歧視作為、追究年齡歧視的雇主責任以及加強對其他侵害公民權利、勞工權利的責任追究。

17. 2009 年，在最高法院案件《里奇對德斯特凡諾》（Ricci v. DeStefano）中，一項對康乃狄克州紐哈芬市提起的訴訟，該市棄用消防員升遷測試，最高法院以 5 比 4 的票數支持消防員，認為紐哈芬市的「棄用測試的行為是違反 1964 年《民權法案》第七條」。

18. 2013 年，《1965 年選舉權法案》受到質疑，最高法院將其中的幾個法條判決為無效的（Barnes, 2013）。

資料來源：E. Brunner and E. Haney, *Civil Rights Timeline: Milestones in the Modern Civil Rights Movement.*

c 2000–2012. Reprinted by permission of Pearson Education, Inc., Upper Saddle River, New Jersey.

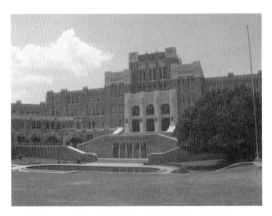

圖 11-4　中央高中，阿肯色州小岩城。

健康和疾病的傳統定義

根據 Jacques（1976）的說法，傳統對於健康的定義源於非洲對生命和存在本質的信仰。對非洲人來說，生命是一個過程，而非一種狀態。人的本質被視為能量而不是物質。所有的事物，無論是活的還是死的，都被認為會相互影響。因此，一個人有能力通過行為以及對自己和世界的認識來影響自己和他人的命運。當一個人擁有健康時，他與自然和諧一致；疾病則是一種不和諧的狀態。傳統的黑人信仰中，對健康的看法並不將心智、身體和靈魂分開。

不和諧，也就是生病，被歸因於許多因素，其中主要是惡魔和邪靈。這些邪靈通常被認為是自行其是的，治療的目標是將它們從病人體內驅逐出去。除了下一節討論的巫毒之外，還有一些方法是為了達到這個目的。傳統治療師（通常是女性）對草藥和根莖藥材的治療方式擁有廣泛的知識。顯然，早期形式的天花免疫方式被使用在奴隸身上。婦女透過將牛痘的結痂刮入孩子手臂上某個位置來進行預防。這些孩子患有天花的發生率明顯遠低於沒有接種的孩子。

年長者和年幼者由社區中的所有成員照顧。老人受到高度尊崇，因為非洲人相信年齡的增長代表有機會獲得更多的智慧和知識。死亡被認為是從一生命領域到另一個的過渡（Jacques, 1976, p. 117），或者是從這世界的邪惡狀態到另一種狀態的過渡。葬禮通常被視為喜慶的場合，在埋葬之後會舉行派對。孩子們會跨過逝者的身體，以便逝者可以將孩子潛在的疾病帶走。

許多黑人的疾病預防和治療方式源於非洲，但與美國原住民的方法以及長期生活在一起和服務的白人方法融合在一起。而到了現在，疾病治療是以多種方法結合進行的。有效的方法在世代之間傳承下來。

傳統的健康維持和保護方法

此段落將介紹現今或過去幾代人在維持、保護健康上，以及治療各種疾病以恢復健康所採用的一些方法。這裡無法涵蓋所有黑人族群提供和接受的照護方法，但展現了多年來傳承下來豐富多樣的傳統保健方式。

基本上，健康是通過適當的飲食來維持的，即每天吃三餐營養均衡的飯菜，包括溫飽的早餐。休息和乾淨的環境也很重要。瀉藥在過去和現在被用來

保持身體系統的運作或通暢。

　　阿魏（Asafetida）是一種植物根、莖分泌的油膠樹脂，外觀像乾枯的海綿，具有難聞的惡臭氣味，它被人戴在脖子上以預防傳染病。魚肝油用於預防感冒。在春季時則準備硫磺和糖蜜，因為人們相信在換季時，人體更容易感染疾病。這種準備可以塗抹在在背部上下或用口服的來清潔腸道。人們通常不會定期諮詢醫生，且一般不認為醫生是預防疾病的專家。

　　女孩在嬰兒或幼童時期就會開始佩戴銅或銀手鐲在手腕上。這些手鐲被認為可以保護佩戴者的成長過程。如果任何原因造成手鐲被拿掉，佩戴者就可能受到傷害。除了提供保護外，這些手鐲還會顯示出即將生病的暗示：手鐲周圍變黑，提醒女性採取預防措施來應對即將要發生的疾病。這些預防措施包括多休息，更頻繁地祈禱，以及更注意飲食的營養豐富度。

傳統恢復健康的方式

　　最常見的傳統治療方法是祈禱。人們經常使用按手禮。許多人還提到了一種源自巫術的治療方法「rooting」。在 rooting 中，人們會向一位「root-worker」的人（通常是一位女性）諮詢關於某疾病的來源，然後她會開出對應的治療藥物。魔法儀式也經常被使用（Davis, 1998）。

　　以下是根據家庭報告中，一些黑人表示在治療上非常成功的方法：

1. 將糖和松節油混合在一起口服以驅除蠕蟲。這種組合也可塗抹在肚臍到背部的皮膚上治療背痛。

2. 使用多種藥膏來對抗感染和發炎。在疼痛或感染的身體部位敷上藥膏，以排出病因。其中一種藥膏是由馬鈴薯製成的。將馬鈴薯切片或刨碎放入袋子中，然後放在患部。當馬鈴薯變黑時，疾病也隨之消失。這是因為當這些馬鈴薯腐壞所產生的青黴素霉菌能夠摧毀感染細菌。另一種藥膏是由玉米粉和桃葉一起煮成的，放在袋子或法蘭絨布中。玉米粉發酵後會與桃葉中的酶結合產生一種能夠殺死細菌並加快療癒過程的防腐劑。第三種藥膏是由洋蔥製成，用於治療感染，而亞麻籽藥膏則用於治療耳痛。

3. 野外的草藥被使用在許多方面。例如，從黃花根部製成草藥茶可以用於治療疼痛和降低發燒。檫樹煮成的茶經常用於治療感冒。另一種草

藥是用兔子菸草的根部或葉子煮成的。

4. 藍石是在地底下發現的一種礦物，用於治療開放性傷口。將石頭研磨成粉末撒在患處可以預防發炎，也用於治療被毒葛藤引發的皮膚刺激。

5. 用兩塊銀器以 X 形交叉放在疼痛區域上可以治療脖子的痙攣。

6. 在性行為後的第 9 天，在糖塊上滴 9 滴松節油並服用以用來避孕。

7. 將不新鮮麵包上的酸奶或變質的牛奶，用布裹著放在割傷和傷口上可以達到療癒效果。

8. 使用鹽和豬肉（鹽豬肉）放在布上，可用於處理割傷和其他傷口。

9. 將泥土放入一片深色葉子中包裹在扭傷的腳踝周圍，可以治療扭傷。

10. 治療感冒的方法是用檸檬熱水加蜂蜜。

11. 當胸悶並有咳嗽症狀時，用熱樟腦油按摩胸部並用溫暖的法蘭絨包裹。

12. 治療感冒的化痰藥是用切碎的生大蒜和洋蔥、新鮮的香荽和少量水，混合而成。

13. 熱棕櫚酒可用於治療感冒和鼻塞。這些飲品由熱茶、蜂蜜、檸檬、薄荷和少許白蘭地或其他酒精飲品混合而成。也可以口服維克斯傷風膏。

14. 將生洋蔥放在腳上並用溫暖的毛毯包裹腳部可以退燒。

15. 治療癤的方法是打破生雞蛋，剝下殼內的白膜放在瘡疖上，這會使瘡疖成熟。

16. 將大蒜放在病人身上或房間中可以去除引起疾病的「邪靈」。

傳統醫學

在傳統許多黑人族群中，仍然會採用在非洲先前使用的民間醫學。這些方法經過嘗試和驗證並仍然受到依賴。治療師或巫師對待患者沒有階級或地位上的區別，公平誠實地對待每個人。這種平等待遇和被認為有效的傳統形成了人們對傳統治療師和治療方法的信念。事實上，某些黑人族群使用的家庭療法已經傳承了許多代。繼續使用這些療法的另一個原因是醫院與人們生活的鄉村地區距離遙遠，當他們到達醫院時可能已經死亡。然而，還有許多仍繼續使用這些療法的人住在靠近醫院的城市地區，有時甚至是世界知名的醫院。儘管如

此，民間醫學的使用仍然存在，除非在極端緊急情況下，否則許多人還是會避免到地方醫院就醫。

傳統的治療方法

巫毒教或美洲巫毒教（Voodoo）是一種常被提及的信仰體系，但很少有詳細的描述（Davis, 1998）。在某些時候，病人可能會提到咒術（fix）、迷惑（hex）或詛咒（spell）等術語。目前還對於巫毒教是否被完全實踐仍然不清楚，但文獻中有些證據表明仍有些人在某種程度上相信並使用它（Wintrob, 1972）。據報導，許多黑人仍然害怕巫毒教，並相信當他們生病時是被「施加咒術」的。巫毒教涉及兩種形式的魔法：無害的白法術和非常危險的黑法術。當然，對法術的信仰也是古老的（Hughes & Bontemps, 1958, pp. 184-185）。

巫毒教於 1724 年隨著西非沿岸奴隸的到來而傳入美國，這些奴隸最初被賣到西印度群島。將巫毒教帶來的人們被稱為「蛇敬拜者」。隨著時間的推移，他們的神名從 Vodu 演變成為 voodoo（亦稱為 hoodoo），這是一個包羅萬象的詞彙，包括了神、教派、教派成員、牧師和女祭司、儀式以及教義（Tallant, 1946, p. 19）。巫毒教的領導人通常是女性，關於教派的運作和其領導人（如瑪麗·拉維奧）在新紐奧良有很多傳聞故事。

1850 年，巫毒教在新紐奧良達到了巔峰。當時，巫毒教信仰習俗與健康疾病的觀念密切相關。例如，許多疾病被歸咎於某人因憤怒而對他人施加「咒術」。巫毒的象徵物 gris-gris 被用來防止疾病或將疾病傳染給他人。以下是一些常用的 gris-gris 的例子（Tallant, 1946, p. 226）：

1. 好的 gris-gris：有宜人香氣的粉末和油。以下是一些好的 gris-gris 的例子：用香水調色調香的愛情粉末；將梔子花香水加入橄欖油製成的愛情油；幸運水，也就是有多種顏色的普通水（紅色代表愛情成功，黃色代表財務成功，藍色代表守護和朋友）。
2. 壞的 gris-gris：有惡臭的油和粉末。以下是一些壞的 gris-gris 的例子：憤怒粉末、戰爭粉末，分別由土壤、火藥和黑胡椒組成。
3. 飛魔油：橄欖油添加了紅色染料和辣椒粉。
4. 黑貓油：機械油。

除了這些油和粉末外，還有各種顏色的蠟燭，如圖 11-5 所示；蠟燭的顏

色象徵著不同的意義。例如，白色象徵和平；紅色象徵勝利；粉紅色象徵愛
情；黃色象徵驅散敵人；棕色象徵吸引金錢；黑色象徵進行邪惡的事情和帶來
厄運（Tallant, 1946, p. 226）。

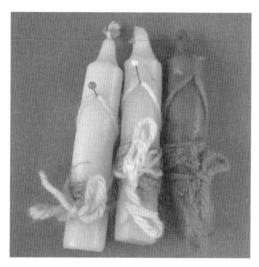

圖 11-5　巫毒教蠟燭。

　　有一些天主教聖人或聖物，被巫毒教信徒賦予特殊的力量。在巫毒教中，
他們特別崇拜的聖人或聖物包括：聖彌額爾，使人能夠征服敵人；聖安多尼，
能夠帶來好運；瑪利亞瑪達肋納，受到戀愛中的女性的崇拜；聖母瑪利亞，能
夠在家中防止疾病；耶穌聖心，能夠治癒器官疾病，這些聖物會被巫毒教信徒
放置在家中展示（Tallant, 1946, p. 228）。這些巫毒教的聖物如今仍然可以在
許多美國城市的商店中購買到。

其他儀式

　　許多黑人相信某些人具有治療和幫助他人的力量，有許多報告中提到黑
人族群中的治療師。這種對治療師的依賴反映出人們對宗教有很深的信念（馬
雅·安傑洛在她的書《我知道籠中鳥為何歌唱》中生動地描述了此現象。）例
如，許多黑人早在五旬節運動普遍流行前就已經開始追隨。同樣地，人們經常
參加營帳會議，並對宗教的治癒力量深信不疑。

在了解其歷史背景後，另一種做法變得重要：食用漿洗用澱粉。食土的習俗被奴隸從非洲帶至美國。這個根源是海利（1976）曾提到孕婦會食用泥土，因為他們相信這對母親和未出生的孩子都有益（p. 32）。事實上，紅土含有豐富的鐵質。當沒有泥土可用時，就會用塵土來代替。在現代，當人們不再生活在農場，也無法接觸到泥土時，漿洗用澱粉就成為了替代品（Dunstin, 1969）。以下是過去一位學生的報告：

> 我出生在一個有吃土習慣和異食癖（食用漿洗用澱粉）的家庭，這或許是我的幸與不幸。在懷孕之前我就對吃澱粉就有興趣。它又甜又乾，而我可以選擇吃或不吃。懷孕後，我發現我不僅想吃澱粉，還想吃麵包、粗磨穀粉和馬鈴薯。我渴望吃澱粉類的東西。我堅持吃澱粉質的食物而放棄了漿洗用澱粉，因為它讓我感到昏昏欲睡和沉重。

人們認為，以不含鐵質的土或澱粉來代替富含鐵質的紅土導致了貧血症的產生。

許多非裔美國人和來自非洲國家的新移民是穆斯林。Box 11-2 概述了醫療保健提供者應該了解的伊斯蘭教相關資訊。

Box 11-2

黑人穆斯林

在美國大約有 550 萬的穆斯林，以及 511,000 個穆斯林家庭。許多黑人社區的成員都是虔誠的穆斯林。伊斯蘭信仰中，真主的教誨是接受和服從，而這些教導是他向最後一位先知穆罕默德傳授的。伊斯蘭教的五大支柱是穆斯林生活的框架，其中包括對信仰的誦念、禮拜、施贈天課（幫助有需要的人士）、在齋月期間禁食，以及有能力的人一生中需朝覲麥加一次。

這些人可能是過去來到美國作為奴隸的穆斯林的後代，或者他們可能選擇改信伊斯蘭教。我們較難以對美國的穆斯林做出任何概括，因為這些信徒來自各種可能，包括皈依者、移民、工廠工人、醫生、專業人士等。此外，還有許

多來自蘇丹等國的非洲移民是虔誠的穆斯林，還有無數來自伊斯蘭國家的人在美國尋求醫療照護服務。這些群體透過共同的信仰而團結在一起。

宗教信仰對於穆斯林生活是很重要的一部分，而醫療保健機構應該對其有所了解：

1. 穆斯林相信「人如其食」。伊斯蘭教的飲食限制遵循嚴格的清真飲食規定，如果新入院的病人拒絕進食，應詢問是否是因為醫院的飲食方式與其宗教信仰有所衝突。清真飲食的規定包括不食用豬肉或任何豬肉相關製品（如非牛肉漢堡和火腿）。伊斯蘭律法中教導某些食物會影響人的思維和行為模式，因此飲食應該由對身體有正面影響且乾淨的食物組成。穆斯林不飲酒，因為他們認為酒精會使感官變遲鈍且導致疾病。清真食品是根據伊斯蘭律法，以潔淨的設備製作的。

2. 穆斯林每天禮拜五次。每次禮拜只需幾分鐘，分別在黎明、中午、下午、日落和夜晚進行。禮拜幾乎可以在任何場所進行，如田野、辦公室、工廠、大學或醫院。在伊斯蘭教中，禮拜是信徒和真主間的連結方式。在禮拜之前，人必須保持清潔，洗淨雙手和雙腳。禮拜通常是在地板的地毯上以拜倒姿勢進行。

3. 穆斯林在一年中有 30 天要禁食（齋月）。齋月是一個特殊時期，是禮拜和悔過的一個月。從日出到日落期間，不能夠進食任何東西。而病人、幼兒和孕婦則不需遵守這個規定。當一個人在進行禁食時，地方必須提供一個安全的環境來讓信徒能夠好好實踐這個習俗。

穆斯林還有一個有關謙遜的習俗，女性需用頭巾，並穿著長袍。必須遵守男性照顧男性病人、女性照顧女性病人的特定護理需求。

穆斯林在生活上受到嚴格的規範。根據長期信仰這個宗教的人們的說法，這一定程度上源於自我紀律，許多黑人因為城市的衰退和家庭瓦解的生活條件而缺乏這種紀律性。穆斯林相信自助並相互幫助、鼓舞對方。穆斯林的生活方式並不僵固，也有快樂的時光。然而，他們意識到過度放縱在運動和玩樂可能會帶來問題。對穆斯林來說，生命是珍貴的：如果一個人需要輸血才能生存，他們會接受輸血。然而，由於避免食用豬肉或豬肉相關製品，必須理解患有糖尿病的穆斯林會拒絕使用豬產生的胰島素。如果胰島素是由豬的胰臟製造的，

會被他們認為是不潔淨而不被接受。可以開立其他配方的胰島素或者其他治療產品。

　　許多穆斯林群體在實踐伊斯蘭教的習俗和哲學上有些許差異。某些族群會穿著獨特的服裝，例如婦女始終穿著長裙和能夠覆蓋頭部的衣物，而有些群體則對服裝要求較不嚴格。有些信徒不遵從清真飲食且可以適度地飲用酒精飲料。

資料來源：*A Brief Illustrated Guide to Understanding Islam*, by I. A. Ibrahim, 1996, Houston, TX: Darussalam, retrieved from http://www.islam-guide.com/, November 24, 2015; *The Religion of Islam*, by Office of Dawah, 2006–2008, Rawdah: Author, retrieved from http://www.islamreligion.com/, November 24, 2015; and *Arab Households in the United States 2006–2010*, by M. Asi and D. Beaulieu, 2013, retrieved from http://www.census. gov/library/publications/2013/acs/acsbr10-20.html, November 24, 2015.

當前的健康議題

黑人和白人族群之間的健康差異

　　發病率。許多黑人面臨廣泛且深刻的健康不平等，這些不平等因素包括無法獲得醫療服務、低收入，以及傾向於自行治療疾病並等到症狀嚴重到必須看醫生時才就醫（Weissman et al., 2011）。表 11-1 比較了黑人或非裔美國人與其他所有種族的特定健康狀態指標。它顯示出黑人的出生率較高，18-19 歲女性青少年的分娩率較高，出生嬰兒出現較低體重的百分比較高，嬰兒死亡率是所有種族的兩倍（NCHS, 2015）。

表 11-1　特定健康狀態指標比較：2013 年所有種族和黑人或非洲裔美國人

健康指標	全部種族	黑人或非裔美國人
2013 年粗估每 1,000 名母親的出生率	12.4	14.5
2013 年 18-19 歲青少女孕婦的活產比例	5.0	7.6
2013 年每 1,000 個活產中的低出生體重比例 > 2,500 克	8.02	12.76

健康指標	全部種族	黑人或非裔美國人
2012 年每 1,000 個活產嬰兒的死亡率	6.0	10.9
成人自稱患癌症的百分比：所有部位的癌症，2010-2013 年，18 歲及以上	5.9	4.8
成人自稱患心臟病的百分比：2012-2013 年，18 歲及以上	10.6	10.7
成人自稱患中風的百分比：2012-2013 年，18 歲及以上	2.5	3.7
男性自殺死亡率，所有年齡，每 10 萬名居民，2013 年	20.3	9.3
男性被謀殺死亡率，所有年齡段，每 10 萬名居民，1999-2003 年	8.2	31.6

鐮狀細胞性貧血。紅血球變形成鐮刀狀是一種遺傳性狀，據假設最初是非洲人爲了對抗瘧疾而適應下來的性狀。這種情況在非洲人／黑人中出現，使得正常的圓盤狀紅血球變成鐮刀形狀。鐮狀細胞會導致紅血球溶解和血栓形成，因爲這些變形的細胞無法正常地在血管中流動。鐮狀細胞疾病包括以下特徵：

1. 兩個血紅素爲 S 基因（Hb SS）。
2. 血紅素 S 基因與另一個異常血紅素基因組合（例如：Hb SC，Hb SD）。
3. 在血紅素合成時，血紅素 S 基因出現不一樣的異常。

有些人（攜帶者）具有鐮狀細胞特徵（Hb SS，Hb SC 或其他類型），但並未出現疾病症狀。

鐮刀細胞症的臨床症狀包括溶血、貧血和其他鐮刀細胞引起的危機，像是嚴重的疼痛會發生在血栓形成紅血球的地方。這些細胞還傾向在腹部器官（如肝臟和脾臟）中凝聚。目前的統計數據顯示，只有 50% 的兒童患有鐮刀細胞症的能夠活到成年。一些兒童在 20 歲之前就會死亡，一些人在他們的一生中會遭受慢性、無法逆轉的併發症（NHLBI, 2015a）。

鐮刀細胞貧血只有在兩個具有帶鐮狀細胞性狀的人所生育的孩子才會發生。可以檢測健康成年人的鐮狀細胞性狀，並提供他們有關生育患有該病後代風險的基因諮詢。然而，對許多人來說，這並不是一個選擇。例如，基因諮詢

的成本可能高的令他們難以負擔（NHLBI, 2015b）。

死亡率。2000 年在美國出生的黑人的平均壽命比白人少 5.7 年。2007 年出生的黑人預期壽命為 73.6 歲，而白人預期壽命為 78.4 歲。

對於非洲裔美國人而言，導致死亡的三大慢性疾病與其他人相同，但死亡率比其他疾病更高。例如：

- 不慎受傷是黑人或非洲人口中第四大死因，在所有人群中排名第五。
- 糖尿病是黑人或非洲人口中第五大死因，在所有人群中排名第七。
- 殺人是黑人或非洲人口中第六大死因，並未被列為所有人群的十大死因之一。
- 人類免疫缺乏病毒（HIV）疾病是黑人或非洲人口中第九大死因，並未被列為所有人群的十大死因之一（NCHS, 2015）。

另一個重要因素是，在 25 至 54 歲之間，有 150 萬名黑人男性失蹤，而相對於每 100 名黑人女性沒有入獄，只有 83 名黑人男性沒有入獄。其中最大的差距出現在密蘇里州的弗格森市，相對於每 100 名黑人女性，有 40 名黑人男性失蹤。這些男性之所以失蹤，要麼是因為早逝，要麼是因為入獄。這對家庭帶來深遠的影響，因為它破壞了家庭的建立，婚姻率降低而非婚生育率增加（Wolfers, Leonhardt & Quealy, 2015）。黑人女性被監禁在監獄或拘留所的機率是白人女性的三倍多。超過三分之二的黑人兒童中，至少有一位或雙親處於某種形式的社群或懲教署下（Gaston, 2015）。表 11-2 列出了 2013 年黑人美國人的十大死因，並將其與整體人口的死因進行了比較。

心理健康

他們的家庭通常是母系結構，許多由女性領導的單親家庭，但同時也存在著強大且廣泛的大家庭網絡。在傳統上，家庭、族群和教會有強烈的聯結。他們可能會接受傳統的巫師、老太太（granny 或 Mrs. Markus）或其他傳統治療師的治療，並經常使用草藥來治療心理症狀。一些診斷技術包括使用聖經、古老民間醫書，觀察或進入患者的靈魂。治療措施包括各種儀式，例如解讀骨卦、穿著特殊服飾或一些巫毒教的儀式（Spurlock, 1988, p. 173）。此外，黑人族群可能存在許多文化依存症候群：

1. 西非和海地：Boufée delirante —— 突然出現激動和攻擊性行為、困惑

表 11-2　2014 年黑人或非裔美國人和所有人的十大死因比較

Black or African American	All Persons
1. 心臟疾病	1. 心臟疾病
2. 惡性腫瘤	2. 惡性腫瘤
3. 腦血管疾病	3. 腦血管疾病
4. 意外傷害	4. 慢性下呼吸道疾病
5. 糖尿病	5. 意外傷害
6. 慢性下呼吸道疾病	6. 阿茲海默症
7. 腎炎、腎病症候群、流感和肺炎	7. 糖尿病
8. 謀殺	8. 流感和肺炎
9. 敗血症	9. 腎炎、腎病變、腎病症後群
10. 阿茲海默症	10. 敗血症

或偶爾的幻覺。

2. 美國南部和加勒比地區群體：Falling-Out ── 突然無預警的倒下。

3. 北非國家：Zar ── 被神靈附身後喊叫、哭、笑、撞頭或唱歌。

4. 西非：Brain Fog ── 身心俱疲、難以集中注意力、記憶力下降、易怒、睡眠和食慾出現問題（Fontaine, 200, p. 119）。

黑人和醫療保健系統

　　對某些人來說，接受醫療診治往往是令人痛苦和被羞辱的經歷。一些黑人對健康診所感到害怕或憎惡。當他們有診所預約時，通常會失去整天的工作，因為他們必須早上就到診所，然後往往花很多時間等待看診。他們常常得不到足夠的關照，醫生用難以理解的醫學術語告訴他們問題所在，且沒有被看作為個體，而只被視為身體的一部分（例如：「在 A 診療室中的闌尾」）。這樣的經歷造成了一種強烈的無力感和異化。在一些地區，種族隔離和種族歧視是公然存在的。鑑於這種情況，難怪一些黑人更願意使用經過時間考驗的家庭療法，而不願暴露於令人感到恥辱的治療經歷。

　　另一個持續使用家庭療法的原因是貧困。貧困人口無法負擔昂貴的美國

醫療費用。即使在有聯邦醫療補助、聯邦醫療保險和《平價醫療法案》的幫助下，獲得保健服務的隱藏成本，如工作缺勤、交通或托兒，仍是沉重的負擔。因此，黑人可能遠離診所，或以被動的方式接受治療，而對醫療保健機構來說則像是在迴避。一些黑人病患認為醫療服務提供者對他們說話的態度是居高臨下的，且未能良好傾聽他們的聲音。因此，他們選擇默默忍受。黑人在醫療保健系統遇到的許多問題可能適用於任何人，但醫療體系內固有的種族歧視是無可否認的，目前也正在努力克服這些障礙。自1960年，透過《平價醫療法案》的通過，黑人和其他有色人種的醫療服務有所改善。越來越多的社區衛生中心強調維持和促進健康，社區居民也參與了相關委員會。

　　社區健康中心提供的服務之一是致力於發現血鉛含量高的兒童，以提供的鉛中毒的早期診斷和治療。一旦發現兒童鉛中毒，法律要求找出鉛的來源並根除。只有無鉛塗料的公寓才能夠租給有兒童的家庭。發現有鉛塗料的公寓必須除去塗料並重新塗上無鉛塗料。鉛中毒是一種環境因素的疾病，它的長期後果對非洲裔美國人來說是一個公共衛生危機（Needleman, 1999）。例如，佛雷迪·格雷是在巴爾的摩市警察拘留下死亡的年輕人之一，他是巴爾的摩成千上萬有高毒性鉛濃度在血液中的兒童之一。這是由多年在劣質環境居住造成的。行為問題、注意力不足過動症（ADHD）以及不可逆的大腦和中樞神經損害都是鉛中毒的後果（Schumaker & Schelier, 2015）。

　　鉛中毒仍然是一個嚴重的健康問題。飲用水受到汙染已成為密西根州弗林特市的一個嚴重問題。弗林特市的人口中，有56%是黑人，嬰兒死亡率為每10萬人中有38人死亡（其中22名是黑人嬰兒），貧困率為39.7%（Spector, 2014）。2014年4月，該州將供應弗林特市的飲用水從清潔、可飲用的純淨水源改為弗林特河受汙染的水源。當時很快就明顯發現飲用水的居民開始出現皮疹等疾病，但直到2015年秋天，官方才確認水中受到鉛的汙染。當時幼童的血液中鉛含量水平上升，而還有更多的鉛從腐蝕的鉛水管中溶到水中。這次事件對兒童、貧困人口、老年人和黑人族群造成了最嚴重的傷害（Smith, 2016）。

　　社區衛生中心另一項的持續努力是告知患有鐮狀紅血球貧血症的黑人帶有遺傳疾病的基因，在生育上具有風險。這項計畫充滿矛盾，因為許多人不願接受鐮刀細胞特徵的篩查，他們擔心一旦發現這種問題就可能被貼上標籤。

　　生育控制是另一個受到褒貶不一的問題。對一些人來說，特別是那些希望有生育間隔或不想生育太多子女的女性來說，避孕是一個受歡迎的發明。相信避孕的人們喜歡自主選擇生育時間、子女的數量以及停止擁有後代的時間。但對其他人來說，生育控制被視為一種「黑人滅種」和限制族群增長的手段。在黑人族群中的醫療人員必須意識到這個問題上雙方的觀點，當要做出決定時則保持中立，必須由患者自己做出決定。

醫療保健機構需特別考慮之事項

　　白人醫療保健機構對於如何照顧黑人的皮膚或頭髮，和對於黑人的非語言和語言行為還了解得太少。

　　生理評估。以下為可能出現生理問題的情況（在觀察皮膚時，最好在間接的陽光下進行皮膚檢查）（Bloch & Hunter, 1981）：

1. 蒼白。皮膚缺乏紅色調；膚色較深的人的皮膚呈現黃褐色，皮膚較黑的人皮膚則呈灰色。黏膜呈現灰白色，而唇部和指甲床也呈現相似的顏色。
2. 紅斑。必須以觸診來檢查是否發炎；發炎的皮膚比較溫熱、緊繃且呈現水腫，而深層組織則變硬。進行這種檢測時必須使用指尖，和檢測皮疹時一樣，因指尖對於皮膚不同質地的觸感較敏感。
3. 蒼藍症。在深色皮膚上較難以察覺蒼藍症的存在，但可以仔細檢查唇、舌頭、結膜、手掌和腳底來觀察。一種測試方法是按壓手掌，如果血液回流緩慢，則可能是蒼藍症的跡象。另外，唇和舌頭呈灰白色也是其中的跡象。
4. 瘀斑。從皮膚表面的腫脹處可以檢測到皮膚特定區塊的創傷史。
5. 黃疸。通常藉由觀察眼白是否變黃來判斷黃疸。然而這並不一定是有效的指標，因為胡蘿蔔素也可能使眼白呈現黃色。口腔黏膜、手掌和腳底可能都呈現黃色。

對於黑人患者的皮膚狀況有幾個重要的面向要注意：

1. 蟹足腫是在傷口處形成的疤痕超出了正常的傷口範圍。它們會凸起，形狀不規則且不斷擴大。
2. 膚色素異常疾患：皮膚色素異常疾患指的是發炎後色素脫失或沉澱，

皮膚顯現黑色或淺色斑點。

3. 假性毛囊炎:「剃刀疹」和「毛髮倒長」是因為使用電動剃刀或一般剃刀時,太貼近皮膚造成的。如果剃毛髮時太靠近毛髮尖端,毛髮就會進入皮膚並引起身體對異物的免疫反應。症狀包括丘疹、膿疱,有時甚至是蟹足腫。

4.「懷孕面具」,即黑斑,是在臉部呈現斑駁狀的深褐色色素沉著,在深色皮膚的孕婦中更常見。

頭髮護理需求。黑人的頭髮護理並不複雜,但需特別考慮以下幾點來維持其健康的狀態(Bloch & Hunter, 1981):

1. 需要評估頭髮的乾燥程度或含油度,還有其外觀(直髮或極度捲曲)及患者對髮型的偏好。

2. 頭髮應依據需求使用適當的洗髮精清洗,並根據個人的喜好進行整理。

3. 在吹乾之前,應使用適當的工具,例如大齒梳仔細梳理頭髮,以防止打結。

4. 如果頭髮很乾燥需要上油,平時應備有護理品。

5. 頭髮吹乾後,可以根據個人喜好進行造型整理(捲曲、編織或捲起)

其他注意事項。大多數醫護人員的價值觀深受中產階級白人影響。在臨床環境中,醫療保健機構正努力熟悉和理解其他種族和社經地位的價值觀。他們正在學習辨識黑人的疾病症狀,並提供適當的皮膚和頭髮護理。以下是醫療保健機構在照顧黑人群體時可以遵循的指南:

1. 必須繼續鼓勵越來越多的黑人接受醫療專業的教育。

2. 評估病人和家庭真正的需求。

3. 當診斷治療方式或特殊飲食時,必須努力確定其是否符合病人的身體需求、文化背景、收入和宗教信仰。

4. 必須尊重患者對民間醫學的信仰,且不應批評病人的信仰。應該盡力幫助病人將民間療法與西方治療方法相結合,但前提是這兩種治療方式不相抵觸。許多對民間療法有強烈信仰的人會持許使用一些可能不受到醫學認可的治療方式。

5. 醫療人員應該熟悉那些幫助黑人族群的正規和非正規來源。正規來源包括教堂、社交俱樂部和社區團體。非正規來源包括那些以非正式方

式爲成員提供援助和照顧的男性和女性。

6. 醫療人員不應將自己信念和價值觀強加於患者身上。

7. 治療的計畫以及給予特定治療的原因必須以簡單易理解的方式告訴病人。

本章節透過檢視黑人或非裔美國人的歷史及人口統計背景、健康與疾病傳統和醫療保健議題，來對黑人族群的健康與疾病問題進行了簡要的說明。

關於文化的研究

有大量的研究已經在黑人族群中進行。以下描述的研究是其中的一個例子：

Wilson, D. W.（2007）。以他們自己出發：非裔美國護士的生活經驗。《跨文化護理期刊》，18(2)，142-149。

這個現象學研究描述了非裔美國護士在路易斯安那州東南部爲個人、家庭和社區提供護理的的生活經驗。樣本包括 13 位年齡從 40 到 62 歲不等的護士，平均年齡爲 49.53 歲。他們的護理經驗從 8 到 39 年不等，並且接受過正式學位的相關教育。其中四位擁有護理的碩士學位。該研究中的主要主題是參與者的經驗，包括藉由提供完整的護理照護來與病患建立聯結，以及「證明自己」。完整的護理包括尊重病患的文化背景，並意識到對他們來說，滿足病患和家庭需求非常重要。他們相信滿足病患在精神及宗教上的需求也很重要。護士們還參與了教育和倡導的工作。其他的主題包括夢想的實現、不被看見以及無發言權的人們、生存與堅持以及輔導和建立角色模板。作者建議，如果護理專業要促進符合病患需求的多元文化照護，就必須增加非裔美國護士的代表人數。

學習資源

請至 pearsonhighered.com/nursingresources 以獲取與本章節相關的問題、研究案例和活動。文化護理指南和文化護理博物館的內容也可以在學生資源網站上找到。點擊第十一章以選擇和本章相關的內容。

Box 11-3

持續探索

　　毫無疑問，多數本章節所呈現的相關數據在你閱讀時可能已經過時。然而在撰寫的最後階段，這些是最新可用的資訊。以下資源將對了解頻繁變化的醫療案件、成本和政策非常有幫助：

1. 國家衛生統計中心發表 *Health, United States*，介紹年度健康統計數據的趨勢。
2. 疾病控制和預防中心（CDC）提供健康相關的數據和其他統計資料。
3. 衛生福利部物質濫用暨精神衛生防治局（SAMHSA）提供多個主題的相關資訊，包括黑人或非裔美國人的行為健康公平、精神疾病、藥物濫用和自殺預防等。

參考文獻

Allen, L., & Majidi-Ahi, S. (1989). Black American children. In J. T. Gibbs (Ed.), *Children of color*. San Francisco, CA: Jossey-Bass.

Asi, M., & Beaulieu, D. (2013). *Arab households in the United States 2006–2010*. Retrieved from http://www.census.gov/library/publications/2013/acs/acsbr10-20.html

Barnes, R. (2013). Supreme Court stops key part of Voting Rights Act. *The Washington Post*. Retrieved from https://www.washingtonpost.com/politics/supreme-court-stops-use-of-key-part-of-voting-rights-act/2013/06/25/26888528-dda5-11e2-b197-f248b21f94c4_story.html

Blackmon, D. A. (2008). *Slavery by another name*. New York, NY: Doubleday.

Bloch, B., & Hunter, M. L. (1981, January–February). Teaching physiological assessment of Black persons. *Nurse Educator*, 26.

Bullough, B., & Bullough, V. L. (1972). *Poverty, ethnic identity, and health care*. New York, NY: Appleton-Century-Crofts.

Brunner, B., & Haney, E. (2009). *Civil rights timeline: Milestones in the modern civil rights movement*. Upper Saddle River, NJ: Pearson Education. Retrieved from http://www.infoplease.com/spot/civilrightstimeline1.html

Davis, R. (1998). *American voudou—Journey into a hidden world*. Denton: University of North Texas Press.

Davis, S. (2013). *Living and dying in brick city*. New York, NY: Spiegel & Grau.

Dunstin, B. (1969). Pica during pregnancy. Chap. 26 in *Current concepts in clinical nursing*. St. Louis, MO: Mosby.

Eck, D. (1994). *African religion in America: On common ground*. New York, NY: Columbia University Press.

Fontaine, K. L. (2003). *Mental health nursing* (5th ed.). Upper Saddle River, NJ: Prentice Hall.

Gaston, H. K. (2015). Mass incarceration's impact on black and Latino women and children. *Huffington Post Black Voices*. Retrieved from http://www.huffingtonpost.com/herron-keyon-gaston/mass-incarcerations-impact-black-latino_b_6702900.html

Genero, N. P. (1995). Culture, resiliency, and mutual psychological development. In H. A. McCubbin, E. A. Thompson, A. I. Thompson, & J. A. Futrell (Eds.), *Resiliency in ethnic minority families* (Vol. 2). Madison: University of Wisconsin System.

Gutman, H. G. (1976). *The Black family in slavery and freedom, 1750–1925*. New York, NY: Pantheon.

Haley, A. (1976). *Roots*. New York, NY: Doubleday.

Hughes, L., & Bontemps, A. (Eds.). (1958). *The book of negro folklore*. New York, NY: Dodd, Mead.

Ibrahim, I. A. (1996). *A brief illustrated guide to understanding Islam*. Houston, TX: Darussalam. Retrieved from http://www.islam-guide.com/

Jacques, G. (1976). Cultural health traditions: A Black perspective. In M. Branch & P. P. Paxton (Eds.), *Providing safe nursing care for ethnic people of color*. New York, NY: Appleton-Century-Crofts.

Kain, J. F. (Ed.). (1969). *Race and poverty*. Englewood Cliffs, NJ: Prentice Hall.

Kotlowitz, A. (1991). *There are no children here: The story of two boys growing up in the other America*. New York, NY: Doubleday.

McDonnell-Smith, M. (2013). Asians are fastest-growing U.S. ethnic group, Blacks are slowest, reports U.S. Census Bureau. *DiversityInc*. Retrieved from http://www.diversityinc.com/diversity-and-inclusion/asians-are-fastest-growing-u-s-ethnic-group-in-2012-blacks-are-slowest-reports-u-s-census-bureau/

National Center for Health Statistics (NCHS). (2015). *Health, United States, 2014: With special feature on adults aged 55–64.* Hyattsville, MD: Author. Retrieved from http://www.cdc.gov/nchs/data/hus/hus14.pdf

National Heart, Lung, and Blood Institute (NHLBI). (2015a). *What is sickle cell disease?* Retrieved from http://www.nhlbi.nih.gov/health/health-topics/topics/sca

National Heart, Lung, and Blood Institute (NHLBI). (2015b). *How can sickle cell disease be prevented?* Retrieved from http://www.nhlbi.nih.gov/health/health-topics/topics/sca/prevention

Needleman, H. L (1999). *History of lead poisoning in the world.* Retrieved from http://www.biologicaldiversity.org/campaigns/get_the_lead_out/pdfs/health/Needleman_1999.pdf

Office of Dawah. (2006–2008). *The religion of Islam.* Rawdah: Author. Retrieved from http://www.islamreligion.com/

Schumaker, E., & Schelier, A. (2015). Lead poisoning is still a public health crisis for African-Americans. *HuffPost Better Black Health.* Retrieved from http://www.huffingtonpost.com/2015/07/13/black-children-at-risk-for-lead-poisoning-_n_7672920.html

Smith, M. (2016). Flint wants safe water, and someone to answer for its crisis. *The New York Times.* Retrieved from http://www.nytimes.com/2016/01/10/us/flint-wants-safe-water-and-someone-to-answer-for-its-crisis.html?_r=0

Spector, R. (2014). *The other side of health care.* Flint, MI: Hurley Hospital Grand Rounds.

Spurlock, J. (1988). Black Americans. In L. Comas-Diaz & E. E. H. Griffith (Eds.), *Cross-cultural mental health.* New York, NY: John Wiley & Sons.

Sykes, J., & Kelly, A. P. (1979, June). Black skin problems. *American Journal of Nursing*, 1092–1094.

Tallant, R. (1946). *Voodoo in New Orleans* (7th printing). New York, NY: Collier.

Webb, J. Y. (1971). Letter, Dr. J. R. Krevans to Y. Webb, February 15, 1967. Reported in *Superstitious influence—Voodoo in particular—Affecting health practices in a selected population in southern Louisiana.* Paper, New Orleans, LA.

Weissman, J. S., Betancourt, J. R., Green, A. R., Meyer, G. S., Tan-McGrory, A., Nudel, J. D., ..., Carillo, J. E. (2011). *Commissioned paper: Healthcare Disparities Measurement.* National Quality Forum. Retrieved from https://www2.massgeneral.org/disparitiessolutions/z_files/Disparities%20Commissioned%20Paper.pdf

Wilson, D. W. (2007). From their own voices: The lived experience of African American registered nurses. *Journal of Transcultural Nursing, 18*(2), 142–149.

Wintrob, R. (1972). Hexes, roots, snake eggs? M.D. vs. occults. *Medical Opinion, 1*(7), 54–61.

Wolfers, J., Leonhardt, D., & Quealy, K. (2015, April 20). 1.5 million missing black men. *The New York Times*. Retrieved from http://www.nytimes.com/interactive/2015/04/20/upshot/missing-black-men.html?hp&action=click&pgtype=Homepage&module=second-column-region&region=top-news&WT.nav=top-news&abt=0002&abg=0&_r=1

第十二章 西班牙裔族群的健康與疾病

周雨樺　譯

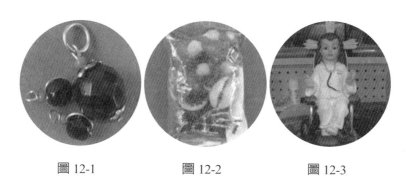

圖 12-1　　　　圖 12-2　　　　圖 12-3

我的心繫在地球。

——Greenhaw（2000）

目標

1. 討論西班牙裔美國人的歷史和人口背景。
2. 描述傳統定義西班牙裔美國人的健康與疾病。
3. 解釋傳統西班牙裔美國人的治療方法。
4. 描述傳統治療師的方法。
5. 總結西班牙裔美國人當前的醫療保健問題。

背景

　　這一章節講述西班牙裔的人口背景、傳統健康與疾病、西班牙裔美國人，醫療保健議題社群。圖 12-1 為一簇小型石頭護身符。依據人的年齡和身形，配戴一個珠子項鍊以保護不受邪惡之眼或他人忌妒（*mal ojo*）。圖 12-2 為一個口袋種子，貝殼加上「奇蹟之手」（*mano milagroso*），被攜帶於口袋或是

錢包內，圖 12-3 爲一尊「聖嬰雕像」（Santo Nino），被放置在醫療照護者的白色制服上或是聽診器上。這是在加利福尼亞州洛杉磯的一家藥房的非處方藥物貨架前，一位執業的民間統治療師（Curandero）在此機構工作。

　　在美國最大宗的族群由西班牙裔和拉丁裔族群組成，根據 2014 年的美國人口普查估計，有 17.3% 的西班牙裔或拉丁裔人口（美國商務部人口普查局，2015）。事實上，美國人口於 2000 至 2013 期間由於西班牙裔人口增加而出現超過一半的人口成長，西班牙裔人口最多的地方在加利福尼亞州，而其他多數在新墨西哥和墨西哥邊界的德克薩斯州。西班牙裔族群是國家的第二大種族群體，僅次於非西班牙裔白人（McDonnell-Smith, 2013），大約四分之三的西班牙裔人報告說是住在墨西哥、波多黎各或古巴裔。

　　在 2014 年的人口普查估計中，西班牙裔和拉丁裔這兩個詞可以互換使用，指的是具有古巴、墨西哥、波多黎各、南美或中美洲或其他西班牙文化或血統的人，而非考慮種族（美國商務部人口普查局，2015），而墨西哥裔的人占有 63% 的西班牙裔或拉丁裔人口。

　　本節概述了整個西班牙裔人口的情況，下一節將介紹墨西哥人或中美洲人的人口，中美洲這一術語具有包容性，它描述了具有墨西哥和中美洲及南美洲血統的人（Carmack, Gasco & Gossen, 1996, p. xvii）。由於他們的名稱有很多，令人混淆，在本章中，政府對西班牙裔或拉丁裔的總體稱呼將用於描述總人口和西班牙或伊比利亞血統，而墨西哥裔或中美洲裔泛指在美國墨西哥邊境以南有歷史和血統的人。

墨西哥人

　　美國與墨西哥有 2,000 英尺長的共同邊界，儘管牆和森嚴的安全保障，仍能輕易跨越，使得在人員、貨物、服務和思想的流動或交流對這兩個國家都有很大影響。

　　圖 12-4 顯示了一個巨大的結構出現在亞利桑那州諾加利斯，即將環繞著美國和墨西哥的 2,000 英里的邊界。在這裡，你可以看到它與居住在邊境墨西哥一側的家庭內院子相鄰，美國聯邦政府正計畫完成 2,000 英里的美墨邊境上完成這樣一道牆的建設，這就是美國—墨西哥邊境，多年來這一直是一個有爭議的問題。

　　墨西哥人居住在美國已經有很長一段歷史了，從墨西哥遷徙至如今的美國西南部地區，與印第安人和西班牙人通婚。1609 年定居於聖塔菲，也就是美國新墨西哥的州府，這些早期定居者的後裔，現在大多數居住在亞利桑那州、加利福尼亞州、科羅拉多州、新墨西哥州和德克薩斯州，也有大量以農務工人身分的墨西哥人移民還生活在伊利諾伊州、印第安納州、堪薩斯州、密西根州、密蘇里州、內布拉斯加州、紐約、俄亥俄州、猶他州、華盛頓和威斯康星州。雖然一開始作爲臨時的農民，但他們在那裡找到了賴以維生的長期工作，並留了下來。與普遍認爲墨西哥人生活在鄉村的觀點相反，其實大多數人生活在都市，墨西哥人被僱用於各種類型的工作，然而，鮮少有人在勞工管理部門從事高薪或高地位的工作，大多數人都在工廠、礦山、建築業、農業和服務領域就業。目前，只有少數人受僱於文職和專業領域，但人數有不斷增加中。這個群體的失業人數很高，而就業者的收入遠遠低於全國平均收入水平。在教育層面，墨西哥人就像美國少數民族的教育一樣，遠落後於大多數人口的教育，許多墨西哥人未能完成高中學業。過去的幾年裡，這種情況已經漸漸開始改變，墨西哥兒童被鼓勵留在學校，繼續上大學，並進入專業領域。

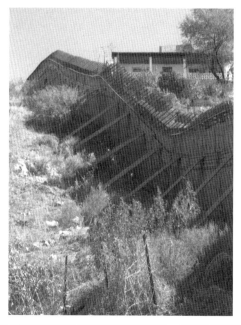

圖 12-4　沿著美國和墨西哥邊境的圍牆，墨西哥在圍牆右側。

傳統定義西班牙裔美國人的健康與疾病

有些矛盾報導有關傳統的墨西哥人的「健康」定義，有些資訊顯示「健康」被視為「好運」的結果，當有人健康每況愈下表示運勢的轉變（Welch 等人，1973），也有些人描述「健康」是當有積善德所獲得的獎勵，是上帝給予的禮物，不應該視為理所當然。人們期望藉由適當的方法、進食、工作時間以維持自身的平衡，普遍共識為透過祈禱、佩戴宗教勳章或護身符以及在家中保存遺物來保持健康。草藥、香料普遍常用於強化防禦（Lucero, 1975）。人們視「疾病」的發生為個人身體不平衡或行為不當的懲處，以下分為五種：

1. 身體的不平衡

不平衡的存在界定於熱和冷之間及潮溼與乾燥之間。冷熱理論被西班牙牧師帶到了墨西哥，並與阿茲特克人的信仰相融合，這個觀念實際上可以追溯到早期希波克拉底的疾病和四種體液學說（西方古典醫學），造成疾病的原因是這些體液之間的關係被破壞（Lucero, 1975; Castro, 2001）。

人有四種體液：血液（溼熱）、黃膽液（乾熱）、痰（溼冷）、黑膽液（乾冷），當四種體液平衡時，身體就會健康，反之就會出現疾病（Currier, 1966）。這些理論當然地提供一個決定特定疾病的治療方法，例如：疾病症狀為典型的燥熱，就用寒性物質治療；而寒性疾病則用熱物質治療。食物、飲料、動物和人都擁有不同等級的冷熱特質，這種分類因人而異，每人感知冷熱的程度與標準不同（Saunders, 1958）。因此，假如墨西哥患者拒絕進食醫院的餐食，明智的做法是準確地詢問這個人可以吃什麼，以及他認為哪些食物的組合對現有病情有幫助，值得注意的是，熱和冷並不是指溫度，而是指某種特定物質本身的屬性。

舉例而言，在一個婦女分娩後，這是一個熱的經歷，她不能吃豬肉這類熱的食物，她必須吃一些冷的東西來恢復她的平衡。青黴素是一種熱性藥物，因此，人們可能認為它適用於治療熱性疾病。醫療保健提供者主要會遇到的問題是要知道冷熱的規則因人而異，如果醫護人員了解寒熱失衡的基本性質，他們就能從病人的角度幫助病人揭示問題的本質，並進行相應的管理。

2. 身體的局部錯位

有關兩個「錯位」的例子是消化不良（empacho）和囟門墜落（caida de la mollera＝fallen fontanel，頭冠：mollera，落：caida）（Nall & Spielberg, 1967）。消化不良被認為是黏在胃壁上的食團引起的（Castro, 2001, p. 89），常見的疾病為腸胃痛和腸胃痙攣，透過搓揉和輕捏脊柱治療，信徒在整個治療過程中都會背誦祈禱文。其他造成這類疾病的原因，常見的還有撒謊進食的數量，一位 20 歲的西班牙裔女人有急性腹部疼痛發作的經驗，她向朋友抱怨，大家診斷出消化不良所致，且以按摩腹部腸胃的治療方式減緩並等待疼痛消散雲煙，結果仍然沒能消散，還持續進行了 48 小時的傳統治療，當疼痛仍沒有減少時，他們趕緊向附近的醫院尋求幫助，診斷結果卻為急性闌尾炎，這位年輕婦女差點死掉，因此當她被醫生責備沒有儘早尋求幫助時，她感到相當尷尬。

囟門墜落是更嚴重的疾病，它發生於脫水（通常是因為腹瀉或嚴重嘔吐），以及前囟門凹陷於頭骨輪廓以下的小於 1 歲的孩童或嬰兒身上，在這個問題上有很多迷信與傳說，特別是缺乏教育和鄉村地區的人們，可能會覺得是護士或醫師觸碰嬰兒的頭部所導致的原因。基本上我們知道，如果嬰兒脫水，其囟門會變得凹陷，當醫生或護士測量嬰兒的頭部時，他們會觸摸這個部位，這一點就可以理解，然而若一位媽媽帶著嬰兒去找醫生做檢查，並看到醫生觸摸孩子的頭部的情況，而此後嬰兒又剛好得了囟門墜落的病，那麼這位母親極為容易歸咎於醫生或護士觸摸所致的。不幸的是，腹瀉的流行病在西南地區的鄉村和城市地區很常見，大量的兒童受到影響，此地方一個導致囟門墜落的嚴重脫水病例會引起不小的轟動，然而對這種疾病尚未發現有效的傳統治療方法，且鮮少嬰兒被及時送到醫院治療，導致這種疾病的死亡率很高（Lucero, 1975; Torres, 2005）。

3. 體外的魔法和超自然原因

許多人認為巫術或附身是文化模式化的角色扮演，是恢復自我的一種載體。巫術或附身使得表現出怪誕行為或語無倫次的說話方式化，尤其是出現在邊境地區（沿美墨邊境的地理區域），西班牙傳統融合了中世紀卡斯提亞、英國傳統與墨西哥印第安民間信仰（Kearney & Medrano, 2001, p. 119）。女巫

（Brujas）使用黑魔法或惡毒的魔法，反之巫醫（Curanderos）使用白魔法或善意的魔法。咒語是爲了影響情人或報復對手，讀符卡則是爲了預測未來；草藥商會出售草藥、避邪物、護身符（Kearney & Medrano, 2001, p. 117）。

「邪眼」（Mal ojo）是由外界引發的小疾病，據說是由於對他人的過度崇拜而引起的，一般症狀爲全身不適、困倦、疲勞和嚴重的頭痛。傳統治療方法是透過投擲「邪眼」找到導致疾病的人，讓他照顧受折磨的人（Nall & Spielberg, 1967），對邪眼的信仰可以追溯到 14 世紀中期的西班牙（Kearney & Medrano, 2001, p. 118; Torres, 2005），甚至可以追溯到世界上更遠的地方，此信仰至今仍然流行。

4. 強烈的情緒狀態

「驚嚇症」（Susto）由驚嚇引起的疾病。它困擾著許多男人和女人、富人和窮人、農村居民和城市居民，它涉及靈魂的喪失：靈魂能夠離開身體並自由遊蕩，可能發生於人做夢的時候，或者當人經歷了特定的創傷事件後，其病徵：(1) 睡眠不安定；(2) 無精打采、厭食，清醒時對個人外表、衣著裝扮和個人衛生不感興趣；(3) 喪失力量、抑鬱和內向。該患者由康德賽〔Curandero，民間治療師，在先前關於墨西哥裔美國人的段落討論過，也會在之後民間療法（Curanderismo）的章節中討論〕治療，他會哄騙靈魂回到人的體內。在治療儀式期間，會幫患者按摩使其放鬆身體（Rubel, 1964; Torres, 2005, pp. 39-42）。

5. 嫉妒

嫉妒（Envidia），也被視爲造成疾病和厄運的原因。許多人認爲，成功即失敗，換言之，當一個人的成功激起朋友和鄰居的嫉妒時，不幸就會降臨到他或他的家人身上，例如：一個成功的農民，正當他能夠購買額外的衣服和設備時，卻患了致命的疾病，他很可能把這種疾病的原因歸咎於他的同齡人的忌妒。一些社會科學家經過大量研究得出結論，墨西哥人的低經濟和成功率表面上可以歸因於對嫉妒的信仰（Lucero, 1975）。

宗教儀式

在墨西哥人口中，神奇的宗教習俗相當普遍，然而疾病愈嚴重愈可能使用如下有四種類型的做法：

1. 承諾：向上帝或聖人作出的承諾，例如：人們可能承諾如果他從疾病中恢復過來，就向某項事業捐款（Castro, 2001, p. 158）。

2. 朝拜聖地：許多人到聖地朝聖祈禱和給予供品，這種做法起源於耶路撒冷和後來的西班牙，始於 11 世紀對聖地牙哥 - 德孔波斯特拉的拜訪（Kearney & Medrano, 2001, p. 110）。

3. 獻上勳章和點燃蠟燭：這包括在聖徒的雕像上別上小勳章，並在教堂裡點燃蠟燭（Castro, 2001, p. 158）。

4. 提供祈禱：可以在家裡、在教堂裡或聖地上進行特別的祈禱（Nall & Spielberg, 1967）。

居住在美國大陸南部邊境附近，以及在更遠地宗教朝聖中回到墨西哥家中的墨西哥人，這情況十分常見，有一次朝聖的地點是墨西哥的埃斯皮諾薩，也是厄爾尼諾‧費登西奧居住的地方，而點燃蠟燭也是一個經常觀察到的做法，用蜂蠟和牛油製成的漂亮蠟燭可以在許多商店上買到，特別是雜貨店和藥店，如位於墨西哥社區的加泰羅尼亞的草藥店（圖 12-5、12-6 和 12-7）。許多家庭家裡都有祭壇，有聖人的雕像、圖片，進行點燃蠟燭、誦讀祈禱文的儀式；還有一些墨西哥人對聖胡安－德爾－瓦萊聖女很虔誠，會到德州聖胡安的神殿朝聖。圖 12-8 是一幅 retalbo ── 在木頭或金屬片上描繪一個治療奇蹟的畫，你可以看到躺在床上的病人、祈禱的人和聖母（Castro, 2001, p. 205）。

西班牙裔居住的社區之天主教堂裡，例如：德州的聖安東尼奧或新墨西哥州的奇馬約（圖 12-9），經常可以看到布滿鮮花和祭品的雕像，如圖 12-10 和 12-11 所示。這些微型物品在西班牙語中被稱為 Milagros，意思是「神蹟」、前兆或承諾，它們被獻給聖人，以感謝祂回應信徒在治療、成就、美好的婚姻等方面的祈禱。「神蹟」是用蠟、木頭、骨頭或各種金屬製成的，是由許多古老的文化中民間傳統的一部分組成（Egan, 1991, pp. 1-2），這種做法也起源於西班牙，如今人們也可以在無數的教堂裡看到和購買這些物品（Kearney & Medrano, 2001, p. 115）。

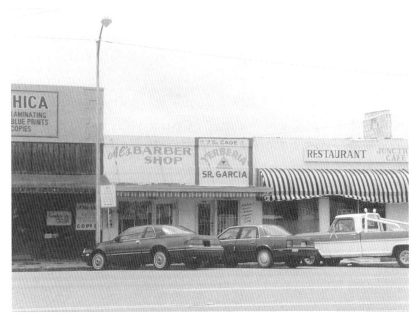

圖 12-5　德克薩斯州的米申的傳統社區資源草藥店。

民間療法（Curanderismo）

　　沒有具體的方式可以搜索社區中誰使用民間療法，因為並非所有的墨西哥人都有使用，也並非所有的墨西哥人都相信他們民間療法的教義和方式。起初人們認為只有窮人會請稱為康德賽（Curandero）的民間治療師來看病，因為他們無法從較大的、機構化的醫療機構獲得治療。然而，現在看來，使用民間療法已廣泛遍布於墨西哥，有些人完全採用民間療法，而有些人則在使用現代醫療服務的同時也加入民間療法使用，然而民間治療師通常不做廣告，憑藉著社區和親屬網絡口耳相傳而有名。

　　Curanderismo 被定義為一種民間療法（Maduro, 1976; Torres, 2005），它具有歷史根源的連貫觀點，並結合了阿茲特克人、西班牙人、靈性主義、順勢療法和科學元素，於美國西南部、墨西哥和許多南美國家都有它的存在（Torres, 2005, p. 3），在西班牙也有康德賽（Curandero(a)）的執業，在馬德里和格拉納達附近皆有發達的民間治療師的社區。

　　康德賽（Curandero(a)）是一個全能型的治療師。向他們尋求幫助的人是以社會、生理和心理為目的。康德賽可以是專家，也可以是普通人，可以是全職，也可以是兼職，相信康德賽的墨西哥人則認為他們是宗教人物。

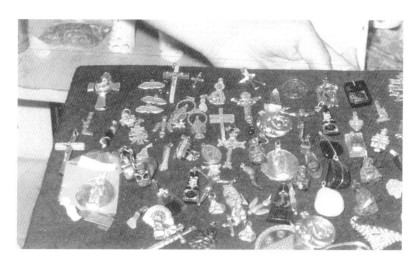

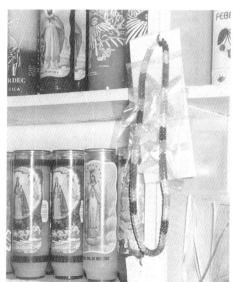

圖 12-6 和 12-7　加西亞老先生的草藥店出售護身符和蠟燭樣品。

康德賽（Curandero(a)）可以透過以下三種方式獲得治療的能力：

1. 他可能天生就會治病，在這種情況下，從康德賽出生的那一刻起，就知道這個人會有某些獨特之處意味著他注定要成為一名治療師。

2. 他可以透過學徒的方式學習，也就是說，這個人被教導治療的方法，特別是草藥的使用。

3. 他可能透過夢境、恍惚或幻覺被召喚，透過一個可能是聖人的召喚者與超自然現象取得聯繫，這種召喚是在青春期或中年危機期間出現的，這種召喚起初是被抵制的，後來，這個人變得順從於他的命運，屈服於召喚的要求（Torres, 2005）。

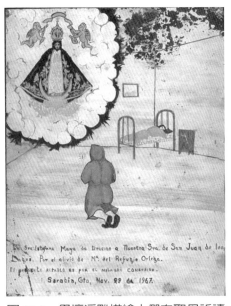

圖 12-8　祭壇浮雕描繪人們向聖母祈禱並讓神為所愛的人治病。

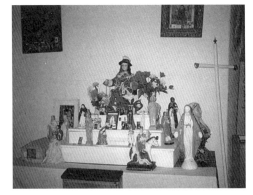

圖 12-9　新墨西哥州奇馬約市的一個祭壇。

其他民俗治療師包括精神通道師（Materia）和非專業助產士（Partera）至今仍有在執業，人數卻逐漸減少，Box 12-1 將描述非專業助產士的工作內容。

健康恢復

　　民俗治療師使用草藥來恢復健康，特別是作成茶使用時，由守護神託夢給出建議，便知曉該用什麼特定的草藥來解決問題。

　　由於民間治療師有宗教傾向，所以大部分治療包含天主教、五旬節儀式以及工藝品的元素：獻錢財、懺悔、告解、點蠟燭、祈禱神蹟出現以及按手禮，按摩則用於治療消化不良等疾病。

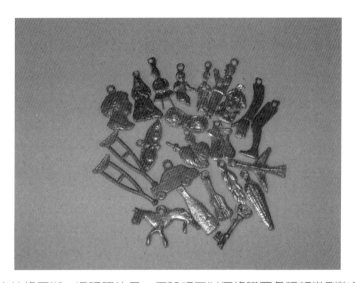

圖 12-10　米拉格羅斯。這張照片是一個說明了以價格購買各種類微型物品，這些物件在神屋舖子或市場上可以從傳統人那裡買到，在這張照片中有拐杖、頭像、女人、孩子和嬰兒、手臂、腿、眼睛、乳房、軀幹、心臟、汽車、馬、鑰匙和威士忌酒瓶等等。當一個人在這些解剖部位或物體上遇到問題時，他可以藉由拿取此象徵物向聖人許願康復，當此人的祈禱得到回應時，把象徵物—米拉格羅斯帶到教堂放在所祈禱的聖人附近。

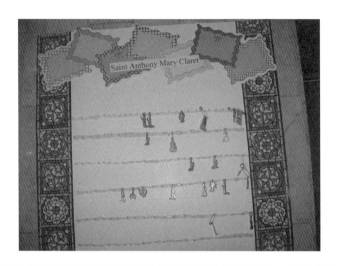

圖 12-11　在德州聖安東尼奧瑪麗聖心教堂的聖安東尼祭壇上，掛上米拉格羅斯。

Box 12-1

帕特拉（Parteras，非專業助產士）

　　接生員（Midwives）或非專業的助產士（Partera）在墨西哥和南方德州具有悠久的歷史，最早由西班牙探險家科爾特斯。特拉索爾特奧特爾（Tlozoteotl）是生育女神，而助產士被稱為帕特拉（Tlamatqui-Tuti）被墨西哥裔美國人和墨西哥社區的公民視為是治療者，他們大多數是女性（儘管目前來自墨西哥的產科醫生也於南德克薩斯州提供這種服務），被描述為一個有能力治療的人，她們性格外向、熱情、溫和、有愛心和合作精神，非專業助產士職責包括：

(1) 給予孕婦建議。

(2) 給予治療援助，解決孕婦在懷孕期間遇到的任何疾病。

(3) 指引孕婦在懷孕過程當中可以從事和禁止從事的活動和養分補給方面。

(4) 協助生產和分娩。

　　孕婦通常透過親朋好友和親戚介紹助產士，使得有名望的帕特拉（助產士）總是很忙碌，有些助產士從治療院所那獲得指派，有些則是地方廣告、報紙或手機書籍宣傳指向助產士的家或是診所，然而如今的助產士必須有證照，所以能實踐的工作範疇變小，卻仍持續吸引很多的女性加入該職業。

　　許多助產士會保留其交付的記錄，資料中包含產婦的姓名、生產日期、入住時間、分娩階段、分娩時間、宮縮情況、分娩部位、胎盤情況及孕婦和嬰兒的身體情況。

　　帕特拉（助產士）提供的產前護理量從多至少皆有，一般來說，母親在懷孕第三和第四個月開始尋找協助，當助產士被尋找到後，懷孕後的母親被送到醫療院所或是醫師會例行性抽血檢查。助產士能夠持續追蹤懷孕後的母親情況，並給予他們建議和按摩，即是通過按摩調整子宮內胎兒的位置。

　　帕特拉（助產士）可能會給孕婦提供幾種形式的建議，例如：她可能建議正在經歷「異食癖」（pica，渴望和攝取非食物物質，如黏土和洗衣粉）的女性去買墨西哥的固體鎂質牛奶，鎂奶嚐起來像黏土，滿足了經歷「異食癖」的婦女且不會有危害，建議有食慾的母親滿足其慾望，另外還叮嚀孕婦：

1. 請勿提重物
2. 服用瀉藥以防止便秘
3. 經常健走運動鍛鍊身體
4. 不翹二郎腿
5. 請勿洗熱水澡

　　之所以有後兩條告誡，是因為人們認為翹二郎腿和洗熱水澡會導致胎兒胎位呈臀位。

　　助產士如果知道準媽媽最後一次月經的確切日期，就能通過計算從最後一次月經後 8 個月又 27 天來準確估計產婦的分娩時間。分娩時，孕婦會與助產士聯繫，可能孕婦去助產士家，抑或者助產士可能會去孕婦的家、診所等其分娩地點，對產婦進行陰道檢查，以確定她的產程和胎兒的位置。孕婦會被告知要洗澡和排空腸子，若有必要的話，則進行灌腸，並鼓勵其走動，直到即將分娩。一旦產婦準備好分娩，她就被放在床上，大多數產婦都是躺在床上分娩的，假使產婦選擇以蹲姿或坐姿分娩，可能會使用一些家庭療法，包括小茴香籽茶或肉桂茶，以刺激分娩。

　　可以根據需要用口鼻清除黏液和刺激嬰兒，必要時，用球狀注射器將口鼻中的黏液清除。臍帶被夾住，用臍帶綁帶，並用經過煮沸和酒精浸泡的剪刀剪斷，然後用紅汞（紅藥水）、酒精或兩者結合的方法處理殘端，接著對嬰兒

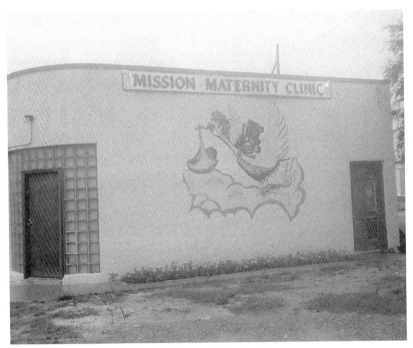

圖 12-12　指向助產士所在的地方。

進行秤重、洗澡。大多數助產士都將母親和嬰兒連繫在一起，嬰兒出生後可立即或稍後餵食牛奶至或小茴香茶，以幫助其吐出黏液，在遵守國家法律的情況下，將眼藥水灌入嬰兒的眼睛（最常使用的是硝酸銀）。助產士待在孕婦身邊數小時直到確認生產完畢，待隔日確認媽媽和嬰兒。倘若助產士待在孕婦家中可能待至 12～14 小時。

　　有幾種處理胎盤的方式，它應當被放置於塑膠袋中並丟於垃圾袋中，也可能埋在院子裡，然而有些胎盤在埋葬時要舉行宗教或民間儀式，其中埋葬胎盤的原因，是防止動物吃它，如果它被狗吃了，母親就不能再生育了，若將此扔進垃圾桶，母親的子宮可能會變得寒冷，如果孩子是女孩，胎盤要埋在家裡附近，這樣女兒就不會走遠，如果是男孩，則埋在離家很遠的地方，以確保孩子的獨立性。

　　胎盤的做法以有限的方式繼續存在，德州的準媽媽們被許可並註冊為「直

接進入助產士」（DEM），在德州就有 267 名 DEM，有 11 人在人口最多的伊達爾戈和卡梅隆縣執業，也就是里奧格蘭德河谷，在伊達爾戈縣，2012 年共有 17,353 名嬰兒出生，其中 295 名嬰兒由 DEM 接生，271 名是由來自州外的婦女所接生，卡梅倫縣在 2012 年總共有 8,268 名嬰兒出生，其中 50 名嬰兒由 DLMs 接生。這些嬰兒中的大多數，即 47 個，是由來自州外的婦女所生（德克薩斯州衛生服務部，2014）。

　　在里奧格蘭德河谷的助產士實務是根據過去、現在和未來的生活經歷，引言：「過去、今天和明天的生活方式」（Castillo, 1982）。

資料來源：Adapted from Cultural Diversity in Health and Illness, by R. Spector, 4th ed., 1996, Stamford, CT: Appleton & Lange, pp. 305-325; and J. Castillo, former director, Division of Health Related Professions, personal letter, April 6, 1982, Brownsville, TX: Texas Southmost College.

　　淨化儀式（limpias），即清除孕婦的負面力量或精神，有兩種方法。第一種方法是將未破損的雞蛋放在病人的身體上，第二種方法是將捆成一束的草藥放到身體上，尤其脖子後面被認為是一個脆弱的地方，會受到特別的注意。

　　相較下未客製化照顧的墨西哥人預期接受醫療機構的照護，民間治療師給予特殊的個體化照顧，如表 12-1，這些墨西哥人與民間治療師之間特別的關係將因為傳說中的治療師的人口數而好。除了病人－和治療者之間密切的接觸關係之外，其他因素也可以解釋為什麼繼續相信其醫術在病人和治療者之間的關係，其他因素可能解釋了對民間醫術的信仰：

表 12-1　比較產科醫生、助產士和其他傳統治療師以及對抗療法（現代主流醫學）
　　　　　醫療照護提供者

民俗治療師、助產士、其他傳統治療師	對抗療法醫療保健提供者
1. 維持非正式、友善的能影響整個家庭的關係。 2. 不分日夜隨叫隨到。 3. 診斷要諮詢戶主，創造一種敬畏的氣氛，並與所有家庭成員交談、不獨斷專行、有社會關係以及建立治癒的期望。 4. 治療費用一般比醫生便宜。 5. 與「神聖的世界」有聯繫，具象徵性的、精神的、創造性的或神聖的力量。 6. 與病人的世界觀相同，表示能說著同樣的語言、住在同一個社區或在一些類似的社會經濟條件下，認識同樣社經地位的人，能同理病人的生活方式。	1. 業務性、正式關係，指與病人打交道。 2. 病人必須抵達到醫生的診所，而且只能在白天去，往往可能需要等待幾個小時才能看到，很少有家庭訪視。 3. 可能只與病人的疾病打交道，忽視家庭其他成員的感受，實施方式可能會造成恐懼感。 4. 比傳統醫生更貴。 5. 比較世俗化，很少關注宗教信仰或疾病的意義。 6. 一般來說，其與病人的世界觀不一致，也就是說，可能語言不通、不住在同一個社區、不了解病人的社會經濟條件或生活方式。

1. 身心靈是不可分割的。

2. 生活的中心問題是保持和諧，包括人的社會、身體和心理方面。

3. 寒熱、乾溼之間必須要和諧，疾病的治療應該是將身體失去的和諧恢復。

4. 當疾病是由外力引起時，病人是被動接受疾病者，這種外力擾亂了人體內的自然秩序，治療必須是恢復秩序，不和諧的原因則可能是邪惡和巫術所致。

5. 人的狀態與精神世界有關，當身體和靈魂分離時，靈魂喪失。這種損失有時是由驚嚇症（susto）引起的，其因受驚嚇而產生的疾病，它可能會困擾著來自各種社會經濟水平和不同生活方式的人。

6. 康復的責任是由病人、家庭和民間治療師共同承擔。

7. 自然界與超自然界沒有明確的區別。因此民間治療師可以脅迫、詛咒

　　和安撫神靈，更強調他與神聖的聯繫和治療的天賦更勝於個人特性，包括社會地位、大房子和物質財富。

　　在西班牙裔社區的傳統人群中，有數種情緒方面的疾病，這些疾病又被分為精神疾病（該疾病不會被評判）和道德疾病（其他人可以評判受害者）。精神疾病的原因與其所引起的疾病的例子如下：

- 遺傳性：癲癇（epilepsia）
- 符咒：邪眼（mal ojo）
- 憂慮：焦慮（tirisia）
- 驚嚇：恐懼症（histeria）
- 頭部受到打擊：精神錯亂（locura）

道德疾病的原因與其所引起的疾病的例子如下：

- 惡習：濫用藥物（drogadicto）
- 性格缺陷：酗酒（alcoholismo）
- 情緒：嫉妒（celos）和／或憤怒（coraje）（Spencer et al., 1993, p. 133）

民族藥理茶可以用來治療這些疾病，或以佩戴護身符或舉行宗教儀式來預防或治療這些疾病。以下是可在雜貨店、市場和神屋舖子購買草藥以用作茶水來治療所列的疾病如下：

- 甘菊茶（Manzanilla），用於治療驚恐
- 留蘭香茶（Yerb Buena），用於治療緊張情緒
- 橙葉（Te de narranjo），用作治療緊張的鎮靜劑
- 甜羅勒（Albacar），用於治療驚嚇和驅除惡靈（Spencer et al., 1993, p. 133）

　　如今討論健康信仰和做法很普遍（2015）。最近與一位來自墨西哥一個小村莊的移民交談，詢問了關於墨西哥裔美國人的民間療法（Curanderismo）的情況。她知道我熟悉這種做法後很興奮，並很自豪地分享了她的知識和經驗。Box 12-2 描述了桑特利亞（Santeria）的做法——一種與民間療法相似但又不同的西班牙醫療系統。

Box 12-2

桑特利亞（Santeria，聖者信徒）

　　具有非洲—加勒比血統的人與來自墨西哥、中美洲和南美洲的西班牙人，有著許多健康信仰和做法。然而，在加勒比地區特，尤其是波多黎各、古巴和多明尼加共和國發展的傳統健康做法有所不同，例如：許多傳統的人可能認為主要是邪靈和外力導致了身體和精神疾病，並且可能向桑特利亞（Santero）而不是民間治療師（Curandero）尋求治療。桑特利亞是拉丁美洲法術的一種體系，它誕生在起源於約魯巴人的尼日利亞，約魯巴人在 400 多年前作為奴隸被帶到了新大陸。桑特利亞，或稱桑提亞，透過講故事和使用藥草來幫助人們應對日常困難和健康問題（Flores-Peña，個人採訪，1991 年 4 月 9 日）。傳統的非洲宗教在時間上與天主教的宗教和圖像以及島嶼的原住民同步，信徒們繼續以傳統方式進行祈拜，特別是在波多黎各、古巴和多米尼加共和國。約魯巴人將他們的神 - 奧里沙與基督教聖徒相提並論，並在這些聖徒身上賦予了同樣的超自然神力。以下是一份奧里沙神所代表的聖人名單，以及他們所涉及的健康問題：

● 陳果代表聖巴巴拉：健康問題是暴力死亡。

● 伊法代表聖安東尼：他帶來生育能力。

● 奧里莎奧巴塔拉（Obatala）代表被釘在十字架上的基督，健康問題是支氣管炎（Gonzalez-Wippler, 1987; Riva, 1990）。

　　桑特利亞是一個由通靈術（espiritismo）組成的結構化系統，聲稱擁有神聖能力（facultades）的吉普賽人和靈媒進行作法。這些特殊的能力為他們提供了作法的「許可證」，修行者的地位或職位形成一個等級制度。首領是祭司（Babalow）；第二位是首席巫師（Presidente）；第三位桑特利亞（Santeros）是聖者信徒；新手是「信仰者」（Facultades）是具保護性的天主教聖人給予治療者的，他們有非洲名字，被稱為保護者（protecciones），桑特利亞可以在店面、地下室、家裡，乃至大學宿舍裡進行練習，會穿著白袍參加儀式，戴著特殊的珠子手鐲或項鍊，作為他們身分的標誌。

　　傳統的治療師被稱為桑特利亞，是個很重要的人物，他尊重病人，且不會對病人情況說三道四，任何人都可以對其傾吐自己的心聲，不用擔心被貼上標

籤或受到評判。桑特利亞能夠告訴一個人問題是什麼，開出適當的治療方法，並引導這個人該做什麼、怎麼做、什麼時候做。

　　桑特利亞可能遇到的健康問題舉例如下：

● 「發作」（Ataque）是指尖叫、倒地、瘋狂地移動手腳、歇斯底里地哭泣，會自發結束的。

● 「消化不良」（Empacho）是一種疾病，食物會形成一個球黏在胃裡，引起疼痛，民間治療包括強烈的腹部按摩和藥物治療。

● 「疲勞」（Fatigue）是一種具有類似哮喘症狀的疾病，通常用現代藥物治療。

● 「邪眼」（Mal ojo）是一種突然出現的、無法解釋的疾病，通常身體健康的兒童或個人可以通過佩戴護身符來預防。

● 「病變」（Pasmo）通常是由冷熱平衡失調引起的。

　　有限人力的桑特利亞在西班牙當地的日報上刊登廣告，比較勤奮的桑特利亞則會在街上發送傳單，其餘的人則保持低調，等待病人會因為他們良好的聲譽而拜訪他們。

　　我拜訪了加州洛杉磯的一位桑特利亞，希望他能接受我的採訪。他認為，如果我想了解他的做法，我應該「坐下」，所以我就坐下了，他接著檢查了我的頭部和手掌，拋出牛肝菌殼，給我並閱讀了講了一個故事，並要求我對其進行解釋。一旦完成了這些，他就建議採取某些干預措施。他的態度非常平和，當他和我一起解釋這個故事時，我發現他有一種不可思議的能力，能夠讀懂我的習慣和行為（Flores-Peña，個人採訪，1991 年 4 月 9 日）。

　　尋求醫療保健的人可以去找現代醫生、民間醫生或者同時找兩個人，求醫者一般過程如下：

1. 該人向女兒、母親、祖母或鄰居婦女尋求建議，原因是在這文化中，婦女是家庭層面上的主要醫治者和配藥者。

2. 如果建議不充分，該人可以向桑特利亞（Senoria）尋求幫助（一個熟知對疾病的原因和治療特別了解的婦女）。

3. 如果桑特利亞（Senoria）不能提供幫助，患者就會去找一個更有見識的民間醫生，即民間治療師（Curandera）或通靈者（Espiritisa）。倘若問題是「精神方面的」，則可以諮詢桑特利亞，這些名字描述了類似的人－他們從神靈那裡獲得知識，並根據神靈的指示來治療疾病，經常使用草藥、洗劑、藥膏和按摩。

4. 如果仍然不滿意，可以去找現代醫生。

5. 如果醫生的治療效果不理想，可以回到民間醫生那裡，他可能比第四步更早地尋求醫療幫助，或者在兩個醫療體系之間來回奔波。

並非所有西班牙血統的人都使用民間系統。然而，醫療服務提供者應該記住，那些看起來推遲尋求醫療服務的人很可能指望通過文化上已知的、被人理解的民間程序來治癒他們的疾病。當人們從既定的醫療系統中消失時，他們可能已經選擇回到民間醫療體系。那些從較大的、制度化的醫療系統中出走的人，可能會去參觀一個神屋舖子（圖 12-13 和 12-14）。在這些小的神屋舖子

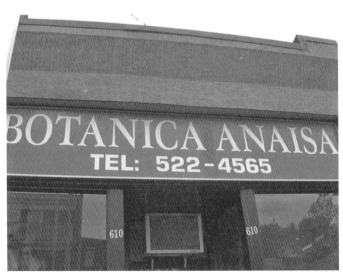

圖 12-13　馬薩諸塞州波士頓的一個神屋舖子。波士頓大都會區有幾個神屋舖子，參觀這些神屋舖子的主要是來自波多黎各、多米尼加共和國、墨西哥和其他居住在該地區的西班牙裔人，他們出售許多草藥和草藥製劑，各種護身符、Milagros（神蹟）和聖人的雕像，一位聖女在這個神屋舖子工作，她可以向人們提供建議和銷售草藥。

裡，人們可以買到草藥、藥水、佛羅里達水、軟膏和靈媒所開的香。其中一些神屋舖子非常繁忙，以至於每位顧客都有一個號碼，叫到這個號碼後才會獲得幫助（Mumford, 1973）。在紐約市的一個小區域內有無數家神屋舖子，我和一位同事參觀了波士頓的神屋舖子，類似於一個藥店，老闆解釋了出售的各種藥方，我們只被允許購買非處方藥物，因為我們沒有醫生的草藥處方，這家店還出售護身符、蠟燭、宗教雕像、卡片、獎章等。

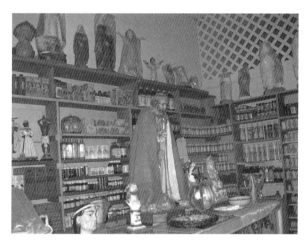

圖 12-14　馬薩諸塞州波士頓一家神屋舖子的內部情況。

現今西班牙裔族群健康議題

西班牙裔的健康狀況以多樣性為特點，西班牙裔社區的人所經歷的健康問題可能相較於其他多數新興人口所遇到的更多樣化，健康問題的多樣性與社會經濟地位的影響以及地理和文化差異交織在一起。西班牙裔人最重要的健康問題與這些人口統計特徵有關，人口年輕化，出生率高，表 12-2 比較了所有種族和西班牙裔之間選定的健康狀況指標，從表 12-3 中可以看出，西班牙裔美國人的主要死因說明了他們的健康經歷與總人口之間的差異。

表 12-2 2013 年所有種族和西班牙裔或拉丁裔美國人部分健康狀況指標的比較

健康狀況指標	所有種族	墨西哥裔美國人
2013 年按母親種族劃分的每千人出生率	12.4	16.7
2013 年 18-19 歲青少年育齡婦女的嬰兒存活比例	5.0	7.1
2013 年每例嬰兒低體重（＞ 2,500 克）的百分比	8.02	7.09
2012 年每千名嬰兒死亡率	6.0	5.1
2012-2013 年受訪者報告的成人所有種類癌症患病率百分比（≥ 18 歲）	5.9	3.6
2012-2013 年受訪者報告中成人心髒病患病率（≥ 18 歲）	10.6	8.0
2012-2013 年受訪者報告中成人中風患病率≥ 18 歲）	2.5	2.6
2013 年所有年齡段的男性自殺率（經年齡調整後，每 10 萬居民人口）	20.3	9.3
2013 年所有年齡段的男性兇殺案死亡率（經年齡調整後，每 10 萬居民人口）	8.2	7.3

資料來源：Health, United States, 2014: With Special Feature on Adults Aged 55-64, by National Center for Health Statistics, 2015, Hyattsville, MD: Author, pp. 58, 59, 62, 64, 76, 134, 135, 138, 139, 161.

表 12-3 西班牙裔或拉美裔與所有人的 10 個主要死亡原因比較：2014 年

西班牙裔或拉美裔死亡原因	人類常見死亡原因
1. 惡性腫瘤	1. 心臟疾病
2. 心臟疾病	2. 惡性腫瘤
3. 意外傷害	3. 慢性下呼吸道疾病
4. 腦血管疾病	4. 意外傷害
5. 糖尿病	5. 腦血管疾病
6. 慢性肝病和肝硬化	6. 阿滋海默症
7. 慢性下呼吸道疾病	7. 糖尿病
8. 阿滋海默症	8. 流感和肺炎

西班牙裔或拉美裔死亡原因	人類常見死亡原因
9. 流感和肺炎	9. 腎炎、腎病綜合症和腎病
10. 腎炎、腎病綜合徵和腎病	10. 自殺

資料來源：Health, United States, 2014: With Special Feature on Adults Aged 55–64, by National Center for Health Statistics, 2015, Hyattsville, MD: Author, pp. 97, 98.

　　西班牙裔美國人在尋求醫療服務時遇到一些障礙，最明顯的就是語言，儘管說西班牙語的人是這個國家最大的少數民族之一，但很少有醫療服務提供者會說西班牙語，尤其是在講西班牙語的人相對較少的社區情況更是如此，生活在這些地區的西班牙裔人因為語言障礙而經歷了巨大的挫折，即使在大城市也有太多的場合病人不得不依靠一個年輕的孩子充當翻譯和口譯。

　　讓年輕的護理學生們了解這種情況的痛苦，一個方法是要求他們向一個不會說或不懂英語的人介紹健康問題，不用說也知道，這是非常困難且尷尬的。嘗試這樣做的人很快就能體會那些不能說或不能理解英語的病人的感受（在這次經歷之後，我的兩個學生決定選修一門外語課程）。語言將持續為一個問題，直到有更多來自西班牙語社區的醫生、護士和社會工作者，或更多目前提供醫療服務的人學會說西班牙語。

　　西班牙裔人遇到的第二個關鍵障礙是貧困，窮人遇上的疾病，例如：肺結核、營養不良、癌症、糖尿病和鉛中毒，這些在西班牙語的人群中都有很高的發病率。貧困普遍存在於農民工中，2010 年的一份移民工人資料顯示，在移民勞工健康中心就診的工人中，90% 是西班牙裔，10 個工人中有 8 個生活在聯邦貧困線之下。這些人不僅面臨著上述疾病的風險，還有農業工作的職業危害，主要是來自殺蟲劑的危害（Boggess & Bogue, 2014; Brennan, Economos, & Salerno, 2015）。

　　充分實現醫療保健的最後一個障礙是西班牙裔美國人的時間觀念，對西班牙裔美國人來說，時間是一種相對現象，他們很少關注一天中的確切時間，參考時段更廣泛，大概會決定白天或是晚上，另一方面，美國的醫療保健系統則非常強調及迅速，醫療保健提供者要求客戶在預約時間內抵達，儘管客戶經常需要等待。醫療系統的工作人員強調客戶的及時性，而不是他們自己。事

實上，他們傾向於否認對等待時間的責任，將其歸咎於「系統」。許多機構通常將所有的預約安排在上午 9 點，而工作人員清楚地知道並理解，醫生甚至要到上午 11 點或更晚才會到達，因此西班牙裔人經常遲到或根本不去預約，他們更喜歡去無預約診所，那裡的等待時間更短，他們也更喜歡去找傳統的治療師。

　　本章簡明扼要地介紹了歷史和人口背景、健康和疾病的傳統定義、傳統的治療方法、傳統治療師的執業範圍，以及當前西班牙裔美國人的健康問題。

關於文化的研究

　　對西班牙裔美國人已經進行了許多研究，下面的文章介紹了其中一項研究。

　　　Brennan, K., Economos, J., & Salerno, M. M. (2015). Farmworkers make their voices heard in the call for stronger protections from pesticides. *NEW SOLUTIONS: A Journal of Environmental and Occupational Health Policy*, 1-15. Retrieved from: http://new.sagepub.com/content/early/2015/09/15/1048291115604428.full.pdf+html?ijkey=wTkf/PSHH/7b2&keytype=ref&siteid=spnew

　　這項研究收集了接觸過殺蟲劑的農場工人的故事以及這些接觸的後果。農場工作是勞動力中最重要的職業之一，也是最艱苦和最危險的職業之一。1992 年，美國環境保護署（Environmental Protection Agency, EPA）頒布了工人保護標準（Worker Protection Standard, WPS），保護全國 100-200 萬農場工人（其中許多是西班牙裔）免在職業上受殺蟲劑暴露的相關法規。本研究中引用的農民工是一個未得到充分代表性的、保護不力和被剝奪權利的群體，他們的清楚地表明迫切需要更強安全的工作場所保護和執法措施，以減少工人、家庭和社區的健康風險。2014 年提出了新的法規，農場工人在公開聽證會上作出了回應。他們在本研究報告中的逐字評論清楚地表明，需要更強安全的工作場所保護和執法措施，以減少對工人、家庭和社區的健康風險。家庭和社區的健康風險。

Box 12-3

持續探索

　　本章中許多的數據在閱讀時可能已經過時。以下提供最新的資訊，對你了解醫療衛生事件、成本和政策的頻繁變化會有很大幫助。

1. 國家衛生統計中心出版了《健康，美國》，這是一份關於衛生統計趨勢的年度報告。

2. 美國疾病控制中心提供與健康有關的數據和其他統計數據。

3. 要關注移民信息，請諮詢美國商務部經濟和統計局國土安全辦公室。

4. 全國農民工健康中心（Boggess & Bogue, 2014）和農民工診所網絡（2015）提供了有關農民工健康的訊息。

參考文獻

Boggess, B. C., & Bogue, H. O. (2014). A profile of migrant health: An analysis of the uniform data system, 2010. National Center for Farmworker Health. Retrieved from http://www.ncfh.org/uploads/3/8/6/8/38685499/aprofileofmigranthealth.pdf

Brennan, K., Economos, J., & Salerno, M. M. (2015). Farmworkers make their voices heard in the call for stronger protections from pesticides. *NEW SOLUTIONS: A Journal of Environmental and Occupational Health Policy*, 1–15. Retrieved from http://new.sagepub.com/content/early/2015/09/15/1048291115604428.full.pdf+html?ijkey=wTkf/PSHH/7b2&keytype=ref&siteid=spnew

Carmack, R. M., Gasco, J., & Gossen, G. H. (1996). *The legacy of Mesoamerica*. Upper Saddle River, NJ: Prentice Hall.

Castillo, J., former director, Division of Health Related Professions. (1982, April 6). Personal letter. Brownsville: Texas Southmost College.

Castro, R. G. (2001). *Chicano folklore*. Oxford, England: Oxford University Press.

Currier, R. L. (1966, March). The hot-cold syndrome and symbolic balance in Mexican and Spanish-American folk medicine. *Ethnology, 5*, 251–263.

Egan, M. (1991). *Milagros.* Santa Fe: Museum of New Mexico Press.

Gonzalez-Wippler, M. (1987). *Santeria—African magic in Latin America.* New York, NY: Original.

Greenhaw, W. (2000). *My heart is in the earth.* Montgomery, AL: River City.

Kearney, M., & Medrano, M. (2001). *Medical culture and the Mexican American borderlands.* College Station: Texas A&M University Press.

Lucero, G. (1975, March). *Health and illness in the Mexican community.* Lecture given at Boston College School of Nursing.

Maduro, R. J. (1976, January). *Curanderismo: Latin American folk healing.* Conference, San Francisco, CA.

McDonnell-Smith, M. (2013). Asians are fastest-growing U.S. ethnic group, Blacks are slowest, reports U.S. Census Bureau. *DiversityInc.* Retrieved from http:// www.diversityinc.com/diversity-and-inclusion/asians-are-fastest-growing -u-s-ethnic-group-in-2012-blacks-are-slowest-reports-u-s-census-bureau/

Migrant Clinicians Network. (2015). *Pesticides.* Retrieved from http://www. migrantclinician.org/issues/occupational-health/pesticides.html

Mumford, E. (1973, November–December). Puerto Rican perspectives on mental illness.*Mount Sinai Journal of Medicine, 40*(6), 771–773.

Nall, F. C., II, & Spielberg, J. (1967). Social and cultural factors in the responses of Mexican-Americans to medical treatment. *Journal of Health and Social Behavior, 8*, 302.

National Center for Health Statistics. (2015). *Health, United States, 2014: With special feature on adults aged 55–64.* Hyattsville, MD: Author. Retrieved from http://www.cdc.gov/nchs/data/hus/hus14.pdf

Riva, A. (1990). *Devotions to the saints.* Los Angeles, CA: International Imports.

Rubel, A. J. (1964, July). The epidemiology of a folk illness: Susto in Hispanic America. *Ethnology, 3*(3), 270–271.

Saunders, L. (1958). Healing ways in the Spanish southwest. In E. G. Jaco (Ed.), *Patients, physicians, and illness.* Glencoe, IL: Free Press.

Spector, R. (1996). *Cultural diversity in health and illness* (4th ed.). Stamford, CT: Appleton & Lange.

Spencer, R. T., Nichols, L. W., Lipkin, G. B., Henderson, H. S., & West, F. M. (1993). *Clinical pharmacology and nursing management* (4th ed.). Philadelphia, PA: Lippincott.

Texas Department of State Health Services. (2014). *Migration for birth 2012.* Retrieved from http://www.dshs.state.tx.us/chs/pubs/Migration-for-Birth/

Torres, E. (2005). *Curandero: A life in Mexican folk healing.* Albuquerque: University of New Mexico Press.

U.S. Department of Commerce, U.S. Census Bureau. (2015). *American Community Survey (ACS). 2014 ACS 1-year estimates.* Retrieved from https:// www.census.gov/programs-surveys/acs/technical-documentation/table-and

www.census.gov/programs-surveys/acs/technical-documentation/table-and-geography-changes/2014/1-year.html

Welch, S., Comer, J., & Steinman, M. (1973, September). Some social and attitudinal correlates of health care among Mexican Americans. *Journal of Health and Social Behavior*, *14*, 205.

第十三章 白人的健康與生病

怡懋・蘇米　譯

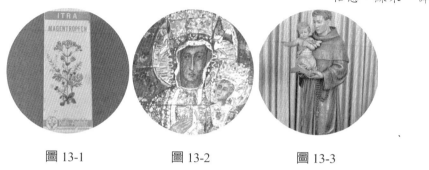

| 圖 13-1 | 圖 13-2 | 圖 13-3 |

神聖的火花在你胸中工作來保持活命叫做良心。

——*George Washington, in J. Needleman* (2003)

目標

1. 討論非西班牙裔白人群中特定群體的歷史和人口背景。
2. 比較非西班牙裔白人群中特定群體的健康和生病的傳統定義。
3. 討論非西班牙裔白人群中特定群體的傳統療癒方法。
4. 描述非西班牙裔白人當前的健康狀況和問題。

此章節以連接傳統文化來概述非西班牙歐裔美國白人群體中特定社區的歷史和人口背景、健康和生病傳統，以及醫療保健問題。如同之前的章節重點，本章節旨在概述這些主題但因篇幅限制而無法詳細其內容。圖 13-1 是一種常見的德國草藥製劑：Magentropfen。這種非處方製劑用於治療噁心、嘔吐和脹氣。圖 13-2 是在美國德州琴斯托霍瓦的一座小型天主教堂內，波蘭琴斯托霍瓦聖母馬賽克聖像的圖像。許多奇蹟都與此聖母的聖像有關，在許多波蘭教堂中都可見到她的圖像。圖 13-3 是帕多瓦的聖安東尼圖像。他被尊稱為尋求丟失東西或人的守護神。每年 8 月的最後一個週末，會在麻州波士頓舉辦為他舉辦精心設計的慶典。

背景

　　2015 年人口普查估計顯示，截至 2014 年 4 月 1 日，美國人口為 3.189 億。在總人口中，77.4% 的人群認為自己被界定為白人，62.1% 的人表示自己僅是名詞上的白人，而不是西班牙裔或拉丁裔。而白人人口增長速度低於總人口增長速度（美國商務部，美國人口普查局，2015a）。

　　美國的歐洲白人族群成員，自第一批從英國海岸出發至美國的拓荒者後，就不斷有移民者來到這裡。白人族群很多元，來自不同地區。近年來，種族及健康的文獻多著重於有色人種上，著墨於白人社區的極少。在本章，我們會綜觀不同種族對於傳統健康信仰及習俗的差異。由於我們在此討論的是 62.1% 至 77.4% 的美國人口，由此可知，試圖要描述其中各族群的差距是多龐大的工程了。因此，在本章中我們只談一些相關的美國白人族群，並集中討論某些族群上，這些族群是我接觸較多的，並將白人與全國的人口做比較。此綜觀不但囊括了許多圖書館的研究資料，許多第一手的訪談資料、觀察許多提供健康服務每日活動的紀錄，包括住院及接受健康服務的初級保健及家庭照顧的社區居民等。

　　1820 年至 1990 年期間移民到這個國家的主要群體包括來自德國、義大利、英國、愛爾蘭、奧地利、匈牙利、加拿大和俄羅斯的人；他們占移民總人口的大多數。然而，自 1970 年開始，從歐洲來美國的移民開始遞減，目前（2015 年），歐洲人僅占新移民的 11.9%（美國商務部，美國人口普查局，2015a）。

　　1980 年的人口普查首次納入了有關血統的問題。美國人口普查局使用「祖先」一詞來指代一個人的種族出身或血統、根源、文化，或本人或其父母或祖先在抵達美國之前的出生地。部分種族的身分，例如「德國人」，可追溯到美國以外的地理區域，而其他種族，例如「賓夕法尼亞荷蘭人」或「卡眞人」，則其世代在美國演變。表 13-1 下列表格顯示美國人口中最常見的歐洲血統人口數。

表 13-1

根源	認同自己歐洲血統人口數（以百萬為單位）
德國人	47.7
愛爾蘭人	34.6
英國人	25.8
義大利人	17.4
波蘭人	9.6
法國人	8.7
蘇格蘭人	5.5

資料來源：美國社會人口學結構，選自美國商務部：美國人口普查局，2015b，檢索自 http://
factfinder.census.gov/faces/tableservices/jsf/pages/productview.xhtml?pid=ACS_13_5YR_
DP02&src=pt，2015 年 11 月 25 日。

　　受訪者對於此問題的反應出對其族群的認同，他們能指出自己的祖先，
不論已遷移來美國多少世代了。另一個值得注意的方面是，在美國許多州，例
如新墨西哥州、德克薩斯州和夏威夷，非西班牙裔白人現在已占少數，其人口
比例最高是緬因州，而加州是全美所有州中，非西班牙裔白人人數最多的一州
（McDonnell-Smith, 2013）。

　　下列的討論將把重心放在幾個特定白人族群上，嘗試描述他們移居到美國
的歷史、目前居住地、對於健康及疾病的一些信念、家庭及社會生活的一些核
心資料、以及某些白種族群與醫療服務者互動時的一些問題。之所以這麼做的
原因並非為了讓人有增加刻板印象的機會，而是想促使讀者能搜尋更多有關白
人醫療照顧的資料，尤其是白人之間存在如此多的差異。

德裔美國人

　　下列的資料是與德國裔美國人及波蘭裔美國人的社區有關，於 1982 年 5
月德州東南部的研究取得，但這些資料所研究的並不代表全部德國裔美國人及
波蘭裔美國人的社區。在此所使用的方法是以「主位的」方式所蒐集而得，
也就是說，並不能反映整體，只做為讀者了解多元信仰的參考（Lefcowitz,
1990, p. 6）。

　　自 1830 年起，有超過 700 萬的德國人移民到美國。現今有 5,800 萬名

美國人宣稱自己是德國人後裔。5 歲以上者，有超過 150 萬在家說德語。有 39% 的德國裔美國人住在美國東北部，39% 住在南部（美國調查，2001，p. 46）。德國人所代表的是德國各社會階層及各文化的人。有些人是爲了逃避貧窮而來，有些則是因宗教或政治因素來到這裡，再則就是到這裡開疆闢土，尋找新的機會。有許多人是被徵召而來，定居在德州的德國社區內，這些移民者信仰各種宗教，包括路德教會、天主教、猶太教等。他們有的貧窮、有的富裕、有的受教育、有的沒讀書，各種年紀都有，而今日的後裔則大多爲農民、教師或藝術家。德國人把德國的多元文化及民俗傳統都帶到美國，像聖體節（corpus Christi）、兒童節（kinderfeste）、歌唱節（sangerfeste）等，這些節日全是起源於德國（Conzen, 1980, pp. 405-25）。

　　德國自 17 世紀開始便向美國移民，占美國總移民人口的 15%，是美國移民人口中最不起眼的民族。當人們發現美國原來極受德國所影響時，常覺得很驚訝。在一些地方，德國社區還維持以前的傳統，舉例來說，在德州的菲德利伯市（Fredericksberg），就仍維持著德國的傳統文化，許多在那裡出生的德國人，如今已是第四代，仍是將德文當作他們的母語（Spector, 1983）。

　　德國人的社區是德州的第二大社區，僅次於墨西哥人。自 1840 年起，德國人逐漸移入德州後，今日仍陸續移入中。他們多爲天主教（catholics）、路德教派（lutherans）、衛理公會教派（methodists）等，這些人大部分都一直在維護著德國傳統，而在德州的主要德國社區有維多利亞（Victoria）、庫艾羅（Cuero）、剛澤勒（Gonzales）、新布朗非（New Braunfels）及菲德利伯（Fredericksberg）。

　　在 1830 年至 1848 年間的歐洲自由革命時期，德州相當受歡迎，尤其在德國，被視爲是「極佳的野生土地」（wild and fabulous land）。但受傳統影響的德國家庭卻很難放棄自己的家園，他們希望經濟及社會的進步，對政治仍有一些理想。促使當時的德國人大批移民的另一個原因就是，德國人口過度擁擠，移民要逃離歐洲即將到來的大災難。在 1840 年代，有幾千名德國北方人移居至德州，另外一次大批移民是發生在 1890 年。這第二批的移民乃是因德國農作物在俄國占領的德國土地上收成極差，當時俄語也成爲學校的必修課。還有其他的移民，於 1903 年至 1905 年間相繼抵達。

　　德國人在日常生活的小事物中就能發現快樂。德文使這些移民者與傳統

相繫著，包括遊戲、謎語、民歌、文學以及民俗智慧等，最大的娛樂是唱歌跳舞。宗教對於路德教會、天主教徒及衛理公會的教徒來說，是每日生活的一部分。教會一年有好幾個節日活動，宗教儀式慶典賦與生命不同階段的新意義。德國人相信每個人在宇宙間都有一個特殊的地位，歷史只是一個持續的過程，當人類為了未來努力的同時，每件事都有其發生的原因（Lich, 1982, pp. 33-72）。

德國人有組成社團及俱樂部的習俗，持續最久的就是歌唱社團。第一個歌唱社團成立於 1850 年，至今仍一直存在。德國人帶來了自己的習俗、傳統、治療、詛咒、食譜、工具、建築方法等（Lich, 1982）。

健康與生病

德國人認為，健康不只是沒有生病而已，更是要身體及情緒上都很健康，有能力捍衛自己的崗位，用積極樂觀的態度做事，有思想及行動的自主權，可參加團體活動，並享受人生。生病可以被描述為缺乏幸福感：疼痛、身體器官功能失調、不能做自己想做的事、受上帝祝福而受難歷程、身體失調、不和諧等導致。

生病的原因

大部分的德國裔美國人都相信細菌感染理論及與壓力相關的理論。有的疾病則被認為像是著涼、環境改變、相信邪惡之眼、神的處罰等所致。

維護健康的方法包括：依季節適當穿衣、適當營養、穿戴披肩以防著涼、吃魚肝油、運動、辛勤工作等，而預防疾病的方法則包括：冬天披圍巾以防感冒、披肩、施行宗教儀式、睡覺時窗戶打開、注重衛生等。

目前仍然持續使用的家傳秘方，以療育疾病和身體損害。以下是常用家庭療法的範例：

- 可以服用黑草油（黑金鋼石）或蓖麻油來治療便秘。
- 喝雞湯可治療腹瀉或嘔吐，也可治療喉嚨痛。
- 可以使用茶，例如：
  - 薄荷治療胃痛。
  - Salbec 茶治療牙痛。

- 洋甘菊茶可治療癬。
- 蜂蜜和牛奶或檸檬汁和威士忌可用於治療咳嗽或感冒。
- 可以將鵝油塗抹在胸部以緩解充血。
- 可以將溫熱的油放入耳朵中以治療耳痛，或將溫毛巾放在耳朵上。
- 硬刀（冷金屬）可用於治療身體損傷，例如碰撞。
- 清潔傷口和其他傷口並用碘酒覆蓋。煤油用於清潔指甲上的刺傷。

德國有幾種非處方藥，例如治療感冒和疼痛的 olbas，以及治療胃腸道疾病的 Magentropfen（Spector, 1983）。

目前的健康問題

德國裔美國人似乎沒有什麼特別常見的健康問題。

波蘭裔美國人

第一批移民至美國的波蘭人，是在 1608 年時與德國人一起來到維吉尼亞州詹姆斯敦（Jamestown, Virginia）市，協助發展木材業。自從當時，波蘭也成為美國移民較大族裔其中之一，目前有 900 萬人宣稱自己具有波蘭血統。波蘭移民的最高峰是在 1921 年，有超過 578,875 人移入美國。許多在 1890 年之前來到這裡的人是因經濟的因素，自那時之後開始來到美國的人，則是為了經濟、政治，或宗教的原因。波蘭的英雄包括：卡齊米日·普瓦斯基（Casimir Pulaski）及塔德烏什·柯斯丘什科（Thaddeus Kosciuszko），他們是美國革命時的英雄。主要來美國的波蘭移民潮是從 1870 年開始，1913 年結束。當時來這的人，主要是遭受前三個外來政權的政治迫害，尋求自由及食物的農人。在這群移民潮之前及之後來的波蘭人教育程度均較高，且比較沒那麼貧窮。在美國，波蘭移民的生活情況比較貧困，因為他們的選擇機會少，在生活上也盡了最大努力。許多其他的美國人嘲笑他們活得像動物一樣，也常被罵愚蠢。通常波蘭人會說好幾種歐洲語，但學習英文卻有問題，因此常被嘲弄。波蘭整個族群共同面對這個問題，且緊密相依的住在一塊叫波裔人（Polonia）的社區。他們盡可能自給自足，盡力保存自己的文化，在教堂管轄區內的波蘭貧民區也自行形成（Green, 1982, pp. 787-803）。在此舉一個波蘭人在美國的經驗，就是波蘭移民者在德州的例子。19 世紀末期，第一批到美國的波蘭人，

大部分都落腳於聖安東尼奧（San Antonio）、休士頓（Houston）、班德拉（Bandera）。第一個波蘭殖民區坐落於美國德州，最老的在卡內斯（Karnes）縣的聖母瑪麗亞（Virgin Mary），位於聖安東尼奧往東南的 50 哩處。不像其他想要回到波蘭的波蘭人，1850 年後來到德州的殖民者長期居留，並沒有任何返國的意願。雖然這些移民者因經濟、政治、宗教等的原因來到美國，極度貧窮仍是他們離開美國的主要原因。

　　波蘭第一批集體移民在 1854 年到美國時，有 100 個家庭到德州。他們在加爾維斯敦（Galveston）落腳，卻很少留在當地，大部分繼續往東北部移，他們只帶了一些輕便的東西，像是羽毛床、粗糙的農場用具，以及屬區教堂的一個十字架。他們夢想在德州能住在肥沃的土地上、生產穀物，並說自己的語言、教育自己的孩子，並照自己的方式崇拜自己的神。但這個夢並沒有實現，他們失望了。有些移民留在維多利亞（Victoria），其他則去聖安東尼奧（San Antonio）。

　　去聖安東尼奧的人們繼續去旅行，在 1854 年的聖誕夜，他們在聖安東尼奧及西伯羅（Cibolo）河流的匯流處停住。就在此處的一棵橡樹下，他們望彌撒，並建立了潘拿瑪麗亞（Panna Maria）神像。在 1855 年、1856 年及 1857 年，其他人也隨著這群人搬到德州的這個地方。

　　這些殖民者遭受到許多自然界的危險，像是熱浪、乾旱、蛇及昆蟲。波蘭人不被當地其他的殖民者所接受，因為他們的語言、習俗、文化等都不同。但他們生存下來了，許多人搬到距離潘拿瑪麗亞（Panna Maria）附近。今日，居住於潘拿瑪麗亞的人們，還過著簡單的生活，離上帝和自然很近，而且大部分都說波蘭話。

　　許多住在德州波蘭人的歷史，大多都圍繞在不同教堂教區的建造及地點的議題上。舉例來說，在 1873 年，名為「榮福童貞瑪利亞」（Blessed Virgin Mary）的教區，在琴斯托霍瓦（Czestochowa）的地區開始建立。這教堂中的主要神壇上有一幅琴斯托霍瓦（Czestochowa）聖母瑪麗亞的大照片。此張照片是從潘拿瑪利亞教會帶來的，在波蘭的琴斯托霍瓦中是著名的黑人聖母瑪利亞複製品，波蘭的琴斯托霍瓦，距第一批德州移民者的家鄉約 65 英哩。黑聖母是被世人擁戴的神奇形象，也是波蘭人信仰的來源。其所在地波蘭的琴斯托霍瓦的「聖母」（Our Lady）堂，是世界上最大的神壇之一。自 14 世紀開始，

黑聖母的聖照一直是波蘭天主教所尊敬及虔誠的象徵物,傳說聖照是由傳道者聖路加(Saint Luke)所畫,其起源可追溯到第 5 或第 6 世紀,是世界上最老的瑪麗亞聖照。這幅畫臉上的疤痕是在 1430 年時盜匪用刀擊破的結果。琴斯托霍瓦的歷史、傳統、神蹟等是波蘭人很大的資產(Dworaczyk, 1976)。我曾訪談一名曾罹患不治之症的女性,當她瀕臨死亡時,不斷的向聖母瑪利亞禱告。當她最後終於復原時,她回到波蘭家鄉進行朝聖之旅,並拜訪神壇,感謝聖母瑪利亞。這位女士十分確定聖母瑪利亞就是使她獲得痊癒的來源。

健康與生病

在我訪談過的波蘭人對於健康的定義包括:整體而言感覺不錯,包括身體心理不能分開;快樂、不要戰爭、不需要醫師、不需要藥物,有活力的、能工作、感覺舒服、做我想要做的;心理良好、對每個人友善、永不生氣。

生病的定義或許包括:心理或靈性有不適、一個問題可能影響全部、不能工作、時常求診醫師、作錯事、某物讓人不舒服、沒活力、感覺不好,以及與健康相反,無法做自己想做的事。維護健康的方法包括:維持一個健全的家、好心並友愛、吃健康的食物、維持純潔、步行、運動、穿適當的衣物(毛衣)、飲食均衡、不煩惱、信上帝、多活動、穿暖和、早睡、辛勤工作。預防生病的方法則包括:保持清潔、穿著披肩、避免著涼、適當的飲食、不說閒話、遠離感冒病患、戴有聖像的勳章,因為「神與你同在,隨時保護並照顧你」。其他還有一些關於疾病的說法,像是不好的飲食習慣,或可能與因果有關(但不十分確定)的邪惡之眼。這樣的信仰是屬於比較老一代的,在新的一代波蘭裔美國人之中,並不是非常流行。

目前持續被用來療癒身體的疾病和傷害的家庭秘方。如以下範例:

- 可以使用茶,例如:
  - 薄荷、洋甘菊或貝斯植物,可治療絞痛和痙攣。
  - 番瀉葉茶,可治療便秘。
  - 留蘭香,治療消化不良。
- 由亞麻籽、芥末或燕麥片製成的膏劑可用於治療感冒;或者可以將鵝油擦在胸前。
- 「Gugel Mugel」是一種由熱牛奶、黃油、威士忌、蜂蜜、芥末或洋蔥

膏，或幾滴松節油和糖製成的混合物，可用於治療咳嗽。

■ 尿液可用於清潔傷口和其他傷口。

■ 蜘蛛網可用於清除划痕。

■ 將鹹肉放在刺傷處；將傷口浸泡在熱水中。

一種疾病修復的措施是沼澤根，被作爲利尿劑的製劑（圖 13-4）。沼澤根是一種液體製劑，目的爲增加腎臟和膀胱灌流，以利於消除廢物。它含有 10.5% 的酒精，糖漿中加入了多種草藥，如薄荷、蘆薈、杜松油和布楚葉。據說酒精是爲了保存成分而使用的（Spector, 1983）。

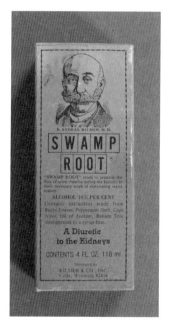

圖 13-4　沼澤根

醫療保健問題

波蘭族群與健康照護服務者之間並沒有太大的問題。如果較老的一代不會說英語時或許會造成一些麻煩，當醫療人員要問一些以前的病史時，一旦病人無法溝通，情況就較爲複雜。但是，若能找到會說波蘭話的人還好，若找不

到，麻煩就大了，因爲要找到能信任的人談論私人問題又會正確翻譯醫療專有名詞，實在不多。

在波蘭，醫療提供有短缺的現象，所以人們很容易相信信心療癒者及施行神蹟者。在華沙的大街上可見拍賣各種傳統醫療及能施行神蹟的一些行頭：像是神棒，裝滿藥草的棉袋可掛在心或肺部區域、放在食物下方可去毒的銅線圈，以及鐘擺（Letter from Poland, 1983）。

義大利裔美國人

義大利裔美國社區是由來自於義大利本島、西西里（Sicily）及薩丁尼亞（Sardinia），以及其他的地中海群島等的移民所組成。超過 17.4% 的美國人人口宣稱自己祖先是義大利人，義大利裔美國人在美國有一個引以爲傲的習俗，因爲美國是被義大利人克里斯多夫哥倫布（Christopher Columbus）所建立的，美國也是由名爲亞美利哥維斯普奇（Amerigo Vespucci）的義大利人所命名，且早期殖民的幾位探險家，包括韋拉察諾（Verrazano）、卡伯特（Cabot）、湯蒂（Tonti）等，也是義大利人（Bernardo, 1981, p. 26）。

移民的歷史

在 1820 年至 1990 年之間，由義大利移居美國者超過 500 萬（Lefcowitz, 1990, p. 6）。移民的最高峰是從 1901 年至 1920 年間，而今日的義大利移民則是少之又少。義大利人來美國主要是因要逃避貧困，尋求一個較好的未來，收獲辛勤耕耘的結果。早期的幾年並不容易，不過他們仍是選擇留在美國繼續打拚，義大利人喜歡住在一起，這些義大利社區，像是波士頓北部及紐約市的小義大利，仍然一切如舊。雖然較年輕的一代已往外移，不過年節時仍回家維持家庭、社區及民族的傳統（Nelli, 1980, pp. 545-560）。

家庭是維繫義大利裔美國人的要素，提供其家庭成員對抗社會環境的力量，不論發生什麼事，成員心中總有一種持續支持他們的力量。在義大利人的心中，家庭永遠是放在第一位，他們以家庭爲傲。義大利人很有毅力，但也很宿命，他們珍惜並善用當下的每一分鐘。有許多第三及第四代的義大利裔美國人掙扎於傳統家庭與注重個人及自主權社會的戰役中（Giordano & McGoldrick, 1996, p. 571）。如前所述，他們以家庭爲傲，以眞正的家庭象

徵為傲，而不是家庭地位本身是否能給他們多少。而教會對於義大利人的生活也極為重要，許多宗教節日及儀式今日仍繼續存在，波士頓北部在夏天時的週末，總是非常活耀，為不同的聖人舉行慶典（圖 13-5）。麥當娜·德拉·卡瓦（Madonna Della Cava）是為聖徒舉辦夏季節慶的一個例子，祈禱的內容包括為健康而祈禱，請關注雕像的衣服和飾品上所別的錢。

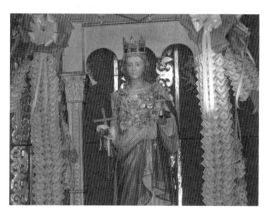

圖 13-5　麥當娜·德拉·卡瓦

傳統上，父親是義大利家庭的頭，而母親則是家庭的心。

義大利人口大致分成下列四個世代群：(1) 老年人，生活在義大利社區中；(2) 第二代，在義大利社區中或郊區中；(3) 比較年輕又受過良好教育的群體，主要住在市郊中；以及 (4) 新移民（Ragucci, 1981, p. 216）。有超過 80% 的義大利裔美國人與來自不同族群的人們結婚（Giordano & McGoldrick, 1996）。

健康與生病

義大利人容易將其所有的症狀完整的表達出來，以期待對於病痛能有最立即的處理。若以傳統的信仰來解讀，他們視生病的導因為下列各項之一：(1) 風與海浪帶來疾病；(2) 接觸傳染或汙染源造成；(3) 遺傳；(4) 超自然或人類因素所引起，以及 (5) 因心理影響所造成的病痛。

有一個傳統的義大利信仰是，流動的空氣以晦氣的形式造成對身體的刺

激，之後轉變為能引發肺炎的感冒。老年人可能會說：癌症外科手術並不是個好主意，因為外科手術會讓內臟器官接觸到空氣，若癌細胞接觸到空氣，人會死得更快。誠如晦氣是疾病的來源一樣，新鮮的空氣是維護健康的重要因素，居家及工作場所必須通風良好，疾病才會閃得遠遠的。

義大利人對汙染的懼怕，從不願與他們認為是不乾淨的人分享食物及物品一事，便可看出，且他們不太願意踏入病人的家。義大利傳統女性有一種強烈的謙遜感及羞恥心，她們避免討論任何與性及月經相關的問題。

血液被有些人，尤其是老人，視為是可以塑造及改變的物質，且會因液體及食物而改變。許多身體的不適都跟血液有關，許多形容詞，像是高低，好壞，都用來形容血液。一些古老的迷信包括下列信仰：

1. 先天異常是由於懷孕時對食物渴求無度所致。
2. 若不給成年女性她所聞到的食物，胎兒將會向內移動，導致流產。
3. 若孕婦以某種方式彎或轉，或移動身體時，胎兒則無法正常發展。
4. 由於伸展身體會傷害胎兒，因此孕婦不可伸展身體。

義大利人也可能將生病的導因歸因於邪惡之眼（malocchio）或詛咒（castiga）。

在這二個導因之間有差異，像頭痛這種較輕的症狀，可能是由邪惡之眼所引起。然而通常像較嚴重的疾病，則可能歸因於較有力的詛咒。詛咒通常是上帝或邪惡的人做的。像是神懲罰犯罪或不好的行為便是屬於詛咒的一個例子（Ragucci, 1981, p. 216）。

義大利人認為疾病有可能是因壓抑情緒所造成，或由恐懼所產生的壓力。若情緒找不到出口，最後就會爆出來，過度堆積情緒很不明智（Ragucci, 1981, p. 232）。

通常，疾病的照顧在家中進行，全家成員都要參與。表面上，傳統的家傳秘方已過時，不過有些學生陳述，仍有人繼續使用儀式來去除邪惡之眼，以及用水蛭吸血治病。移除邪惡之眼的其中一個辦法是將蛋及橄欖油滴入平底鍋內，劃成十字，並吟誦禱文。如果油在鍋上散開，那病因就是邪惡之眼，且疾病會逐漸好轉。

礦泉水也被用來治病，滋補品則可淨化血液。宗教對義大利人有極深的影響，他們對上帝及聖者有強烈的信念，相信聖者會幫助他們度過疾病的折磨。有一名與我一起工作的女人罹患乳癌，在幾年前動了一次手術之後就不曾復發過。她將她的恢復歸因於每天早上望彌撒，她信仰聖畢利雲諾（Saint Peregrine），將此聖神的肖像勳章配戴在手術傷口處。義大利人對於絕症和死亡傾向於採取宿命論立場，認為這是上帝的旨意。但對瀕死者及其家屬來說，死亡則是忌諱討論的話題，我記得當居家照顧一名義大利老人時，絕不可與他或他的妻子討論即將來臨的死亡。雖然他們都知道此老人即將死了，且會與護理人員討論，但他們互相都假裝他會好起來，盡可能的朝康復方向努力。

義大利家庭遵循著許多死亡的宗教傳統，像是喪禮彌撒及年度彌撒。寡婦在她的丈夫死亡後，依習俗需穿著黑衣一段時間，有時甚至一輩子都得如此，不過年輕人已經不理會這一套了。

與健康相關的問題

常見的兩種遺傳疾病為 (1) 蠶豆症（favism）：一個因缺乏 X 性聯隱性遺傳的葡萄糖 -6- 磷酸去氫酵素（G-6-PD）所引起；(2) 地中海型貧血症候群：包括庫利氏貧血（cooley anemia）（或稱 β 型地中海型貧血）及 α 型地中海型貧血（Ragucci, 1981, p. 222）。

當早期或晚近的義大利移民正尋求照護時，時常發生語言問題。由於較害羞，人們時常不願回答透過翻譯者所詢問的問題，因此蒐集相關資料最顯困難。

與時間有關的問題也常發生。情緒問題是醫師的常見診斷，因為義大利人在描述其症狀時，較其他族裔更有誇大的情形（Giordano & McGoldrick, 1996, p. 576）。

大致而言，義大利裔美國人都很願意尋求了解自身健康狀況的一些解釋及所接受的醫療服務等的相關問題。若是他們的問題得到滿意的解答，義大利人的合作度相當高。經常有必要向他們詳細的解釋，盡可能有書面文字資料輔助解說，以確定其會依照規定行事。

白人（非西班牙裔）人口的健康狀況

有許多建康狀況指標顯示白人人口與其他人口有所不同，在前四章中的每一章，都有一個表格，用以比較相關的種族與其他所有的種族。在此章，把白人與其他種族以及與特定的種族做比較（表 13-2、13-3 和 13-4），也非常適當。表中雖然只列出 9 項指標，在所有的人口之間的健康差異性是顯而易見的。

表 13-3 比較 1999 年間白人的十大死因，並與 2013 年所有人的死因進行了比較。目前白人與全國人口的死亡率沒有差異。

表 13-2　特定健康狀況指標的比較：2013 年所有種族和白人

健康指標	所有的種族	白人
2013 年依母親的種族而計算的每 1,000 名人口之粗出生率（crude birth rate）	12.4	12.0
2013 年 18-19 歲青少年分娩女性生出活產的百分比	5.0	4.8
2013 年初生出體重高於 2,500 公克嬰兒的百分比	8.02	7.0
2012 年每 1,000 名活產嬰兒的死亡率	6.0	5.1
2012-2013 年，18 歲及以上成人自我報告癌症罹病率	5.9	6.2
2012-2013 年，18 歲及以上成人自我報告心臟病罹病率	10.6	10.8
2012-2013 年，18 歲及以上成人自我報告中風罹病率	2.5	2.4
每 10 萬住民人口中所有年齡男性因自殺致死的死亡率	20.3	22.6
每 10 萬住民人口中所有年齡層男性遭他殺致死的死亡率	8.2	4.4

資料來源：《健康》，美國，2014 年：《關於 55-64 歲成年人的特別報導》，國家衛生統計中心，2015 年，馬里蘭州海厄茨維爾：作者，第 58、59、62、64、76、134、135 頁，138、139、161。

表 13-3　比較 2013 年的一些健康狀態指標：所有的種族、美國印地安人、阿拉斯加原住民、亞洲太平洋島民、黑人或非洲裔美國人、西班牙裔及白人

健康指標	所有族群	印地安人與阿拉斯加原住民	亞洲／太平洋島嶼居民	非洲裔美國人	西班牙裔或拉丁裔	白人非西班牙裔
2013 年依母親的種族而計算的每 1,000 名人口之粗出生率（crude birth rate）	12.4	10.3	14.3	12.0	16.7	12.0
2013 年 18-19 歲青少年分娩女性生出活產的百分比	5.0	8.7	0.5	4.8	7.1	4.8
2013 年初生出體重高於 2,500 公克嬰兒的百分比	8.02	7.48	8.34	7.0	7.09	7.0
2012 年每 1,000 名活產嬰兒的死亡率	6.0	**8.4**	**4.1**	5.1	**5.1**	5.1
2012-2013 年，18 歲及以上成人自我報告癌症罹病率	5.9	4.3	3.4	6.2	3.6	6.2
2012-2013 年，18 歲及以上成人自我報告心臟病罹病率	10.6	10.1	6.4	10.8	8.0	10.8
2012-2013 年，18 歲及以上成人自我報告中風罹病率	2.5	3.3	1.8	2.4	2.6	2.4
每 10 萬住民人口中所有年齡男性因自殺致死的死亡率	20.3	**18.1**	**9.2**	22.6	**9.3**	**22.6**
每 10 萬住民人口中所有年齡層男性遭他殺致死的死亡率	8.2	**8.2**	2.3	4.4	7.3	4.4

資料來源：《健康》，美國，2014 年：《關於 55-64 歲成年人的特別報導》，國家衛生統計中心，2015 年，馬里蘭州海厄茨維爾：作者，第 58、59、62、64、76、134、135 頁，138、139、161。

表 13-4　比較 1999 年間白人及所有人的十大死因

白　　人	所有的人
1. 心臟病	1. 心臟病
2. 惡性腫瘤	2. 惡性腫瘤
3. 慢性下呼吸道疾病	3. 慢性下呼吸道疾病
4. 事故傷害	4. 事故傷害
5. 腦血管疾病	5. 腦血管疾病
6. 阿茲海默氏老人失智症	6. 阿茲海默氏老人失智症
7. 糖尿病	7. 糖尿病
8. 流行性感冒及肺炎	8. 流行性感冒及肺炎
9. 腎炎、腎病症候群及腎病變	9. 腎炎、腎病症候群及腎病變
10. 自殺	10. 自殺

在本章以及整本書中，我試圖打開一扇大門，讓大家了解白人（歐裔美國人）社群以及整個美國人口中，目前存在的健康和生病信念中極大的多樣性。我僅是將門啟開並邀請你往內看見，以利獲得豐富的知識。當你照顧病人時，你就應該會有所獲，以諮詢他們對健康和生病／疾病的看法，甚至是傳統信念、實踐和療法是什麼，對學生來說這是非常具有啟發的一次經歷。

關於文化的研究

以下文章是針對美國白人所進行的眾多研究。當中列舉一項研究：

Hutson, S. P., Dorgan, K. A., Phillips, A. N., & Behringer, B. (2007, November). The mountains hold things in: The use of community research review work groups to address cancer disparities in Appalachia. *Oncology Nursing Forum*, *34*(6), 1133-1139.

這項研究的目的在於與阿巴拉契亞的社區領導人共同回顧有關癌症與區域的差異的調查報告，發現什麼是該地區獨一無二的癌症經歷。該研究以社區為基礎，從焦點團體收集訊息。提出了四個主要主題：

1. 癌症故事。其中一個主題是癌症的普遍性，以及社區成員罹患癌症的可能性。許多參與者認為，由於家族史，讓癌症更多被認為是一種「遺傳性疾病」。
2. 癌症聚集性：鄉村家庭往往要靠自己。
3. 醫療保健挑戰。受訪者對自己掌控和信任的醫療保健系統的能力感到懷疑。他們還講述了該州忽視這個社區人民的歷史。
4. 癌症預期。一些鄉村人口無法接受所謂的基本患者權利。

重要發現在於阿巴拉契亞地區民眾的癌症經歷，受到文化、經濟和地理位置響的獨特影響；醫療專業人員和研究人員必須尊重該社群現有的社會文化和家庭社區網絡，並與之合作；利用社區研究來督導研究工作，並檢視該地區人群罹患癌症被邊緣化的改善策略，研究的建議支持建立病人的照顧準則和倡導其服務的需求，以消彌及降低社區與醫療保健系統，專業和非專業人元之間的差距。癌症訊息應根據病人的本身的獨特性進行制定，例如，教育和識能程度，以及文化和家庭信念。

學習資源

請參閱學生資源網站 pearsonhighered.com/nursingresources，了解與章節相關的複習問題、案例研究和活動。文化照顧指南和文化照顧博覽館的內容，也可以在學生資源網站上找到。請點擊第十三章選擇本章的活動。

參考文獻

Bernardo, S. (1981). *The ethnic almanac*. New York, NY: Doubleday.

Conzen, K. N. (1980). Germans. In S. Thernstrom (Ed.), *Harvard encyclopedia of American ethnic groups*. Cambridge, MA: Harvard University Press.

Dworaczyk, E. J. (1979). *The first Polish colonies of America in Texas*. San Antonio, TX: Naylor.

Giordano, J., & McGoldrick, M. (1996). Italian families. In M. McGoldrick, J. Giordano, & J. K. Pearce (Eds.), *Ethnicity and family therapy* (2nd ed.). New York, NY: Guilford.

Green, V. (1980). Poles. In S. Thernstrom (Ed.), *Harvard encyclopedia of American ethnic groups*. Cambridge, MA: Harvard University Press.

Hutson, S. P., Dorgan, K. A., Phillips, A. N., & Behringer, B. (2007, November). The mountains hold things in: The use of community research review work groups to address cancer disparities in Appalachia. *Oncology Nursing Forum, 34*(6), 1133–1139.

Lefcowitz, E. (1990). *The United States immigration history timeline.* New York, NY: Terra Firma Press.

Letter from Poland—of faith healers and miracle workers. (1983, August 21). *Boston Globe,* p. 15.

Lich, G. E. (1982). *The German Texan.* San Antonio: University of Texas Institute of Texan Cultures.

McDonnell-Smith, M. (2013). Asians are fastest-growing U.S. ethnic group, Blacks are slowest. *DiversityInc.* Retrieved from http://www.diversityinc .com/diversity-and-inclusion/asians-are-fastest-growing-u-s-ethnic-group-in -2012-blacks-are-slowest-reports-u-s-census-bureau/

National Center for Health Statistics. (2015). *Health, United States, 2014: With special feature on adults aged 55–64.* Hyattsville, MD: Author. Retrieved from http://www.cdc.gov/nchs/data/hus/hus14.pdf

Needleman, J. (2003). *The American soul.* New York, NY: Tarcher/Putman.

Nelli, H. S. (1980). Italians. In S. Thernstrom (Ed.), *Harvard encyclopedia of American ethnic groups.* Cambridge, MA: Harvard University Press.

Ragucci, A. T. (1981). Italian Americans. In A. Harwood (Ed.), *Ethnicity and medical care.* Cambridge, MA: Harvard University Press.

Spector, R. E. (1983). *A description of the impact of Medicare on health-illness beliefs and practices of White ethnic senior citizens in Central Texas* (Doctoral dissertation). University of Texas at Austin School of Nursing. Ann Arbor, MI: University Microfilms International.

U.S. Department of Commerce, U.S. Census Bureau. (2015a). *American Community Survey (ACS). 2014 ACS 1-year estimates.* Retrieved from https:// www.census.gov/programs-surveys/acs/technical-documentation/table-and -geography-changes/2014/1-year.html

U.S. Department of Commerce, U.S. Census Bureau. (2015b). *American Fact-Finder: Selected social characteristics in the United States.* Retrieved from http://factfinder.census.gov/faces/tableservices/jsf/pages/productview .xhtml?pid=ACS_13_5YR_DP02&src=pt

第十四章　文化能力

怡懋・蘇米　譯

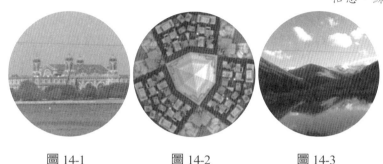

圖 14-1　　　　　圖 14-2　　　　　圖 14-3

目標

1. 討論成為文化能力者的理由。
2. 描述文化照顧圈的組成。
3. 將文化能力納入實踐範圍的目標制定。

　　傳統文化最後一環是文化能力，它將所有過去相關環節串連在一起。本章節的目標乃為致力於成為文化能力者的緊密過程。內文中摘要與象徵性地提出的許多概念。因此，每章內容都以代表該章內容圖像為起點。圖 14-1 是紐約埃利斯島博物館的主體建築。我們是一個移民國家，這張是很多人進入這個國家，其地點的圖片，同時也是一種提醒。圖 14-2 是一個複雜多元的草藥療法的例子。使用草藥（通常是可以在自家後院種植的草藥）來治療許多疾病是很常見的。無數人傾向使用草藥，通常將其作為他們第一藥物的來源，並有證據顯示，草藥療法在許多人的選擇中是相當常見的。圖 14-3 代表了對抗療法和順勢療法哲學之間持續存在的緊迫關係，當你更喜歡傳統健康和疾病信念和實踐而不是現代醫療保健療法的人時，可能遇到衝突狀況。文化能力隱含的是從「人或病人的角度」對情況的理解。

令人困惑的問題：

■ 爲什麼醫療保健提供者：護理師、醫生、公共衛生和社會工作者，以及其他醫療保健專業人員，必須研究文化、族群與宗教，且須提高文化能力？

■ 爲什麼他們必須知道「熱」與「冷」以及「陰」與「陽」之間的區別？

■ 爲什麼他們必須關心病人未能實踐專業人士認爲良好的預防醫學、病人未能遵循特定的治療方案，或者病人未能在疾病初始階段尋求醫療護理？

■ 爲什麼治療和療癒之間有區別？

── 現在進行探索並提出選定的答案。

圖 14-4「文化照顧圈」是本書理論內容的總結，它說明了以下內在因素：

■ 傳統文化：社會化進程中所包含的文化、種族、宗教。

■ 人口統計：美國的變化圖景和人口因素的挑戰。

■ 健康：身體、心理和靈性。

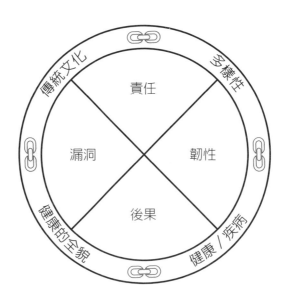

圖 14-4　文化照顧圈

象限中的核心焦點：

1. 漏洞——所有人類都是脆弱的，但他們的脆弱程度以及對脆弱挑戰的
   反應各不相同。一個決定性因素取決於某個人的整體健康狀況、基因
   構成、社會經濟地位、生活和工作地點的環境挑戰以及適應能力。

2. 韌性——這是一個人因應自己一生所面臨的挑戰（身體、心理和靈性）
   的方式。

3. 責任——創造和維持健康的個人和社會的責任是所有醫療保健提供者
   和所有人的實踐範圍中的既有因素。

4. 後果——未能滿足病人、家庭和社區的文化需求所帶來的持續後果，
   對於醫療保健提供者和其所服務的人來說都將產生近乎毀滅性的後果。

接下來，文本將針對這些令人困擾的議題提供解決的方案。

毫無疑問的，這個國家的醫療保健服務分布不均，窮人和有色人種——新
興多數[1]，在接受（或不接受）照顧方面處於不利的地位。明顯的健康差異是一
個實際現況，人口與社會統計差異在住房、就業、教育和機會方面亦如是。正
如需要了解我們構成多元文化社會的民眾一樣，隨著越來越多人口湧入這個國
家，我們甚至需要了解這些新移民。然而，當提供醫療照顧時，卻未能理解或
提供不當的照顧；而為什麼會存在著這種違論的現象呢？

本書的重點在於照顧提供者和病人對健康、生病與疾病間不同的看法。
這些差異可能導致醫療保健提供者誤認為服務使用不當以及人們不關心自己的
健康。一般而言，「誤用」可能代表我們未能理解和滿足病人的實際需求和期
望。對於醫療保健提供者來說，此可能性很難面對，但針對現有訊息來仔細分
析，似乎能表明有部分的確是這樣。那麼，作為醫療保健的提供者，我們如何
才能改變我們的運作方式，為所有人（包括新興的大多數人群和廣大民眾）提
供安全有效的照護呢？這個問題很難回答，且多數的研究人員認為我們尚未成
功。

必須採取一些措施來改善目前的狀況。針對文化照顧和教育的準備是一
個過程，它已成為一種生活方式，並且必須得到認同。這是一個理念議題。個

1　預計美國將在 2042 年或 2043 年首次成為一個以少數族裔為主的國家（美聯社，
　2015 年；國家城市研究員，2012 年）。

人和職業理念、想法和刻板印象的改變事情不會一蹴而成，而這個過程往往既不直接也不容易。爲一個多個步驟的過程，其中深爲醫療保健專業人員，你必須：

- 探索你自己的文化身分和傳統，並面對偏見和刻板印象。
- 提高對現代醫療保健服務系統複雜性的認識和理解——其理念和問題、偏見和刻板印象。
- 培養即將成爲服務提供者帶入這個複雜系統的社會化過程的敏銳意識。
- 培養「聽到」超越語言的事物的能力，並促進對病人及其文化遺產的理解，以及支持家庭和社區結構的文化中的復原力。

考量到文化適應、同化和現代主義的過程，這往往是困難且痛苦的。然而，一旦開始探索自己的文化遺產和偏見，對他人文化需求的認識就會變得更加微妙和容易理解。通過使用健康傳統作爲切入點，可以很好地實現這一點。我最近教過的一位學生他這樣描述這段旅程：

> 我出生於 1994 年，父母是韓國移民。我對韓國文化和思維方式有一點了解，當母親告訴我每天早上喝一種味道難聞的棕色液體可以帶來健康長壽時，我並沒有提出質疑。我就讀於一所白人學校，我是同年級唯一的韓國學生。我開始討厭我的傳統，想尖叫「我內心和你一樣白人」。我對自己的血統感到痛苦和尷尬，並責怪我的家人，他們爲自己的血統感到自豪。當我的父母試圖教我韓國歷史、文化和醫療保健時，我不感興趣。我開始認識、理解並憎恨種族主義。在內心深處，我和其他人一樣覺得自己是「美國白人」，但我很快意識到我內心的感受並不是其他人看到的；我現在承認我是誰並接受我自己。

這位年輕學生的聲音代表了很多人的心聲。在探索家庭傳統健康信仰和實踐的過程中，學生開始審視、思考、理解和接受自己。儘管專業教育的課程相當齊全，但所有希望提供醫療保健的人都必須參加文化關懷研究。2001 年 9 月 11 日事件以及最近全球範圍內發生的激進伊斯蘭恐怖主義行爲之後，顯然

僅僅教導衛生專業的學生「接受病人本來的樣子」已經不夠了。

那麼問題來了：誰是病人？社會學和心理學入門課程無法提供這些資訊，除非專門針對健康和疾病的文化方面進行定義。最好的學習方法是與人面對面，讓他們從自己的角度描述自己是誰。我提出了解決該問題的兩種方法。一種是讓作為病人倡導者或護理師和醫生的人來到課堂，解釋他們的社會文化或宗教群體的人們如何看待健康、健康和疾病與疾病，並描述特定社區的健康傳統。另一種方法是陪伴學生進入社區，並創造在自己的環境中與人們見面的機會。沒有必要記住所有可用的草藥、冷熱失衡、民間疾病等清單。目標是對病人和個人行為背後的多種因素這一關鍵事實變得更加敏感。當然，其中之一是病人可能從與醫療保健提供者完全不同的角度來感知和理解健康。每個人都來自獨特的文化和獨特的社會化過程。

醫療保健提供者必須對他或她自己對健康和疾病的看法以及他或她遵循的專業健康信念和實踐保持敏感性。儘管大多數衛生專業人員的看法都是基於中產階級和醫療模式的觀點，但提供者必須意識到還有其他方式來看待健康和疾病。本書的前幾章致力於提高人們對使用草藥和家庭療法進行自我治療和療癒的認識。在這方面公開審視自己總是令人大開眼界的經歷。很多時候，我們會驚訝地發現我們偏離了系統規定的保持健康的方法有多遠。研究期刊證實，我們也延遲尋求醫療保健並且未能遵循治療方案。通常，我們遵守治療建議的能力取決於相當務實的問題，例如「它對我有什麼作用？」以及「我可以曠工並臥床兩天嗎？」當我們深入了解自己對健康與疾病的態度和行為時，我們往往會更加同情和同情那些未能來診所、不願等待醫生或延遲尋求醫療保健的人。

醫療保健提供者應該從病人的角度意識到圍繞在醫療保健周圍的複雜問題。向醫學會詢問醫生的名字（因為「家人有健康問題」）以及參觀和比較城市和郊區急診室提供的服務，這些練習可以讓我們更好地理解一些困難窮人、新興人群、移民和廣大民眾在嘗試獲得醫療保健時經常遇到的種種情況。醫療保健團隊的成員在獲得醫療保健系統方面具有許多優勢。例如，他們可以選擇一位他們認識的醫生，因為他們曾與他或她一起工作，或者因為與他們一起工作的人推薦了這位醫生。

然而，醫療保健提供者絕不能忘記，大多數人並不具備這些優勢。被迫從名單中選擇一位醫生確實是一種令人不安、引發焦慮和沮喪的經歷。作為

一個病人在一個陌生的地方（例如都市醫院的急診室），這是一種更令人沮喪的經歷，毫不誇張地說，在那裡任何事情都可能發生。邁克爾‧摩爾的電影《Sicko》和加州新聞片的紀錄片系列《Unnatural Causes》描繪了現代醫療保健系統以及許多人不平等取得現代照顧的最痛苦畫面。J. P. Kassirer 的《On the Take》（2005 年）闡述了醫療保健系統和大企業的共謀關係，T. R. Reid 的《美國的療癒：全球追求更好、更便宜和更公平的醫療保健》（2010 年）等書籍為我們提供了服務來說明我們今天所生活共處的複雜醫療保健系統。然而，進入該系統的人應該熟悉該系統的各方面照顧資源，以及許多未提及的醫療問題，例如手術和藥物的費用。

　　充足醫療保健的另一個障礙是治療和檢查帶來的經濟負擔，以及其他相關問題，例如，一名中國病人傳統上不相信身體檢查可以代替血液結果，因此認為盡可能少進行血液檢查，並且應該仔細解釋進行血液檢測的原因。如果西班牙裔女性認為子宮頸抹片檢查是一種侵入性程序，會給她帶來恥辱，那麼該程序應該由女醫生或護理師進行。如果無法做到這一點，檢查時則應在男醫生或女護理師在診間時，由一位女性監護人和家庭成員陪伴。

　　新興群體中的更多成員必須在醫療保健行業中占有一席之地。多樣性議題與代表性不足的問題（人口差異）有關，這一問題一直存在，因為新興多數群體的人數不足。許多用意在於增加醫療團隊中的新興學生數量的計畫持面臨失敗。能使其成功進入和完成臨床前教育的眾多項目皆面臨複雜及困境，其根源在於新興群體貧困的社區結構、早期教育剝奪和家庭責任。儘管社群在某些方面積極處理此類問題（例如，開始改進早期教育），但我們仍面臨著讓更多新興多數人接受醫療保健服務的迫切需要。

　　有一種方法被廣泛的使用於來自特定種族或族裔社群的病患倡導者和外展領域的工作人員，他們被社區視為治療師，可以積極的為醫療服務者和病人提供全面性的服務，因為他們可以作為醫療保健服務進入目標社區的橋梁，也是病人的醫護橋梁，可以用病人理解的語言以及可接受的方式與病人交談。倡導者還能夠協助醫療、照護、社區甚至衛生教育等服務，以滿足病人的需求。僱用倡導者的環境中，許多問題都能得到了解並解決，以便利醫護人員，更重要的是便利病人。

　　語言這個議題長期存在且經常被討論。全美國的家庭統計共有 350 種語

言（美國人口普查局，2015 年），當非英語國家的人試圖向大多數以英語為母語者尋求幫助時，經常會出現溝通問題。使用口譯員或筆譯員總是很困難，因為譯員通常「解釋」他或她所翻譯的內容。為了讓大家明白這一點，讀者應該回憶一下兒時的「八卦」遊戲消息在房間裡從一個人傳遞到另一個人，當消息返回到發送者時，其內容通常會發生很大的變化。這個遊戲與嘗試通過口譯員或筆譯員進行交流沒有什麼不同，當翻譯員是個小孩子時（這種情況經常發生），情況會更加令人沮喪。顯然，如果病人、護理師和醫生都能說同一種語言，那溝通就會更加令人滿意且極具成效。所有機構都必須遵守《民權法》第六章的規定。事實上，許多機構都有專業的口譯員；然而，他們可能不會每週 7 天、每天 24 小時都在場。電話設備和一些電腦的程序是可用的，但價格昂貴。

醫療服務必須讓新興族群體更加容易取得。我相信，現代醫療服務時代最重要的事件之一就是社區衛生中心的出現。之所以會成功，主要是因為醫療工作的人都認識附近的人。此外，社區人民可以參與該機構管理和運營的決策，以便量身定制服務以滿足病人的需求。關心此事的醫療保健團隊成員有道義上的義務支持增加醫療保健中心的使用，而非減少醫療保健中心的使用。目前這種情況往往是由於對成本過高或濫用醫療保健中心的指控（通常出自於政治動機）呈現費用太高或資金濫用而進行經費削減。

這些鄰里醫療中心除了緩解大型機構普遍存在的人力分散之外，還提供個人急需的服務。當真正關心醫療保健提供者面對這一現實狀況時，他們或許會更願意為這些中心的生存而戰，並強烈督導這些機構增加資金，而不是默許它們的滅亡。

在農村地區，這些問題更加嚴重，需要更全面的健康規劃來滿足病人的需求。在本文的開頭和全文中，我使用了爬樓梯來達到文化能力的比喻。然而，這也可以被視為一段旅程。因此，通往文化能力的道路或上升之路，類似於走在通往任何地方的路上，如表 14-1「文化能力之旅」所示。這需要時間、思考和積極參與。這是一種學習經歷，你會發現無數的事實（尤其是關於你自己的事實），這是一個動態的過程，你會在道路上面臨許多障礙：「文化照顧」是我創造的術語，用來表達本文中體現的所有內容。

醫療服務領域的各種衝突都是源於文化誤解。儘管多數的誤解與以下常見

的情況有關，例如口頭和非口頭語言誤解、禮貌慣習、互動順序、互動階段、客觀性等，但許多文化誤解是醫療保健提供者所特有的。

我們生活在這個世代，提供文化照顧（文化敏感、文化合適性和文化能力的專業醫療保健）的必要性且極爲重要的，它要求醫療提供者能夠評估和解釋特定病人的健康信念和實踐。文化關懷（Culture Care）改變了醫療保健提供的視角，因爲它使醫療提供者能夠從文化的角度理解病人醫療保健信念和實踐的行爲。請注意，術語「文化能力」和「文化關懷」均以小寫字母書寫，表明該觀點是整體的三維面而非二維面。

表 14-1　文化能力之旅

正面碰撞	遇到密集的文化衝突和障礙——可是致命的 追尾者——從後面攻擊你，破你的努力 擋泥板彎曲——失誤和失誤 側滑——雖小但令人痛苦的挫敗感
條件	文化＋氣候——社會／制度態度 天氣（雨、雪、霧、陽光）——文化傳統——種族／民族／宗教／社會化
曲線	未知——無法預測真實的反應，言語與非言語
目的地	身體、心理、靈性——對整體健康的認識和尊重
丘陵	獲得文化能力的過程——內容和經驗——起起落落的經歷
燈光	慢、控制進度
無標誌	道路曲折且無識別標記
高速公路	沿著開放的高速公路巡航——但速度不要太快
其他司機	在通往文化關愛的路上讓你減慢或加速
坑洞	經常出現阻礙順利移動的障礙，通常看不見，充滿水或覆蓋有冰
高峰時段	機構和提供商阻塞
車轍	在路途中，意想不到的事情會發生，並且常常很難掙脫

速度限制	類似於機構和專業限制——不要開得太快，要嘛太慢，要嘛你遇到麻煩了，每個人都在你身後
通行費	昂貴——支付書籍、旅行、物品、門票、工具費用
意外事件	負面——雷達、事故、冰——憤怒、「主義」 積極的——與你可能從未見過的人保持持久的友誼 知識比想像的要深刻得多 智慧 對生活和人的深切熱愛

文化能力

當你了解以下內容時，你就會知道自己正走在文化能力的道路上：

■ 即使你是某個團體、社會或專業人士的一員，你也是一個擁有自己傳統的人——你自己的文化、族群和宗教。

■ 你已經被社會化——首先是你的父母，然後是學校／老師，最後是整個社會——成為了你自己。

■ 你有自己的健康和疾病信念和做法。

■ 除了主流文化規定的方法之外，還有無數方法可以保護和維持你的健康。

■ 護身符可能被許多傳統的人們普遍使用來保護或恢復他們的健康。

■ 除了主流文化的對抗療法醫療保健系統的方法之外，還有無數的方法可以恢復你的健康。

■ 草藥、茶、芳香療法等被來自無數傳統文化的人們所使用。

■ 宗教扮演在各行各業的傳統人們的健康和療癒信仰及實踐中發揮著深遠的作用的角色。

■ 神社，無論是世俗的還是宗教的，都存在於無數人的療癒過程中。

重申寫這本書的目的乃期望分享我 45 年來所學和教授的材料，所有閱讀這本書的醫療保健提供者的想法將可能產生些微的改變。這些頁面中並沒有特別的新內容。也許這只是讀者熟悉的材料的重新組合，但我希望它能達到其目的：分享信念和態度、激發有目的的意識、提高醫療保健提供者面對不同文化

背景病人的需求時的重要的議題。

學習資源

請參閱學生資源網站 pearsonhighered.com/nursingresources，了解與章節相關的複習問題、案例研究和學習活動。文化關懷指南和文化照顧圖書館的內容也可以在學生資源網站上找到。請點擊第十四章以選擇本章的學習活動。

參考文獻

Associated Press. (2015, November 19). Census considers more race choices. *The Boston Globe*, 2015, p. A-2.

Kassirer, J. P. (2005). *On the take*. Oxford, England: Oxford University Press.

National Urban Fellows. (2012). *Diversity counts: Racial and ethnic diversity among public service leadership* (p. 2). Retrieved from http://www.nuf .org/sites/default/files/Documents/NUF_diversitycounts_V2FINAL.pdf

Reid, T. R. (2010). *The healing of America: A global quest for better and cheaper, and fairer health care*. New York, NY: Penguin.

U.S. Census Bureau. (2015). *Census Bureau reports at least 350 languages spoken in U.S. homes*. Retrieved from http://www.census.gov/newsroom/press -releases/2015/cb15-185.html

附錄A 與健康和疾病的文化多樣性相關之選定關鍵術語

怡懋・蘇米　譯

　　定義以下術語以協助你發展文化能力。它們是構成攀登「階梯」的「磚瓦」；或在培養文化能力過程中所必需的相關術語。他們是文化照顧的語言。

Aberglaubish 或 **aberglobin** 德國傳統術語「邪惡之眼」。

訪問—意旨進入系統：本文中使用此術語是指「進入」現代醫療保健系統。訪問也意味著進入一個專業、教育、職業、住家等。

Acculturation 涵化

適應其他文化的過程，是為獲致主流群體的文化。

Acupuncture 針灸

一種應用冷的治療觀來維持陰陽平衡的傳統中國醫術。當體內堆積過多陽時，使用冷來處理。

Ageism 年齡歧視

反對特定年齡的人。

Alcoholism 酒精中毒

酒精中毒的傳統西班牙詞。

Alein 外僑

任何非美國公民但申請居留於美國者。

Allopathic philosophy 對抗療法哲學

源自當前科學模型的健康信念和實踐,包括應用最新的健康照護科技及其他方式,例如預防注射、適當營養及急救法。

Allopathic 對抗療法

使用引起疾病相對效果的療法來治療疾病。

Alternative health system 另類醫療健康體系

一種健康體系,個人使用並非傳統文化中所期望的方式,也非對抗醫療。

Amulet 護身符

一種具有魔力的物件,例如用一條線或帶子綁上符咒並戴在頸部、手腕或腰部,可保護穿戴者免於身體、心理疾病、傷害及不幸。

Amulet 病歷

透過問診來診斷健康問題的傳統中醫方法。

Apparel 服裝

人們爲了文化或宗教信仰而日常穿著的傳統服裝,例如頭巾。

Aromatherapy 芳香療法

運用植物精油對身體產生強烈的身體和情緒影響的古老科學方式。

Assimilation 同化

將其他文化完全吸收,以及適應其文化特質,以發展出一種對於新文化的認同。

Ataque de nervios

西班牙傳統術語,表示神經被攻擊或神經衰弱。

Average charge 平均費用

患者出院賬單中的平均貨幣費用。

Average length of stay 平均住院天數

患者因特定疾病住院的平均代表天數。

Ayurvedic 活力論

距今4000年前的印度古老療癒法,使用食物、自然治療、藥草,主要目的是長壽及生命品質,是目前存在的最古老的醫療體系。

Balance (or equilibrium) 平衡（或均衡）

人的各個方面——身體、心理和精神——具有同等的重要性。

Bankes

運用產生真空的鐘形小形玻璃，放在人的胸部上，使胸部分泌物鬆弛。

Biofeedback 生物回饋

使用一種電子裝置來測量皮膚溫度。病人可自主性的控制此種溫度反應。

Biological variations 生物的變數

不同的文化種族及族群在生物特性的差異性，如身體結構、膚色、生物化學差異、疾病易感度、營養狀態差異等。

Borders 邊界

國家之間的法律、地理分隔。

Botanica

傳統的西班牙裔藥房，可以購買到護身符、草藥、書籍、蠟燭和聖人雕像。

Bruja

為西班牙傳統女巫的名詞。

Caida de la mollera (fallen fontanel) 囟門墜落

西班牙裔的傳統信念，認為若觸摸嬰兒頭部，會使其前囟門凹陷。

Calendar 日曆

宗教節日的日期。許多紀念日期在儒略曆上每年都會有變化。

Care 照護

能協助、支持、或增進個人在維持、改善或緩解健康問題的一些因素。

Celos

為西班牙傳統的嫉妒詞句。

Census 人口普查

美國人口普查局統計美國的每位居民。每十年一次的人口普查收集的數據，能決定每一州在美國眾議院的席位數量，也能用來分配數十億的聯邦資金給當地社區。

Charm 符咒
結合護身符與護符，但僅以文字或象徵符號呈現的一種物件。

Chinese doctor 中醫師
接受中醫教育的醫師，使用藥草及其他治療方式來提供健康照護服務。

Chiropractic 脊椎按摩療法
相信使用「能量」來治療疾病的一種醫療保健形式。

Complementary medicine 輔助醫療
運用輔助對抗疾病的治療方式。

Citizen 公民
美國公民是美國本地出生、外國出生的孩子，或效忠美國並有權獲得美國保護的居民。

Conjure 召喚
爲施行巫術的動作。

Coraje
爲西班牙傳統的憤怒詞句。

Costs 成本
爲物品的貨幣價格，或忽略社會因素的後果。

CulturalCare 文化照護
爲一種用來描述具有文化敏感性、文化適當性及文化能力的健康照護。爲滿足既定個案、家庭及社區的複雜護理照護需求，文化照護非常重要。是跨越文化疆界並考量個案健康問題發生時的生活脈絡及情境的一種健康照護提供形式。

Culturally appropriate 文化合適性
指涉文化照護提供者應用已具備對於既定個案的背景知識來提供最佳的健康照護。

Culturally competent 文化能力
指涉在所提供的照護中，健康照護提供者了解並關注於個案情境的整體脈絡。文化能力是一種包含知識、態度、技能的複雜組成。

Culturally sensitive 文化敏感性

指涉健康照護提供者在其執業場域中，擁有在建構異文化族群健康傳統上的一些基礎知識。

Culture 文化

非生理性的特質，例如某一族群所共享，並代代相傳的價值、信念、態度及習俗等，是一種超溝通體系。

Culture shock 文化休克

當從某一個文化場域轉移到另一文化場域中所發生的一種不適應現象。

Curandero 巫醫療癒法

一種西班牙裔的傳統療癒方法。

Curandera(o)

為西班牙裔傳統整體療癒師。

Curing 治療

駕馭某一疾病的身體與心理（或二者）之二種面向的結果。

Decoction 煎煮

將由植物樹皮、樹根、種子或果子所製成的茶，用文火慢慢熬煮。

Demographic disparity 人口統計差異

具有特定屬性例如貧困或專業護理低於總人口概況的百分比變化。與總人口的統計資料進行比較。

Demographic parity 人口均等

特定人群（例如註冊護士）的公平分布，以及在於總人口中的統計資料。

Demographics 人口統計

一個國家、州、縣、當地城市或城鎮的人口概況。

Demography 人口學

對於人口的統計研究，包括：不同年齡層、性別及特定地區人口密度等變數的統計學計算。

Determinism 決定論
相信生活是在個人的控制之下。

Diagnosis 診斷
認同某些事情的性質或原因，尤其是問題。

Disadvantaged background 不利的背景因素
阻礙個人參與健康專業課程的教育及經濟雙重因素。

Discrimination 歧視
藉由對於某人的偏見，而拒絕其獲得平等的機會。

Divination 占卜
透過呼喚靈魂及其他的力量來確認某一健康問題的一種美國印地安人的傳統實踐。

Documentation 文件
證明一個人的公民身分或移民身分所必需的文件。

Duklij
綠松石或綠色孔雀石護身符，美洲印第安人用來驅除惡靈。

Dybbuk 惡魔
爲一種徘徊且無實體的靈魂進入另一人的體內並將之抓緊的狀態。

Emerging majority 新興大多數
有色人種，包括：黑人、亞裔／太平洋島民、美國印地安人、愛斯基摩人或阿留申人及西班牙裔等。預估在2020年前，這些種族將成爲美國人口的大多數。

Emic 主位的
描述一個事件或行爲的一種個人的內在想法。

Empacho 積食症
西班牙裔的傳統信念，爲一團食物球卡在胃部。

Envidia 嫉妒
西班牙裔的傳統信念，嫉妒他人將可爲自己帶來生病及厄運。

Environmental control 環境的控制
某一既定族群中的個人有能力去主動的控制自然及環境中的直接因素。

Epidemiology 流行病學
研究疾病分布的一門學科。

Epilepsia 癲癇症
傳統的西班牙語，表示癲癇症。

Ethnicity 民族性
一種與某文化族群共同的社會及文化習俗相關的認同感。

Ethnocentrism 民族中心主義
某一文化族群成員以自身的行為標準、態度及價值觀來看待其他文化族群。認為個人自身文化、民族、專業或社會群體等的信念較其他人優越。

Ethnomedicine 民族醫學
原住民文化所發展出的健康信念及實踐，不具備當代醫學的特質。

Etic 客位的
某人並未親身經歷到某事件便給與詮釋，一種外來者的觀點。

Evil eye 邪惡之眼
認為某人透過凝視或盯著他人看便能投射傷害的一種信念。

Excessism 過度主義
渴望擁有大量財產和物質財富。

Exorcism 驅邪
透過慶典儀式將邪靈從人體內驅逐出。

Faith 信心
對於某一宗教或其他靈性哲學的一種強力信念。

Fatalism宿命論
相信生活不是個人能控制。

Fatigue 疲勞
哮喘樣的症狀為傳統西班牙詞句。

Folklore 民俗
某族群的傳統保存、口語形式、建構信念、故事及相關訊息等。

fundamentalism 原教旨主義
對世襲傳統的嚴格信仰。

Garments 服裝
一個人可能穿著的神聖服裝。

Gender-specific care 特定性別的照顧
由相同性別的人對另一人提供照顧——可能是特定宗教要求或個人偏好。

Geophagy 異食癖
進食非食物成分，如石灰。

Glossoscopy 舌望診法
一種中國醫術，透過檢查舌頭來診斷健康問題。

Green card 綠卡
證明某人是合法移民，並且在美國擁有永久居留身分的文件。

Gris-gris 好護身符
為巫毒教的一種象徵物，有許多不同形式，能保護但也能傷害某人。

Halal 清真
來自伊斯蘭的律法，通過儀式的方式屠宰動物，因此，此動物肉品適合傳統伊斯蘭人食用並遵循伊斯蘭飲食法。

Haragei 腹語藝術
一種日本藝術或實踐，使用非語言溝通方式。

HEALING 療癒
使身體、心理及靈性維持恆定或和諧，或在個人與環境之間的一種全貌的或三重面向的現象。

HEALTH 健康
包括個人內在存有的、身體的、心理的及靈性的，以及在自然、社群的及形而上等外在世界的一種恆定現象。

Heritage consistency 習俗一致性

遵循個人傳統文化信念體系的一種信念及實踐。

Heritage inconsistency 習俗不一致

遵循對一個人文化信念體系的一種信念和實踐。

Hex 施魔

某人能將邪靈、不幸或厄運施加於他人身上。

Histeria

歇斯底里的傳統西班牙詞句。

Homeopathic philosophy 順勢療法哲學

源自傳統文化知識的健康信念和做法，以維持健康，預防健康狀態改變，並恢復健康。

Homeopathic medicine 順勢療法

在順勢療法的實踐中，治療的是人，而不是疾病。

Homeopathy 順勢療法

醫學系統基於一種信念，即一種疾病可以透過微量的物質治癒，而倘若健康的人給予大劑量服用，會產生與接受治療的人所經驗相同的症狀。

Hoodoo 伏毒教

一種召喚的形式，其指涉為一種巫毒教的巫術實踐。

Hydrotherapy 水療

用水來維持健康和治療疾病。

Hypnotherapy 催眠療法

催眠的使用是刺激情緒並產生如血壓等的非自主反應。

Iatrogenic 醫源性

因治療另一種疾病而導致的非預期症狀或疾病。

ILLNESS 生病

身體、心理及靈性的失衡狀態；個人與環境之間的一種不和諧的感覺。

Immigrant 移民

外僑進入美國以尋求永久或暫時居留。

Indigenous 原住民

在當地土生土長的人。

Intangible cultural heritage 非物質的文化習俗

從祖先那裡承襲的傳統或生活表達方式，例如口語傳統和傳統的健康／疾病／療癒信念和實踐。

Kineahora

傳統猶太人防止「邪惡之眼」的語言。

Kosher 猶太潔食

適合傳統猶太人食用，並遵循猶太飲食法而準備的食物。

Kusiut

美國印第安醫者的參考術語；指「教訓之一」。

Lay midwife 民俗助產士

施行民俗助產實踐的人。

Lay midwifery 民俗助產

一種協助接生的替代方式。

Legal Permanent Resident (LPR) -合法永久居民 (LPR)

綠卡領取者；已獲取美國合法永久居留權的居民。

Limpia 潔淨

一種用來清潔某人的西班牙裔傳統信念。

Locura

瘋狂的傳統西班牙詞句。

Macrobiotics 長壽健康飲食

來自遠東的一種飲食生活方式並被久司道夫（Michio Kushi）修訂以適合美國人。此素食的食物原理包含陰陽食物能量的平衡。

Magico-religious folk medicine 巫術宗教民俗醫療

一種使用符咒、神聖的文字及行動來預防或治療目前疾病的醫療體系。

Mal ojo (bad eye) 壞眼

一種西班牙裔的傳統信念，認為來自個人過多的讚美將會對於他人造成傷害。

Massage therapy 按摩治療

一種使用徒手技術以緩解疼痛並使能量返還給身體。

Medically underserved community 醫療貧乏之社區

缺乏或接受不適當健康照護服務的都會或農村地區的人口族群。

Melting pot 熔爐

諸多文化的社會融合現象。

Mental 心智

與人的思考和認知有關。

Meridians 穴位點

在傳統中國醫學實踐中用來施行針灸針刺的身體某特定點。

Metacommunication system 後設溝通體系

一種溝通的大體系，包括口說語言及非語言的符號及象徵。

Milagros

傳統的西班牙文詞句，表示在感恩節獻給聖徒身體部位的小圖形或其他物品。

Minimalism 極簡主義

知道如何以極少的財產和物質過生活。

Miracle 奇蹟

超自然、無法解釋的事件。

Modern 當代

一種存在於美國及西方等健康提供者對於健康與生病的目前信念及實踐的健康照護體系。

Modernism 現代主義

堅持現代方式並相信其他價值觀不復存在。

Motion in the hand 手部移動

一種美國印地安人的傳統實踐,在占卜儀式中,診斷師將手部移動。

Moxibustion 艾灸

一種用來維持陰陽平衡的中國醫術,建立在應用熱的價值基礎上。在某一疾病陰堆積過多之處,使用熱。

Multicultural nursing 多元文化護理

以多元的方式來理解在二種或更多種文化間的關係,以創造一種理解異文化族群成員所經驗到的健康相關信念、實踐及議題等更寬廣的護理實踐架構。

Mysticism 通靈

靈性療癒的觀點及信念。

Natural folk medicine 自然民俗醫療

使用自然環境,以及藥草、植物、礦物質及動物成分等物質,來預防或治療生病。

Naturalization 歸化

在實現國會規定的要求下,授予外國公民或國民美國公民身分的過程。

Nonimmigrant 非移民

在某些特定情況下,例如:船員、學生及臨時工作,被允許暫時進入美國者。

Occult folk medicine 神祕民俗醫療

使用吉祥物、聖詞、神聖活動以預防及治療生病。

Orisha

約魯巴語,非洲人,神或女神。

Osphretics 聽聞法

以聽及聞的方式來診斷健康問題的一種傳統中國醫術。

Osteopathic medicine 整骨醫學

為教授體內自然的調理力來治癒疾病的醫學實踐學校。

Overheating therapy (hyperthermia) 高溫療法

自古希臘時期開始施行,透過熱來刺激免疫細胞,進而殺死病原體。

Partera 接生婆

一種墨西哥裔美國人或墨西哥人的民俗助產方式。

Pasmo 麻痺

一種西班牙裔的傳統癱瘓疾病。

Pluralistic society 多元社會

一個包含許多不同民族文化族群的社會。

Poultice 糊劑

以棉布包裹草藥、粉劑、茶或其他物質並熱、軟或溼的形式放在身體疼痛部位。

Powwow 巫師治療

一種由德國裔美國人所實踐的傳統療癒方式。

Prejudice 偏見

將某一族群普遍想像爲一種負向信念或主觀的想法，並導致未審先判的結果。

Promesa

傳統的西班牙語詞，表示深刻而嚴肅的承諾。

Racism 種族主義

認爲某一族群比其他族群優越的一種信念。

Rational folk medicine 理性民俗醫療

人類最早使用自然環境中的藥草、礦物質、無機物、動物成分以預防及治療生病。

Raza-Latina 拉丁民族

一種用來指涉拉丁美洲後裔的俗稱。

Reflexology 反射學

處理與身體每個器官相對應的手部及足部反射點的自然科學。此目標是清淨能量路徑並使能量暢通全身。

Refugee 難民

任何在國籍之外，因受迫害或有充分理由害怕受迫害而無法或不願返回自己國家的人。

Religion 宗教
一種服從或崇拜宇宙造物者的神聖或超自然力量的信念。

補助藥品（補品）
利用自然環境—草藥、植物、礦物質和動物等物質，以治療疾病的天然民間藥物。自然療法已經從世界的每個角落——東方和西方——來到美國。能在藥房、市場和天然食品商店購買到它們。

Resident alien 居留外僑
賦與合法居留權的外國人。

Resiliency 彈性
堅強並能抵抗傷害事件、情感或身體危險後果的狀態。

Restoration 恢復
個人用來回返健康的一個過程。

Risk adjustment 風險調整
複雜的數據組合被放入詞語中，它們如同蘋果與蘋果般的比較。

Sacred objects 聖物
具有靈性目地的物品，例如護身符和米拉格羅斯（milagros）。

Sacred places 聖地
人們為了請求允許而請願，或提供感恩祈禱的地方。

Sacred practices 神聖的做法
人們必須遵循的宗教習俗，例如飲食禁忌或點蠟燭。

Santeria
西班牙傳統詞彙，代表融合了非洲和天主教信仰的宗教。

Santero(a)
為傳統西班牙文詞，針對 Santeria 宗教中的傳統神職人員牧師和治療師。

Sexism 性別偏見
某一個性別的成員深信自己比其他性別優越。

Shrine 神社

一個地方-自然的、世俗的和／或與宗教傳統有關聯的地方——人們在那裡進行靈性或朝聖，以致感恩或祈求恩惠。它們與神祕宗教民間醫療有關，能觀察到符咒、聖言和聖潔行為（例如祈禱）。

Singer 歌者

一種美國印地安人的傳統療癒形式，以唱歌來治療某一健康問題。

Skilly

一種被傳統切諾基人認為會引起疾病的物質。

Social organization 社會組織

被某一既定社會族群所遵行，並與生活事件相關的文化行為諸多類型，如：健康與生病等。

Socialization 社會化

是在一個文化中被喚起且是獲得該群體特性的過程。

Soul loss 失魂

相信個人的靈魂已經離開身體，四處遊蕩，之後返回的一種信念。

Space 空間

一處將個人身體及其內許多物質環繞的區域。

Spell 咒語

一種巫術的文字或形式，或一種邪惡或厄運的情境。

Sphygmopalpation 脈搏觸診法

使用感覺脈搏的方式來診斷健康問題的一種傳統中國醫術。

Spirit 靈魂

個人的一種非實體與非心理的一個層面，是意義與個人整體的來源，也是每種宗教及靈性經驗的來源。

Spirit possession 靈魂附身

相信靈魂或進入人體，占據人體並控制其所言及所行的一種信念。

Spiritual 靈性的

為一種個人靈性經驗在想法、態度、概念、信念及行為上的結果。

Spirituality 靈性

意義與個人整體的一種經驗。

Stargazing 觀星

傳統美國印地安人向星星祈禱的形式，觀星者對星星神靈禱告，為一種神聖的方式。

Stereotype 刻板印象

假定某一既定族群的所有成員皆相同的想法。

Superstition 迷信

表現某種行為、配戴符咒或護身符，或吃某物等的一種信念，將影響許多生活事件。這些信念是由巫術及信心所支持。

Susto (soul loss) 驚恐症

一種傳統西班牙裔的信念，相信靈魂能離開人體。

Susto 靈魂喪失

傳統的西班牙人相信靈魂能夠離開一個人的身體。

Szatan 撒旦

「邪惡之眼」的傳統波蘭語術語。

Taboo 禁忌

一種與文化相關的禁止，將某種行為排除於日常生活之外。

Talisman 護符

一種加諸於不同形式力量的宗教神聖物件，當配戴這些物件時能保護個人避免傷害或邪惡。

【譯註：護符是指具有超自然價值的實物，一般都附有符籙，相信可以驅邪護身。因其附有符籙，故不見於無文字的社會。】

Tao 道

方法、路徑或論述。在精神的層次上，是存在的終極意義。

Time 時間
期間、一段時間，也是某個時間點或情境。

Tirisia
傳統西班牙語為焦慮之詞。

第 VI 篇
根據 1964 年《民權法案》第 VI 篇的規定，在擴展護理設施、公共輔助計畫、護理之家和醫院等醫療保健環境中，接受照顧並符合資格在有限英語能力有限（LEP）人群對於醫療補助、其他醫療保健或人類服務，不得因其種族、膚色或國籍而被拒絕提供援助。

Tradition 傳統
代代相傳的主張、信仰、傳說、習俗和信息，特別指口耳相傳或實踐。

Traditional 傳統的
已代代相傳的古老的、民族文化宗教的信念及實踐。

Traditional epidemiology 傳統的流行病學
不以科學特質及疾病導因為依據的一門學科。

Traditionalism 傳統主義
特定文化群體於傳統健康、疾病和治療方法等信念。

Tui Na 推拿
為一種複雜的中國按摩系統——「推拉」，使用經絡刺激來治療骨科和神經系統問題。

Undocumented alien 未被登錄的外僑
外國人透過繞道闖關或逾時居留等方式，未經法律核可而進入某國家。

Universalism 普遍主義
許多範疇的開放信念，有可能不屬於個人特定習俗的一部分。

Unlocking 解鎖
為幫助裂解和了解生活脈絡中健康／健康和疾病／疾病等定義而採取的步驟。它包括不斷的提問：什麼是健康？無論回答是什麼，問題都是「意思為何？」。最初，會引起很多混淆之處，但隨著定義被分析，整個過程是有道理的。

Voodoo 巫毒教
融合基督教及非洲約魯巴（Yoruba）教信念的一種宗教。

Vulnerability 易受傷害的
虛弱或容易發生不良事件、情緒或身體處於危險的狀態。

Witched 女巫
傳統美國印地安人信念的一種形式，相信個人會遭受女巫傷害。

Xenophobia 外國人仇視症
對陌生人的病態恐懼。

Yang 陽
一種男性的正向能量，能創造出熱、溫暖及實。

Yin 陰
一種女性的負向能量，能創造出黑暗、冷及虛。

Yoruba（約魯巴語）
非洲部落的神話和儀式是 Santeria 的基礎。

附錄B　文化照顧評估

怡懋・蘇米　譯

　　本節附錄提供給不同傳統習俗的人共同執行照顧工作的指南，以利於收集有關個人傳統信念、家庭習俗和族群文化等社區相關訊息的評估工具。

準備

開始之前

- 了解你自己的文化價值觀、衝突及傳統的健康（health/HEALTH）信念及實踐。
- 對於你所照顧的個案，獲得關於其健康信念及實踐的基礎知識。

溝通

- 尊重、提高興趣，及了解異文化族群，不帶有任何評斷。請注意，健康／健康信念和實踐，在族群、文化和宗教社區內部和之間有所不同。
- 當需要時，確認英語流利程度並準備好成為一名有能力的詮釋者。
- 詢問病人較喜歡如何被稱呼——「先生」「女士」。不要直呼其名或使用暱稱或通用語（例如「親愛的」或「兄弟」）來稱呼個案。
- 容許病人坐在一處能有眼神接觸的舒適個人空間內。若你的病人不喜歡眼神接觸時，不要沮喪。在許多文化中，不接觸他人眼光是一種禮貌。
- 避免一些可能造成誤解及防衛心的一些肢體語言及姿勢。

- 直接、尊重、清晰、安靜的與對方交談，無論是否有翻譯者在場，避免一些俚語、粗話及複雜的句子。
- 提供用病人母語所寫的簡單易讀的文字資料。勿使用卡通及卡通圖案來作說明。

傳統評估

下列這些問題是用來描述某既定個案，或你自己的民族、文化及宗教背景。執行此項習俗評估，有助於確認個案在認同其傳統習俗上的深度。在擬定評估的步驟，理解個案的傳統信念及實踐，以及協助確認其社區資源上，在需要時本評估表將有助於掌握這些焦點。當個案的正向回應愈多時，就愈能認同其傳統習俗。但在正向回應的一個例外就是關於個案是否改名的問題。發展此評估工具的背景理由如第二章所敘述。

1. 你母親的出生地？

2. 你父親的出生地？

3. 你祖父母的出生地？

　　甲、你的祖母？

　　乙、你的祖父？

　　丙、你的外祖母？

　　丁、你的外祖父？

4. 你有幾位兄弟？幾位姊妹？

5. 你的成長地？都市或鄉村？

6. 你的父母成長於你個國家？

　　甲、父親？

　　乙、母親？

7. 你幾歲時來美國？

8. 你的父母幾歲時來美國？

甲、母親？

乙、父親？

9. 你何時開始發育？誰與你同住？

10. 你是否與下列親友聯絡：

甲、伯父、伯母、堂兄弟？(1)是(2)否

乙、兄弟及姊妹？(1)是(2)否

丙、父母？(1)是(2)否

丁、你自己的子女？(1)是(2)否

11. 是否大多數的伯父、伯母、堂兄弟都住在你家附近？(1)是(2)否

12. 你多久拜訪一次住在外地的家庭成員？(1)每天(2)每週(3)每月(4)每年(5)從未

13. 你是否更改原來的姓？(1)是(2)否

14. 你的宗教信仰為：(1)天主教(2)猶太教(3)新教徒：哪個教派？(4)伊斯蘭教(5)佛教(6)回教(7)其他(8)沒有

15. 你配偶的宗教與你相同嗎？(1)是(2)否

16. 你配偶的民族背景與你相同嗎？(1)是(2)否

17. 你就讀於哪種類型的學校？(1)公立(2)私立(3)教會學校

18. 當你成年時，鄰居與你的信仰及民族背景是否相同？(1)是(2)否

19. 你隸屬於某種宗教組織嗎？(1)是(2)否

20. 你自認為是一個積極主動的宗教成員嗎？(1)是(2)否

21. 你多久參加一次宗教組織？(1)每週多於一次(2)每週(3)每月(4)只在特殊節日(5)從未

22. 你是否在家有實踐宗教信仰？

(1)是（若選擇是，請說明）

禱告_____

　　　　讀經_____

　　　　慶祝宗教_____

　　　　節慶_____

　　(2)否

23. 你是否依據自身的民族背景來選擇食物？

　　(1)是　(2)否

24. 你是否參與民族性的活動？

　　(1)是（若選擇是，請說明）

　　　　A.吟唱　B.慶祝節慶　C.跳舞　D.嘉年華會　E.服裝　F.其他

　　(2)否

25. 你朋友與你的宗教信仰相同嗎？(1)是(2)否

26. 你朋友與你的民族背景相同嗎？(1)是(2)否

27. 除了英語之外，你的母語為何？

28. 你會說母語嗎？

　　(1)是　(2)偶爾　(3)否

29. 你會讀母語文字嗎？(1)是(2)否

民族健康家庭訪談（EthnoHEALTH Family Interview）

　　訪問你的外婆、母親或阿姨，以了解你的傳統文化；在臨床實踐中，訪問病人或年長的家庭成員，了解其原生家庭的健康傳統。建議選擇母親這個角色，因為母親通常是家庭的把關者，也是將健康／健康信念和實踐傳遞給下一代的人。

　　1. 族群背景

　　　　出生地

　　　　宗教

　　　　在美國已第幾代

2. 做什麼來維持健康呢？再者，如果還記得的話，其母親是如何維持健康呢？

3. 做了什麼來保護健康呢？另外，如果她還記得的話，其母親是如何保護健康呢？

4. 用什麼「家庭措施」來恢復健康？再者，如果還記得的話，其母親是如何恢復健康呢？

5. 其宗教／靈性信念如何定義出生？此伴隨著什麼儀式活動？

6. 其宗教／靈性信念如何定義生病？此伴隨著什麼儀式活動？

7. 其宗教／靈性信念如何定義治療？此伴隨著什麼儀式活動？

8. 其宗教／靈性信念如何定義死亡？此伴隨著什麼儀式活動？

民族文化社區評估

　　了解你個人、你的同儕或病患居住社區的一種方法是參加「城市徒步旅行」，於人口稠密的地區應用戶外活動來獲得技能、知識和滿足好奇心。這是一種激發你感官的非傳統方式，因為你可以：

1. 查看：新的或熟悉地方的基礎設施、住房、商店和小型企業、市場、交通系統、藥房、禮拜堂等。

2. 聆聽：聆聽來自聲音、交通和音樂等相互產生的交響樂。

3. 品嚐：到附近的餐館吃飯，品嚐新食物。

4. 聞嗅：街上、家裡或餐館裡準備的食物。

5. 觸摸：手觸不同織物和物體的紋路條理。

這是一種見證和了解文化多樣性和新美國的方式，並消除對未知社會和文化現象的恐懼，而這些現象可能會限制接受美國人發生人口變化的個人能力。

　　以下是適合個人欲探索社區的評估指南。下列的大綱能作為該目標社群的一種評估指引並增進文化照護的理解。

人口統計數據：

■ 該城市或市鎮的總人口大小

■ 著重於目標群體的人口學特性

■ 按族群、年齡、教育程度、職業、收入、原籍國、血統等。
（此資訊可從美國人口普查網站獲得）。

訪談社區民眾以發現傳統的健康（health/HEALTH）/生病和疾病（illness/ILLNESS）的傳統信念和實踐，例如：

■ 生病的傳統原因，如不良的飲食習慣、錯誤的食物組成、上帝的懲罰、邪惡之眼、施咒、咒語或嫉妒等，如第 5 章所述。

■ 維持健康、保護健康及恢復健康的傳統做法。

■ 對抗療法、順勢療法及家庭療法的資源。

例如：社區衛生服務中心和醫院

傳統藥物的來源，如雜貨店、植物藥、藥草鋪等

■ 生育兒童的信念和實踐。

■ 養育兒童的理念和實踐。

■ 環繞於死亡與瀕死的儀式和信念。

這些評估工具將有助於提高你的文化能力，並幫助你不斷深入了解美國整體文化中不可忽視的多樣性。

附錄C　日曆：文化和宗教更新日期

怡懋・蘇米　譯

　　以下表格整理自諸多不同宗教文化傳統的民眾所慶祝的祭儀節日，這些節日每年都不會落在儒略曆法下的同一日期。起源於有些宗教如猶太教，遵循農曆；其他包括伊斯蘭教，則同時遵循陰曆和陽曆，有鑑於這些國家的文化宗教多樣性日益增加，需說明及考量此一現象。必須就儒略曆法的特定節日與特定宗教團體領袖連結；傳統文化和宗教節日對病人和工作人員的生活有著重大的影響，隸屬該假期應避免安排手術和眾多的檢查，同時也不得在該時間安排大型專業會議和其他活動，以免造成撞期及衝突。

宗教與國族	祭儀節日	預期辦理日期
伊斯蘭教	開齋節和喜拉喜（新年）	各區不同
中國人	送灶神日	一月
伊斯蘭教	齋戒月（Laylat al-Qadr）（尊貴之夜）	一月
錫克教	戈賓德・辛格上師（Guru Gobind Singh）生日	一月
印度教	豐收節（Makara Sakranti/Pongal）	一月
中國人	新年：中國、韓國、藏族、越南新年	二月
中國人	元宵節	二月

宗教與國族	祭儀節日	預期辦理日期
巴哈伊教	閏日	二月或三月
基督教	懺悔星期一	二月或三月
基督教	懺悔星期二	二月或三月
基督教	聖灰禮儀	二月或三月
東正教	四旬齋／主流東正教會	三月
印度教	溼婆節（溼婆之夜）	三月
印度教	灑紅節	三月
伊朗人	茹孜節、諾魯茲節或耨儒孜節	三月
基督教	棕枝主日，聖枝主日	三月或四月
猶太人	逾越節（始於日落）	三月或四月
猶太人	逾越節	三月或四月
基督教	耶穌受難日	三月或四月
基督教	復活節	三月或四月
東正教	棕枝主日	三月或四月（棕枝主日一周後）
基督教	復活節星期一	三月或四月
東正教 基督教	耶穌受難日	三月或四月（主受難日一周後
東正教	復活節：東正教，也稱為Pascha	三月或四月
中國人	清明節	四月
伊斯蘭教	穆哈蘭姆月	四月
越南	清明（尊重祖先）	四月
印度教	拉瑪節	四月
柬埔寨	新年	四月
印度教	豐收節（Vaisakhi）（陽曆新年）	四月

宗教與國族	祭儀節日	預期辦理日期
錫克教	豐收節（Baisakhi）（新年）	四月
耆那教	大雄節（Mahavir Jayanti）	四月
巴哈伊教	麗茲萬節	四月
佛教徒	衛賽節	五月
猶太人	七旬節（始於日落）	五月或六月
中國人	端午節	六月
東正教	耶穌升天日	六月
基督教	五旬節	六月
伊斯蘭教	聖紀節	六月
東正教	五旬節	六月
猶太人	Tisha B Av 禁食日	七月或八月
中國人	七夕	八月
印度教	黑天聖誕節	八月
韓國人	中秋節	九月
科普特基督教	科普特新年	九月
中國人	中秋節	九月
猶太人	猶太教曆新年	九月或十月
猶太人	贖罪日（始於日落）	九月或十月
猶太人	贖罪日	九月或十月
猶太人	住棚節（始於日落）	九月或十月
猶太人	聖會節（始於日落）	九月或十月
猶太人	妥拉節（始於日落）	九月或十月
印度教	杜爾迦節	十月
巴哈伊教	巴孛誕辰	十月
印度教	排燈節	十月
錫克教	那納克誕辰	十一月

宗教與國族	祭儀節日	預期辦理日期
巴哈伊教	巴哈歐拉誕辰	十一月
猶太人	光明節	十二月
伊斯蘭教	齋月	各不相同

資料來源：改編自多元文化資源日曆。（2011）。馬薩諸塞州阿默斯特：Amherst Educational Publishing，800-865-5549 或訪問 http://www.diversityresources.com/index.php。提供年度日曆，其中包含給定假期的確切日期和解釋。該日曆另有一個電子版本，具有諸多功能，包括全球宗教、文化、紀念和國定假期、發音、食物和相關資源。

還有許多紀念活動也應被考量，承如下列羅列的紀念活動：

■ 非裔美國人歷史月（二月）

■ 婦女歷史月（三月）

■ 愛爾蘭裔美國人傳統月（三月）

■ 亞洲／太平洋裔美國人傳統月（五月）

■ 美國老年人月（五月）

■ 《美國殘疾人法案》週年紀念日（7 月 26 日）

■ 西班牙裔傳統月（9 月 15 日至 10 月 15 日）

■ 美洲印第安人／阿拉斯加原住民族遺產月（11 月）

這些可從美國人口普查局的揭露的資料中獲取，亦可以從下料網址中擷取http://www.census.gov/newsroom/releases/archives/facts_for _features_special_editions/cb11-ff13.html Z03_

附錄D　**數據資料的來源**

怡懋・蘇米　譯

　　網路上有許多珍貴的資源，但須要留意的是 URL 網址的變化；常常新的網址會鏈接到舊網站。然而，以健康和多樣性資訊而言，美國聯邦政府是具有實用性的機構組織。

1. 美國人口普查局每十年提供一次的人口普查、統計摘要、人口地圖等相關訊息。美國社區調查和美國資訊檢索站（American FactFinder）可以針對人口、住屋、經濟和地理資訊提供每年更新的資料。

2. 美國公民及移民服務局（USCIS）提供相關移民人數、福利、增加公民對國家的意識體認，並確保移民程序完整的機構。

3. 美國國土安全部負責相關移民事務、商業貿易以及緊急應變等部門。

4. 美國民權辦公室（OCR）隸屬於衛生與公眾服務部，負責執行 1964 年《民權法案》第六章的反歧視要求。

5. 美國國家衛生統計中心──2020 年健康人口──提供 2010 年至 2020 年間美國人健康改善與相關計畫。

6. 國家衛生統計中心提供美國公共衛生統計數據，包括疾病、懷孕、出生、老齡化和死亡率。

7. 衛生資源和服務管理局（HRSA）主要針對無保險、獨居或弱勢人群，協助其獲得醫療保健服務的主要聯邦機構。

8. 美國少數族裔健康辦公室（OMH）主要爲影響美洲印第安人和阿拉斯加原住民族、黑人和非裔、亞裔和西班牙裔美國人的公共衛生問

題，透過對衛生與公眾服務部部長提供政策建議，以消除種族歧視及健康不平等議題。

9. 國家替代和整合健康中心（NCCIH）是美國國立衛生研究院的一部分，負責對公眾和專業人員提供互補和替代醫學的運用和成效等相關研究、教育訓練和資訊傳播。

10. HealthFinder 是美國政府的線上出版物、提供資訊交流、資料庫、網站以及私人公益團體的造冊。

11. 美國聯邦醫療保險和補助服務中心其任務使命是確保有效、最新的醫療保障，對普及在投保人身上並享有優質的照顧。

12. 美國疾病管制中心（CDC）的使命是透過預防來拯救生命、保護民眾並節省資金浪費。而疾病管制中心重視與世界各地成為合作夥伴，共同監測民眾健康狀況、發現和調查健康議題、開展研究來預防疾病等任務。

附錄E　圖片來源

FRONT MATTER

p. 9: From The Shadow of the Wind by Carlos Ruiz Zafon. Published by Penguin Books, © 2005; **p. 16:** Pablo Picasso.

CHAPTER 1

p. 1: Pearson Education, Inc.; **p. 3:** From A Life in Medicine: A Literary Anthology by Robert Coles and Randy-Michael Testa. Published by The New Press, © 2002; **p. 7:** Rachel E. Spector, Cultural Diversity in Health and Illness, 9th Ed., © 2017, Pearson Education, Inc., New York, NY; **pp. 9–10:** National Standards for Culturally and Linguistically Appropriate Services in Health Care, Think Health, U.S Department of Health and Human Services; **p. 10:** Title VI of the 1964 Civil Rights Act, U.S Department of Justice; **p. 11:** From "Language Barriers to Health Care in the United States" by Glenn Flores in The New England Journal of Medicine, Volume: 355, Issue: 03, pp: 229–231. Published by The New England Journal of Medicine, © 2006; **p. 12:** From Advancing Effective Communication, Cultural Competence, and Patient- and Family-Centered Care: A Roadmap for Hospitals. Published by The Joint Commission, © 2010; **pp. 13–15:** Rachel E. Spector, Cultural Diversity in Health and Illness, 9th Ed., © 2017, Pearson Education, Inc., New York, NY.

CHAPTER 2

p. 18: From Heritage Consistency as a Consideration in Counseling Native Americans. Paper read at the National Indian Education Association Convention by Darryl Zitzow and George Estes. Published by ERIC, © 1980; **p. 19:** Rachel E. Spector, Cultural Diversity in Health and Illness, 9th Ed., © 2017, Pearson Education, Inc., New York, NY; **p. 20:** From Medicine and Anthropology by Iago Galdston. Published by International Universities Press, © 1959; **pp. 20–21:** By permission. From Merriam-Webster's Collegiate® Dictionary,

11th Edition © 2016 by Merriam-Webster, Inc. (www.Merriam-Webster.com); **p. 22:** From Harvard Encyclopedia of American Ethnic Groups by Stephan Thernstrom. Published by Harvard University Press, © 1980; **p. 22:** By permission. From Merriam-Webster's Collegiate® Dictionary, 11th Edition © 2016 by Merriam-Webster, Inc. (www.Merriam-Webster.com); **p. 29:** A Blueprint for Reform: The Reauthorization of the Elementary and Secondary Education Act, US Department of Education, 2010; **p. 29:** Rachel E. Spector, Cultural Diversity in Health and Illness, 9th Ed., © 2017, Pearson Education, Inc., New York, NY; **p. 31:** Rachel E. Spector, Cultural Diversity in Health and Illness, 9th Ed., © 2017, Pearson Education, Inc., New York, NY.

CHAPTER 3

p. 34: From The New Colossus by Emma Lazarus, 1886; **p. 35:** Population by Hispanic or Latino Origin and by Race for the United States: 2000 and 2010; Selected Characteristics of the Native ad Foreign-Born

Populations 2014 American Community Survey 1-year Estimates, U.S. Census Bureau; **p. 38:** Population Estimates; American Community Survey; Selected Population Profile in the United States 2014 American Community Survey 1-year Estimates, U.S. Census Bureau; **p. 40:** Learn About the United States Quick Civics Lessons for the Naturalization Test, U.S Citizenship and Immigration Services, 2011; **p. 41:** U.S. Lawful Permanent Residents, 2013; Department of Homeland Security, 2014; **p. 42:** Rachel E. Spector, Cultural Diversity in Health and Illness, 9th Ed., © 2017, Pearson Education, Inc., New York, NY; **p. 45:** Rachel E. Spector, Cultural Diversity in Health and Illness, 9th Ed., © 2017, Pearson Education, Inc., New York, NY; **p. 46:** Rachel E. Spector, Cultural Diversity in Health and Illness, 9th Ed., © 2017, Pearson Education, Inc., New York, NY.

CHAPTER 4

p. 48: Chief Seattle Suqwamish; **p. 49:** Florence Nightingale; **p. 49:** Rachel E. Spector, Cultural Diversity in Health and Illness, 9th Ed., © 2017, Pearson Education, Inc., New York, NY; **p. 49:** By permission. From Merriam-Webster's Collegiate® Dictionary, 11th Edition © 2016 by Merriam-Webster, Inc. (www.Merriam-Webster.com); **p. 54:** Vision Statement of Healthy People 2020, Office of Disease Prevention and Health promotion, 2015; **p. 57:** By permission. From Merriam-Webster's Collegiate® Dictionary, 11th Edition © 2016 by Merriam-Webster, Inc. (www.Merriam-Webster.com); **p. 62:** Rachel E. Spector, Cultural Diversity in Health and Illness, 9th Ed., © 2017, Pearson Education, Inc., New York, NY; **p. 63:** Rachel E. Spector, Cultural Diversity in Health and Illness, 9th Ed., © 2017, Pearson Education, Inc., New York, NY.

CHAPTER 5

p. 64: Rachel E. Spector, Cultural Diversity in Health and Illness, 9th Ed., © 2017, Pearson Education, Inc., New York, NY; **p. 72:** From Library of Health: Complete Guide to Prevention and Cure of Disease, Containing Practical Information on Anatomy by Benjamin Franklin Scholl. Published by History Publishing Company, © 1924; **p. 76:** Rachel E. Spector, Cultural Diversity in Health and Illness, 9th Ed., © 2017, Pearson Education, Inc., New York, NY; **p. 77:** Rachel E. Spector, Cultural Diversity in Health and Illness, 9th Ed., © 2017, Pearson Education, Inc., New York, NY; **p. 79:** From Dybbuk by Gershon Winkler. Published by Judaica Press, © 1981; **pp. 81–82:** Rachel E. Spector, Cultural Diversity in Health and Illness, 9th Ed., © 2017, Pearson Education, Inc., New York, NY; **pp. 85–86:** Rachel E. Spector, Cultural Diversity in Health and Illness, 9th Ed., © 2017, Pearson Education, Inc., New York, NY; **p. 86:** Copyright © 2011 by Houghton Mifflin Harcourt Publishing Company. Adapted and reproduced by permission from The American Heritage Dictionary of the English Language, Fifth Edition; **p. 88:** From Health and Healing: Understanding Conventional and Alternative Medicine by Andrew Weil. Published by Houghton Mifflin, © 1983; **p. 90:** Rachel E. Spector, Cultural Diversity in Health and Illness, 9th Ed., © 2017, Pearson Education, Inc., New York, NY; **p. 93:** From Science and Health with Key to the Scriptures by Mary Baker Eddy. Published by Christian Scientist Publishing Company, 1875; **p. 93:** NCCIH Facts-at-a-Glance and Mission, National Center for Complementary and Integrative Health; **p. 95:** Rachel E. Spector, Cultural Diversity in Health and Illness, 9th Ed., © 2017, Pearson Education, Inc., New York, NY.

CHAPTER 6

pp. 98–99: From Aspects of Malaysian Magic by William Shaw. Published by Muzium Negara, © 1975; **p. 99:** From Depth Psychology and Modern Man: A New View of the Magnitude of Human Personality, Its Dimensions & Resources by Ira Progoff. Published by McGraw-Hill, © 1959; **p. 99:** From The Realms of Healing by Stanley Krippner and Alberto Villoldo. Published by Celestial Arts, © 1976; **p. 99:** From Faith Healing - God or Fraud by George Victor Bishop. Published by Sherbourne Pr, © 1967; **p. 99:** From Healing In His Wings by A J Russell. Published by Methuen, © 1937; **p. 99:** From Shaman's Path: Healing, Personal Growth & Empowerment by Gary Doore. Published by Shambhala, © 1988; **p. 99:** From Health and Healing by Naegele Kaspar. Published by Jossey-Bass, © 1970; **p. 101:** Exodus 15:26, The Holy Bible; **p. 101:** Deuteronomy 32:39, The Holy Bible; **p. 107:** Rachel E. Spector, Cultural Diversity in Health and Illness, 9th Ed., © 2017, Pearson Education, Inc., New York, NY; **p. 108:** From The Rites of Birth, Marriage, Death, and Kindred Occasions Among the Semites by Julian Morgenstern. Published by Hebrew Union College Press, © 1966; **p. 111:** From Muslim Customs and Traditions Relating to Childbirth by Michelle Lee. Published by Demand Media, © 2015; **p. 114:** Rachel E. Spector, Cultural Diversity in Health and Illness, 9th Ed., © 2017, Pearson Education, Inc., New York, NY; **p. 115:** Rachel E. Spector, Cultural Diversity in Health and Illness, 9th Ed., © 2017, Pearson Education, Inc., New York, NY.

CHAPTER 7

p. 117: From Folk Medicine-Fact and Fiction: Age-old cures, Alternative Medicine, Natural Remedies by Frances Kennett. Published by Crescent Books, ©1976; **pp. 122–123:** Rachel E. Spector, Cultural Diversity in Health and Illness, 9th Ed., © 2017, Pearson Education, Inc.,

New York, NY; **pp. 124–125:** Rachel E. Spector, Cultural Diversity in Health and Illness, 9th Ed., © 2017, Pearson Education, Inc., New York, NY; **p. 128:** Rachel E. Spector, Cultural Diversity in Health and Illness, 9th Ed., © 2017, Pearson Education, Inc., New York, NY.

CHAPTER 8

p. 130: From Fortune Magazine, Issue 79, Published by Fortune Magazine. © January 1970; **p. 133:** From For Profit Enterprise in Health Care: Can it Contribute to Health Reform by Eleanor D. Kinney. Published American Journal of Law and Medicine, © 2010; **p. 134:** Health, United States, 2014: With Special Feature on Adults Aged 55-64, U.S. Department of Health and Human Services; **pp. 137–138:** Rachel E. Spector, Cultural Diversity in Health and Illness, 9th Ed., © 2017, Pearson Education, Inc., New York, NY; **p. 140:** Rachel E. Spector, Cultural Diversity in Health and Illness, 9th Ed., © 2017, Pearson Education, Inc., New York, NY; **p. 145:** Rachel E. Spector, Cultural Diversity in Health and Illness, 9th Ed., © 2017, Pearson Education, Inc., New York, NY.

CHAPTER 9

p. 147: Rachel E. Spector, Cultural Diversity in Health and Illness, 9th Ed., © 2017, Pearson Education, Inc., New York, NY; **p. 150:** Wooden Leg; **p. 153:** From More and More Claiming American Indian Heritage by Zuckoff, Mitchell. Published by Boston Globe © 1995; **p. 154:** From An American Indian looks at health care by H. Bilagody in The ninth annual training institute for psychiatrist-teachers of practicing physicians by R. Feldman and D. Buch. Published by Western Interstate Commission for Higher Education, © 1969; **pp. 158–159:** Littlejohn, Hawk. (1979). Personal interview. Boston, MA; **p. 160:**

From Encyclopedia of Native American Healing, 2e by William S. Lyon. Published by W.W. Norton Company, © 1996; pp. 162, 185: Rachel E. Spector, Cultural Diversity in Health and Illness, 9th Ed., © 2017, Pearson Education, Inc., New York, NY; pp. 163, 185: Rachel E. Spector, Cultural Diversity in Health and Illness, 9th Ed., © 2017, Pearson Education, Inc., New York, NY; **p. 164:** From The Broken Cord, 1e by Michael Dorris and Louise Erdrich. Published by Harper & Row, © 1989; **pp. 167–168:** Rachel E. Spector, Cultural Diversity in Health and Illness, 9th Ed., © 2017, Pearson Education, Inc., New York, NY; **p. 168:** Rachel E. Spector, Cultural Diversity in Health and Illness, 9th Ed., © 2017, Pearson Education, Inc., New York, NY.

CHAPTER 10

p. 171: From The English Studies Book: An Introduction to Language, Literature and Culture by Rob Pope. Published by Routledge Publishers, © 2015; **p. 173:** From The Religions of Man, 1e by Huston Smith. Published by Harper & Row, © 1958; **p. 177:** From Chinese folk medicine by Heinrich Wallnofer and Anna von Rottauscher. Published by New American Library, © 1972; **pp. 187–188:** Rachel E. Spector, Cultural Diversity in Health and Illness, 9th Ed., © 2017, Pearson Education, Inc., New York, NY; **p. 188:** Rachel E. Spector, Cultural Diversity in Health and Illness, 9th Ed., © 2017, Pearson Education, Inc., New York, NY.

CHAPTER 11

p. 190: Frederick Douglass; **p. 191:** From There Are No Children Here: The Story of Two Boys Growing Up in the Other America by Alex Kotlowitz. Published by Anchor Books, © 1991; **p. 192:** From Resiliency in Ethnic Minority Families: African-American families by Hamilton I McCubbin. Published by The University of Wisconsin System,

© 1995; **p. 194:** Brunner, B. and Haney, E., Civil Rights Timeline: Milestones in the modern civil rights movement. © 2000-2012. Reprinted by permission of Pearson Education, Inc.; **pp. 201–202:** Rachel E. Spector, Cultural Diversity in Health and Illness, 9th Ed., © 2017, Pearson Education, Inc., New York, NY; **p. 203:** Rachel E. Spector, Cultural Diversity in Health and Illness, 9th Ed., © 2017, Pearson Education, Inc., New York, NY; **p. 205:** Rachel E. Spector, Cultural Diversity in Health and Illness, 9th Ed., © 2017, Pearson Education, Inc., New York, NY; **p. 209:** Rachel E. Spector, Cultural Diversity in Health and Illness, 9th Ed., © 2017, Pearson Education, Inc., New York, NY; **p. 210:** Rachel E. Spector, Cultural Diversity in Health and Illness, 9th Ed., © 2017, Pearson Education, Inc., New York, NY.

CHAPTER 12

pp. 224–226: Based on information from Texas Department of State Health Services, 2012; **p. 226:** From Division of Health Related Professions by J. Castillo, © 1982; **p. 227:** Rachel E. Spector, Cultural Diversity in Health and Illness, 9th Ed., © 2017, Pearson Education, Inc., New York, NY; **pp. 229–230:** Rachel E. Spector, Cultural Diversity in Health and Illness, 9th Ed., © 2017, Pearson Education, Inc., New York, NY; **p. 233:** Rachel E. Spector, Cultural Diversity in Health and Illness, 9th Ed., © 2017, Pearson Education, Inc., New York, NY; **p. 234:** Rachel E. Spector, Cultural Diversity in Health and Illness, 9th Ed., © 2017, Pearson Education, Inc., New York, NY; **p. 235:** Rachel E. Spector, Cultural Diversity in Health and Illness, 9th Ed., © 2017, Pearson Education, Inc., New York, NY.

CHAPTER 13

p. 237: From The American Soul:
Rediscovering the Wisdom of the Founders
by Jacob Needleman. Published by
TarcherPerigee, © 2003; **p. 239:** Selected
Social Characteristics In the United States
2009-2013 American Community Survey
5-Year Estimates, U.S. Census Bureau; **p. 241:**
From The German Texans by Glen E. Lich.
Published by University of Texas, © 1982;
p. 249: Rachel E. Spector, Cultural Diversity in
Health and Illness, 9th Ed., © 2017, Pearson
Education, Inc., New York, NY; **p. 250:** Rachel
E. Spector, Cultural Diversity in Health and
Illness, 9th Ed., © 2017, Pearson Education,
Inc., New York, NY; **p. 251:** Rachel E. Spector,
Cultural Diversity in Health and Illness,
9th Ed., © 2017, Pearson Education, Inc.,
New York, NY; **pp. 251–252:** Rachel E.
Spector, Cultural Diversity in Health and
Illness, 9th Ed., © 2017, Pearson Education,
Inc., New York, NY.

CHAPTER 14

p. 255: Pearson Education, Inc.; **p. 261:**
Rachel E. Spector, Cultural Diversity in
Health and Illness, 9th Ed., © 2017, Pearson
Education, Inc., New York, NY.

APPENDIX

pp. 281–283: Based on data from the
Multicultural resource calendar. (2011).
Amherst, MA: Amherst Educational
Publishing; **p. 283:** Profile America Facts for
Features, U S Census Bureau.

國家圖書館出版品預行編目資料

生病與健康的文化差異性／拉歇爾.史貝克托
(Rachel E. Spector)著；怡懋.蘇米，張
慎儀，周雨樺譯. －－二版.－－臺北市：
五南圖書出版股份有限公司, 2024.01
面；　公分
譯自：Cultural diversity in health &
illness.
ISBN 978-626-366-590-3 (平裝)

1.CST: 社會醫學　2.CST: 醫學人類學
3.CST: 健康照護　4.CST: 文化差距
410.15　　　　　　　　112015013

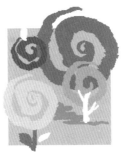

5J28

生病與健康的文化差異性

作　　者 — 拉歇爾·史貝克托（Rachel E. Spector）

譯　　者 — 怡懋·蘇米、張慎儀、周雨樺

發 行 人 — 楊榮川

總 經 理 — 楊士清

總 編 輯 — 楊秀麗

副總編輯 — 王俐文

責任編輯 — 金明芬

封面設計 — 陳亭瑋

出 版 者 — 五南圖書出版股份有限公司

地　　址：106台北市大安區和平東路二段339號4樓

電　　話：(02)2705-5066　　傳　　真：(02)2706-6100

網　　址：https://www.wunan.com.tw

電子郵件：wunan@wunan.com.tw

劃撥帳號：01068953

戶　　名：五南圖書出版股份有限公司

法律顧問　林勝安律師

出版日期　2007年9月初版一刷（共二刷）
　　　　　2024年1月二版一刷

定　　價　新臺幣520元

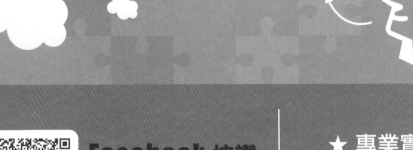

經典永恆・名著常在

五十週年的獻禮──經典名著文庫

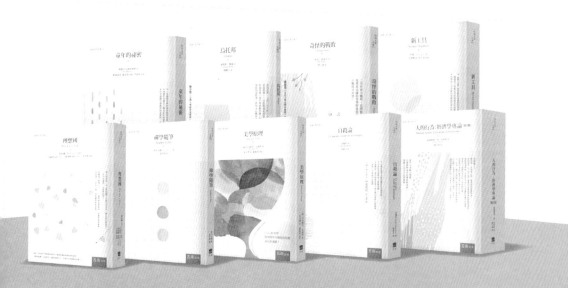

五南，五十年了，半個世紀，人生旅程的一大半，走過來了。

思索著，邁向百年的未來歷程，能為知識界、文化學術界作些什麼？

在速食文化的生態下，有什麼值得讓人雋永品味的？

歷代經典・當今名著，經過時間的洗禮，千錘百鍊，流傳至今，光芒耀人；

不僅使我們能領悟前人的智慧，同時也增深加廣我們思考的深度與視野。

我們決心投入巨資，有計畫的系統梳選，成立「經典名著文庫」，

希望收入古今中外思想性的、充滿睿智與獨見的經典、名著。

這是一項理想性的、永續性的巨大出版工程。

不在意讀者的眾寡，只考慮它的學術價值，力求完整展現先哲思想的軌跡；

為知識界開啟一片智慧之窗，營造一座百花綻放的世界文明公園，

任君遨遊、取菁吸蜜、嘉惠學子！